全国高等院校医学实验教学规划教材

临床诊断学实验教程

主　编　阿赛古丽

副主编　左　川　马小利

编　委（按姓氏笔画排序）

马　戎　马小利　左　川

兰咏梅　宋易航　张　纯

阿赛古丽　贺　猛　顾巧玲

寇　炜　窦春江

科学出版社

北　京

内 容 简 介

本书详细地介绍了医学临床诊断内容，包括问诊、全身各系统体格检查、病例分析、心电图检查、体格检查考核评估标准及部分基本操作技能；对临床查体内容讲解清楚，与临床紧密结合，可帮助医学生掌握诊断学的基本功，综合分析临床资料并最终建立正确诊断思维的步骤，培养医学生临床技能和临床思维能力。每节实验后附有思考题，并有配套的实验报告以供医学生复习和巩固所学内容之用，旨在提高医学生实践技能，为临床实习奠定基础。

本书既适用于医学院校临床医学、口腔、护理医学和医学检验技术等专业的教学，同时也适合临床执业医师考试、临床医师工作时参考使用。

图书在版编目（CIP）数据

临床诊断学实验教程 / 阿赛古丽主编. —北京：科学出版社，2017.8
全国高等院校医学实验教学规划教材

ISBN 978-7-03-053662-4

Ⅰ. ①临… Ⅱ. ①阿… Ⅲ. ①诊断学–医学院校–教材 Ⅳ. ①R44

中国版本图书馆 CIP 数据核字（2017）第 138051 号

责任编辑：朱 华 / 责任校对：桂伟利
责任印制：李 彤 / 封面设计：范 唯

科学出版社 出版
北京东黄城根北街 16 号
邮政编码：100717
http://www.sciencep.com
北京凌奇印刷有限责任公司 印刷
科学出版社发行 各地新华书店经销
*
2017 年 8 月第 一 版 开本：787×1092 1/16
2022 年 1 月第 五 次印刷 印张：11 1/2
字数：272 000
定价：45.00 元
（如有印装质量问题，我社负责调换）

前　言

随着我国医师资格考试制度的建立，临床技能考试成为申请医师资格者的重要考核内容，这对诊断学的教学提出了高标准的要求。

这次对本书编写是在2008年第一版的基础上，以《诊断学》第八版为依据，参照2017年国家执业医师资格考试的要求和标准，总结近年诊断学教学和改革的经验，经过反复探索和研究进行的。修订后的《临床诊断学实验教程》充实了病史采集内容，增添了病历书写和病例分析，补充考核试题，添加了学生在体格检查中常犯错误内容，增加了导尿术和心肺复苏部分，补充了7个附录内容。虽然这部分内容仅能起到抛砖引玉的作用，但是可帮助医学生建立收集、分析临床资料的整体概念并掌握具体的操作方法，培养学生临床综合分析能力。同时，方便带教老师在实施教学时统一教学程序和内容，避免因教学手法和习惯不同造成教学偏差，从而保障临床诊断学实践的教学质量。本书为教师、学生双方提供了规范统一的实践教学细则，可加强学生的临床思维培养，以及提高临床操作能力。附后的思考题与考核试题也力求尽可能接近执业医师考试，使阅读者及早进入备考状态；同时强调无论是查体还是模拟人检查，均应体现“爱伤”意识，构建和谐医患关系。

本书既适用于医学院校临床医学、口腔、护理医学和医学检验技术等专业的教学，同时也适合临床执业医师实践技能考试、临床医师工作时参考使用。本书首次使用二维码，部分章节有课件、学生操作视频、音频、测试题等，形式不一，旨在供大家更好的学习以及发现视频中存在的问题，便于学者更好的掌握所学内容，同时相关内容仍需今后不断补充完善。

本书编写得到各级领导的指导和帮助，在此感谢西北民族大学和西北民族大学医学院领导给予的支持和协作、四川大学华西临床医学院诊断教研室对本书提出的修改建议和意见！感谢2014级临床医学专业的胡得来提、阿依努尔、董萌等同学对资料整理和表格、图片处理所做的工作！

本书在修订过程中，查阅了许多正式出版的诊断学教材及各医学院校自编的指导教材，在编著过程中得到很好的启示，在此一并表示感谢！

由于编者水平有限，本书尚存瑕疵纰漏，恳请大方之家给予批评指正。

编　者

2017年1月

前　言

目　录

第一部分　病史采集（问诊）······1
第二部分　物理诊断······9
实验一　体格检查基本方法、一般检查和头颈部检查······9
实验二　正常胸廓及肺部的视诊和触诊检查······37
实验三　肺部叩诊和听诊······46
实验四　肺部模拟人听诊······51
实验五　心脏的视诊、触诊及叩诊······53
实验六　心脏听诊及血管的检查······59
实验七　心脏模拟人听诊······65
实验八　正常腹部视诊、听诊、叩诊检查······67
实验九　腹部触诊······73
实验十　腹部模拟人触诊······81
实验十一　脊柱、四肢关节检查······83
实验十二　神经反射检查······91
实验十三　全身体格检查······101
第三部分　心电图检查······110
实验十四　心电图（一）······110
实验十五　心电图（二）······112
实验十六　心电图（三）······114
第四部分　临床基本操作技能······130
操作技能一　导尿术······130
操作技能二　胸腔穿刺术······132
操作技能三　腹腔穿刺术······135
操作技能四　腰椎穿刺术······137
操作技能五　骨髓穿刺术······139
操作技能六　心肺复苏······141
第五部分　病历书写规范及病例分析······144
第一节　病案书写的一般要求及注意点······144
第二节　病例分析······145
第三节　病例摘要······146
第六部分　体格检查考核及常见错误······149
参考文献······164

附录 ··········· 165
附录一：国家医师资格考试实践技能考试（临床类别）考试项目、分值、考试时间一览表 ··········· 165
附录二：临床执业医师实践技能考试大纲 ··········· 165
附录三：病史采集模拟考题 ··········· 168
附录四：病例分析模拟考题 ··········· 169
附录五：常见疾病的症状和体征 ··········· 170
附录六：病史采集常见症状的问诊内容与技巧 ··········· 171
附录七：临床医师技能考试心脏听诊口诀 ··········· 177

第一部分　病史采集（问诊）

【教学目的和要求】

（1）掌握病史采集的基本技巧和方法。

（2）掌握问诊的目的和注意事项。

（3）熟悉常见症状的问诊要点及其临床意义。

（4）初步培养临床诊断思维。

（5）学习接触患者和与患者沟通的技巧。

【教学方法】

本次指导先由带教教师讲解重点内容，再根据国家执业医师资格考试有关病史采集的考纲要求，给出几个简要病例，让同学们分组进行病史采集，要求学生围绕简要病史，将如何询问患者现病史及相关病史的内容书写在实验报告上，老师进行小结和批阅。

【教学内容】

获取病史资料的过程又称为病史采集，它既是医师认识疾病的开始，也是医师积极主动的思维过程，在临床诊断中占有极其重要的地位。

问诊是病史采集的主要手段，它是医师通过对患者或相关人员的系统询问获取病史资料，经过综合分析而做出临床判断的一种诊法。病史的完整性和准确性对疾病的诊断和处理有很大的影响，因此问诊是每个临床医师必须掌握的基本技能。解决患者诊断问题的大多数线索和依据均来源于病史采集所获取的资料。

问诊就是医师与患者进行交流，是医患交流的开始，医务人员的服务对象是人，故医师不仅要学会治疗，更要学会待人，如果不能顺畅、有效地与患者交流，一切诊断和治疗都会无法进行。医师要学会医患之间的信息传递，使医患交流达到最佳效果，从而使双方都能准确地表达自己并理解对方。

一、问　诊

（一）问诊的意义

问诊是最基本的诊法，问诊也是每个临床医师必须掌握的基本功。通过问诊所获取的资料，对诊断具有极其重要的意义。一个具有深厚医学知识和丰富临床经验的医师，常常通过问诊就能对某些患者做出准确的诊断。特别是某些疾病或是疾病的早期，患者有特殊的感受，如疼痛、失眠、焦虑、头晕、乏力等症状。但在此阶段，体格检查、实验室检查、特殊检查可以均无阳性发现，只有问诊所得的资料可作为诊断的依据。实际上，问诊是最重要的诊法，70%的诊断仅靠问诊即可做出。相反，忽视问诊必然使病史资料残缺不全，病情了解不够详细准确，往往造成临床工作中的漏诊或误诊。对病情复杂而又缺乏典型症状和体征的病例，深入、细致的问诊就更为重要。采集病史是医师诊治患者的第一步，其重要性还在于它是沟通医患、建立良好医患关系的纽带。正确的方法和良好的问诊技巧，可使患者感到医师亲切可信，有信心与医生合作，这对于诊治疾病十分重要。

（二）问诊的内容

1. 一般项目 是病历中首先记录的内容，包括患者姓名、性别、年龄、婚否、民族、职业、籍贯（出生地）、现住址（工作单位）、入院日期（急、重症应注明时刻）、记录日期、病史陈述者、可靠程度。若病史陈述者并非本人，则应注意其与本人的关系。上述内容不能遗漏，顺序不应颠倒，书写不能含糊有误。年龄应是实足年龄，不应以“儿”或“成”代替。现在住址应详细填写，这对掌握病情、及时处理或随访具有重要意义。

2. 主诉 是患者感受最主要的痛苦或最明显的症状或体征，也就是本次就诊最主要的原因。主诉要体现症状、部位、时间三要素。问诊开始时，可问“你怎么不舒服?”“哪儿不舒服?”“发病多长时间?”等。

主诉应简明扼要，以简洁的语言来描述，如“咽痛，高热 2 天”“畏寒、发热、右胸痛、咳嗽 3 天”“腹痛、腹泻、脓血便 1 天”，不应以方言土语来直接描述，如“肚子痛、拉肚子 2 天”；主诉不能含糊不清，如“上腹部难受好几天（或数天）”“心里憋屈好几天”等。

如果主诉包括前后不同时间出现的几个症状，则应按其发生的先后排列，如“反复咳嗽 20 年，心悸气促 3 年，下肢水肿半个月”。

通过主诉的描述，一般可初步估计患者所患的是哪一系统疾病及其缓急，从而为进一步明确诊断，制订诊后计划指明方向。例如：

主诉：“反复咳嗽、咳痰 20 余年，心慌气短 20 天”。首先应考虑呼吸系统疾病。

主诉：“活动后心慌气短 5 年，下肢水肿 10 天”。应考虑循环系统疾病。

主诉：“上腹部反复疼痛 2 年，伴呕血 3 小时”。应考虑消化系统疾病。

主诉：“尿急、尿频、尿痛 3 天，发热 1 天”。应考虑泌尿系统疾病。

主诉：“乏力、皮肤与黏膜紫癜 2 个月”。应考虑血液系统疾病。

主诉：“多饮、多尿、多食、消瘦 1 个月”。应考虑代谢系统疾病。

主诉：“头痛、眩晕、记忆力减退、肢体无力、言语障碍 3 天”。应考虑神经系统疾病。

3. 现病史 是病史的主要组成部分，包括患者现在所患疾病从最初起病到本次就诊（或住院）时，疾病的发生、发展及其变化的全过程。可在患者主诉的基础上进一步详细询问。其主要内容有以下几方面：

（1）起病情况与患病时间：要问起病的时间、地点环境、起病缓急、发病的可能原因或诱因。

（2）主要症状特点：要详细询问主要症状出现的部位、性质、持续时间、程度、缓解方法或加剧因素。①部位：如腹痛，要问清腹部的哪个部位（右上腹部、左上腹部、脐周围、右下腹部、全腹部等）疼痛最明显。②性质：如疼痛有钝痛、锐痛、灼痛、胀痛、绞痛、隐痛等。③程度：指患者的主观感觉。例如，疼痛有轻度或剧烈，能否忍受；发热有高热或低热等表现。④持续时间：不同疾病的主要症状和持续时间各异，如心绞痛发作一般持续 3～5 分钟，而急性心肌梗死引起的胸痛可持续数小时或数天，消化性溃疡引起的上腹痛，可持续数天或数周。⑤缓解方法或加剧因素：如心绞痛发作时，患者立即停止活动，舌下含服硝酸甘油片可很快缓解，而在情绪激动或劳累、饱餐等情况易诱发心绞痛发作。

（3）病因与诱因：问诊时应尽可能地了解与本次发病有关的病因（如外伤、中毒、感染等）和诱因（如气候变化、环境改变、情绪、起居饮食失调等）。问明以上因素有助于明确诊断与拟定治疗措施。患者容易提出直接或近期的病因，但病期长或病因比较复杂时，患者往往难于言明，并可能提出一些似是而非或自以为是的因素，这时医师应进行科学的归纳，不可不加分析地记入病史。

（4）病情的发展与演变：包括患病过程中主要症状的变化或新症状的出现，都可视为病情的发展与演变。要询问患者患病过程中主要症状的变化，如主要症状是进行性还是间歇性，是反复发作还是持续存在，是逐渐好转还是加重或恶化，症状的规律性有无变化，其变化的时间及原因等。

（5）伴随症状：在主要症状的基础上又同时出现一系列其他症状，这些伴随症状常常是鉴别疾病的依据。例如，腹泻，可能为多种病因的共同症状，单凭此则不易做出诊断；如腹泻伴呕吐，则可能为饮食不洁或误食毒物引起的急性胃肠炎；如腹泻伴里急后重，结合季节可考虑细菌性痢疾。因此，与鉴别诊断有关的阴性症状亦应询问。一份好的病史不应放过任何一个主要症状之外的细小伴随迹象，因为它们往往在明确诊断方面起不可忽视的作用。

（6）诊治情况：要简明扼要地询问患者发作后有无就医，此次就诊前曾在何时何地做过哪些检查，诊断什么病，做过何种治疗，用药名称、剂量、用法、效果如何，有无不良反应等。此内容仅作为诊断治疗的参考。

（7）一般情况：简要了解患者起病后的精神状态、饮食、睡眠、体重、体力、大小便等情况。这些内容对全面估计预后及制订辅助治疗措施是十分有用的。

4. 既往史 患者过去健康状况与现在疾病常有密切关系，应详细询问。既往史包括如下内容：①过去健康状况及患过的疾病，重点了解与现在疾病有密切关系的疾病，诊断明确者直接写病名，但应加引号，诊断不肯定者则简述其症状，如对风湿性心瓣膜病患者应询问过去是否反复发生咽痛、游走性关节痛等；②有无急、慢性传染病史及传染病接触史，有者应注明具体患病日期，诊断及治疗情况；③外伤及手术史；④预防接种史，其种类及最近一次接种日期；⑤有无中毒及过敏史（药物、食物、环境因素等）。询问既往史，应按时间先后顺序，自幼年起详细询问，重点记录主要病情经过，当时诊断和治疗效果，以及并发症和后遗症。一般不应用病名去提问，应按照某种疾病的重点症状询问。例如，问既往是否患过肺结核，则应问既往有无慢性咳嗽、咳血丝痰或咯血、下午发热、夜间盗汗、食欲减退、身体消瘦等。

5. 系统回顾 是避免在问诊过程中患者或医师所忽略或遗漏的除现病以外的其他各系统的疾病而设立的问诊内容，是住院病历不可缺少的部分。它可以帮助医师在短时间内扼要地了解患者的某个系统是否发生过疾病，以及这些已发生过的疾病与本次疾病之间是否存在着因果关系。

系统回顾问诊的主要内容：

（1）呼吸系统：咳嗽、咳痰、咯血、胸痛、呼吸困难。

（2）循环系统：心悸、气促、发绀、心前区疼痛、端坐呼吸、血压增高、下肢水肿。

（3）消化系统：食欲减退、吞咽困难、腹痛、腹泻、恶心、呕吐、呕血、便血、黄疸。

（4）泌尿系统：尿频、尿急、尿痛、血尿、排尿困难、夜尿增多、颜面水肿、尿道或阴道异常分泌物。

（5）造血系统：皮肤苍白、头晕目眩、乏力、皮肤出血点、瘀斑、淋巴结肿大、肝脾大。

（6）内分泌、代谢系统：多饮、多尿、多食、怕热、多汗、怕冷、乏力、显著肥胖或消瘦、色素沉着、闭经。

（7）神经系统：头痛、记忆力减退、语言障碍、感觉异常、瘫痪、惊厥。

（8）肌肉骨髓系统：疼痛、关节红肿、关节畸形、运动障碍、肌肉萎缩、肢体无力。

6. 个人史 ①社会经历：包括出生地、居住地区和居留时间（尤其是疫源地和地方病流行区），受教育程度，经济生活和业余爱好等。②职业及工作条件：包括工种、劳动环境、对工业毒物的接触情况及时间。③习惯与嗜好：起居与卫生习惯，饮食的规律与质量，烟酒嗜好与摄入量，以及其他异嗜物和麻醉毒品等。④有无不洁性交史：是否患过淋病性尿道炎、尖锐湿疣、下疳等。

7. 婚姻史 记述未婚或已婚，结婚年龄，配偶健康状况，性生活情况，夫妻关系等。

8. 月经史和生育史 女性患者应了解月经情况，包括初潮年龄、月经周期和经期天数，经血量和颜色，经期症状，有无痛经与白带，末次月经日期（LMP），闭经日期，绝经年龄。记录格式如下：

$$\text{初潮年龄} = \frac{\text{每次持续时间(天)}}{\text{周期间隔(天数)}}\text{末次月经时间（LMP）或绝经年龄}$$

例：14 岁 $\frac{3\sim4\text{天}}{28\sim30\text{天}}$ 2001 年 6 月 8 日或 50 岁

妊娠与生育次数，人工流产或自然流产次数，有无早产、死胎、手术产、胎儿先天性畸形或胎儿先天性疾病、妊娠高血压综合征、产褥热及产后大出血与计划生育情况。对男性患者也应询问有无患过影响生育的疾病。

9. 家族史 包括以下内容：①父母、兄弟、姐妹及子女健康状况。如已死亡，要问明死亡原因和年龄。②家族中有无传染病（如梅毒、结核、肝炎等），先天性疾病、遗传性疾病（如血友病、白化病等）或与遗传有关的疾病（如糖尿病、精神病、原发性高血压、冠心病等）。③必要时应了解患者非直系亲属的健康状况，如血友病应追问外祖父、舅父及姨表兄弟等有无类似患者，可绘出家谱图明示。

二、问诊的基本方法

问诊方法与获取信息的数量及质量息息相关，因而直接影响问诊效果，下列方法二十条是对初学者十分有用的，每项技能的理论基础和详细说明如下：

1. 组织安排 指整个问诊的结构与组织，包括：引言、问诊主体（主诉、现病史、既往史、系统回顾、个人史、婚姻史、月经史、生育史、家族史）和结束语。

2. 时间顺序 指主诉和现病史中症状或体征出现的先后次序。需问清症状开始的确切时间、根据时间顺序追溯症状的演进过程，避免遗漏重要资料。

3. 过渡语言 指问诊时用于两个项目之间转换的语言，是向患者说明即将讨论的新项目及其理由。使用过渡性语言，能避免患者对改变话题及询问新情况的困惑。

4. 问诊进度 为了使问诊进展顺利，询问者应注意聆听，不要轻易打断患者讲话，使其有足够时间回答问题。恰当地使用停顿，有助于患者理清思路，道出更多细节。有技巧地引导患者始终围绕病史线索叙述病情。

5. 问题类型 在问诊的开始用一般性提问（开放式提问）获得资料，待获得一些信息后，再用直接提问（询问特殊问题）收集一些特定的有关细节，获得的信息更有针对性。必要时可采取重点选择性提问，要求患者回答“是”或“不是”，或者对提供的选择做出回答。为了系统有效地获得准确的资料，询问者应遵循从一般到特殊的提问进程。要避免诱导性（暗示性）提问、诘难性提问和连续性提问。

6. 重复提问 当需要做总结或对重要病史、诊断、用药做出核实、明确、澄清时，可以重复提问，但应向患者说明原因。但因记忆不好或无计划的重复提问可能会挫伤和谐的医患关系和失去患者的信任，需要避免。

7. 小结和记录 每一项结束时应进行归纳小结，其目的是：①唤起询问者的记忆并理顺思路，以免忘记要问的问题；②让患者知道询问者如何理解他的病史；③提供机会核实患者所述病情；④病史核实通常在小结时进行，但亦可用于难以插话的患者或力图使其专心倾听。对主诉和现病史进行小结尤为重要。总结家族史时，只需要简短的概括，特别是阴性或不复杂的阳性家族史。总结系统回顾时，最好只小结阳性发现。

8. 避免医学术语 术语即外行难懂的专业性用语或隐语。作为与患者交谈的一种技巧，必须用常人易懂的词语代替难懂的医学术语。如果使用了难懂的术语就应对其做适当的解释。勿因患者能使用 1～2 个医学术语就误认为他有较高的知识水平，由于患者不愿承认他不懂的问题，使用术语可能引起误解。

9. 引证核实 为了收集到尽可能准确的病史，询问者应引证核实患者所提供的重要信息，如患者提供了特定的诊断和用药，应问明当时的症状和检查以核实资料是否可靠。有关习惯和嗜好方面的情况核实应包括名称用量、方式和时间。

10. 仪表和礼节 外表整洁有助于发展与患者的和谐关系，谦虚礼貌能获得患者的信任以致谈出原想隐瞒的敏感事情，也能鼓励患者提供其他有关的资料。相反，粗鲁傲慢会丧失患者对询问者的信任感。

11. 友善的举止 增进和谐关系的行为就是询问者使患者感到舒服的举止。其他非语言交流或体语也一样，适当的时候应微笑或赞许地点头示意。与患者之间不要设置任何障碍，交谈时应采取前倾姿势注意倾听。其他重要的友好举止还包括语音、面部表情和不偏不倚的语言暗示，以及一些鼓励患者继续谈话的短语，如“我明白”“接着讲”。

12. 赞扬与鼓励 适当地运用赞扬、鼓励的语言，可促使患者合作，使其受到鼓舞而积极提供信息。但对有精神障碍的患者，不可随便使用赞扬或鼓励的语言。

13. 患者的看法 询问患者对他所患疾病的看法对于有效的诊断和治疗非常重要，患者对病因的信念和关注将影响他叙述症状和对诊断的理解。

14. 关切疾病的影响 了解病情及诊断对患者家庭和家庭生活方式的影响，还应提及疾病对自身形象的影响。

15. 关心支持和帮助的来源 询问患者的经济情况，关心患者有无来自家庭与工作单位经济和精神上的支持。鼓励患者寻找资助，包括家庭其他成员、朋友、工作单位、其他个人和团体。

16. 关心患者的期望 询问者应了解患者的期望、就诊的确切目的和要求，如患者需咨询某些医学问题或长期用药需要与医师建立长期关系等，需要询问者与患者共同协商决定。在某些情况下，教育患者是治疗成功的关键，甚至本身就是治疗的最终目标，询问者应判断患者最感兴趣的、想要知道的及每一次可理解的信息量，从而为他提供适当的信息或指导。

17. 检查患者的理解程度 通常被认为不依从的患者往往是因为不理解询问者的意思。可用巧妙而仔细的方法检查患者的理解程度，询问者可要求患者重复所讲的内容，或提出一种假设的情况，看患者能否做出适当的反应。如患者没有完全理解或理解有误，应予以及时纠正。

18. 承认经验不足 当询问者不清楚或不能回答患者的问题时，不能不懂装懂、应付了事或胡乱作答，应承认自己经验不足，提供自己知道的情况供患者参考，并立即设法为患者寻找答案或建议患者去何处能解决这一问题。

19. 鼓励患者提问 询问者应明确地给患者机会，鼓励其提问和讨论问题，便于对其疑问的解释，通常是在每个重要项目交谈结束时进行。

20. 结束语 问诊结束时，感谢患者的合作，告知患者或暗示医患合作的重要性，说明下一步对患者的要求、诊疗计划、下次就诊时间或随访计划等。

问诊方法小结

组织安排，时间顺序，巧妙过渡，进度适宜；
正确提问，耐心倾听，重复关键，小结要领；
语言通俗，核实引证，重复关键，仪表端正；
赞扬鼓励，同情关心，灵活启发，重点探询；
注意反馈，诚恳谦虚，鼓励提问，结束得体；
不应责备，不可诱问，不用术语，不要连问；
要点二十，必须牢记，驾轻就熟，自有捷径。

三、问诊的基本技巧

（1）问诊要抓住重点，条理分明，要紧密围绕病情询问。病史采集一般要以主诉症状为重点，先由简易问题询问开始，逐步深入进行有目的、有顺序、有层次的询问，把主诉症状问深问透，然后再针对与鉴别诊断相关的阳性或阴性症状进行询问。在采集病史过程中，患者所谈内容一定要紧密围绕病情，以免离题太远影响问诊效果。

（2）问诊语言要通俗易懂，避免暗示性问诊和逼问。为了保证病史资料的准确可靠性，一定要用通俗易懂的语言询问，避免用患者不易懂的医学术语如“鼻衄”和“里急后重”等生硬地询问，还要避免采用一种能为患者提供带倾向性特定答案的问诊方式（暗示性问诊）。另外，在问诊过程中，当患者回答的问题与医师的想法有差距时，更不能进行逼问，以逼迫患者同意医师的想法，这样势必严重影响病史资料的可靠性。

（3）注意问诊时的态度：医师在问诊开始时应主动创造一种体贴入微及宽松和谐的环境氛围，使患者感到医师的亲切和可信，有信心与医师合作，这对顺利完成病史采集是非常重要的。

（4）一般患者与特殊患者的问诊技巧比较见表 1-1。

表 1-1　一般患者与特殊患者的问诊技巧

一般患者	特殊患者
从礼节交谈启动	安抚、理解、等待
由主诉开始	保护隐私
避免暗示、套问、追问	重点问诊
避免重复提问	适当重复
避免术语	仔细聆听
注意核实	原则性与灵活性
适当赞扬与鼓励	不可随意褒贬
反复训练	综合判断、不断补充

（5）具体问诊程序叙述如下。

宽松和谐的环境，端庄的仪表，友善的举止，注意保护患者隐私。

问诊开始→礼节性的交谈（自我介绍）→一般性提问（在现病史、过去史、个人史等）每一部分开始时使用，如“您今天来，哪里不舒服?”→尽可能让患者充分地陈述和强调他认为重要的情况和感受→当患者的陈述离病情太远时灵活地把话题转回，但切不可生硬地打断患者的叙述→直接提问（收集一些特定的有关细节及追溯首发症状开始的确切时间，如有几个症状同时出现，必须确定其先后顺序）→直接选择提问（要求患者回答“是”或

“不是”）→进行归纳小结→在问诊的两个项目之间使用过渡语言→恰当地运用评价、赞扬与鼓励→了解患者经济情况→明白患者的期望→谢谢患者的合作→说明下一步对患者的要求、接下来做什么。

四、小 结

要较好地完成病史采集，受到两个关键性因素的影响：第一，问什么？第二，怎么问？前者，主要属于临床理论知识，主要是症状学部分内容必须掌握。后者，主要归属于临床实践能力。以下就如何在较短的时间内正确进行病史采集及其技巧做简单总结：

1. 现病史

（1）根据主诉及相关鉴别询问：询问的内容包括，①症状的病因、诱因（着凉、饮食、药物、外伤、情绪等）；②主诉症状的特点（强度、类型、部位、性状、次数、缓急、时间等）；③有助于鉴别诊断的伴随症状（与症状相关的变化部分）；④现病史一般情况中的五项内容，即饮食、大便、小便、睡眠、体重变化和精神状态，以便了解患者的整体情况。

（2）诊疗经过：①是否曾到医院就诊及做过的检查情况（医院的检查项目）；②治疗用药情况及疗效（具体治疗“药物”、方法、用量、疗效）。

2. 相关病史

（1）有无药物过敏史、手术史、传染病史、冶游史等。

（2）相关病史包括相关的既往患病史，有无类似发作史，必要时询问相关的个人史和家族史，女性必要时询问月经史、生育史。

整体病史采集，一定要条理清楚，层次明确，切忌混乱。

问诊的主要任务是采集正确而客观的病史资料，再根据此资料归纳书写，形成病史。即使每个病史各不相同，一个优质的问诊必须具备五个基本要素，即静听（audition）、评价（evaluation）、询问（inquiry）、观察（observation）和理解（understanding）。可分别由英语元音字母 AEIOU 代表，意指诚恳而细致地听取患者的叙述；判断各种资料的相关关系及其重要性；询问出完整的病史资料，抓住重点，深入追询，尽量引证核实；观察患者的面容表情、姿势，注意体语；领会患者关注的问题，对疾病的看法及对诊断、治疗的期待等。

应当指出，只有结合实际反复训练，才能较好地掌握问诊的方法与技巧。如像人类交往与交流的其他形式一样，不可能有机械的一成不变的问诊模式和方法，应机敏地关注具体情况灵活把握。初学者有时思维混乱、语塞词穷，难以提出恰当的问题，问诊进展不够顺利，因此应不断总结经验，吸取教训。必要时可以反问自己：是否患者此时特别难受，是否患者不能表达，有无语言障碍，是否患者被疾病吓倒，医师自己是否太紧张，是否自己的言行影响了医患关系，是否患者对自己的信任度不够等。努力找出影响问诊的原因，予以解决，抓住每次问诊实践的机会，才能不断提高问诊水平。

思 考 题

1. 阅读下列现病史并分析出主诉。

（1）患者近 10 年来，每年冬季出现咳嗽，咳少量白色泡沫样痰，晨起及睡前咳嗽较剧，痰量较多，气候转暖可自然缓解，开始未引起注意，也未进行治疗。近 8 年来，上述症状加重，且每当“感冒”时，痰转为黄色脓性，痰量增多，每天约 60ml，有时伴发热，体温在 38℃左右，劳累时感胸闷、气喘，曾在本村卫生所就诊，被诊断为“支气管炎”，间断服用“复方新诺敏”“氨茶碱”，严重时静脉滴注“青霉素”

“庆大霉素”可缓解。入院前2年，咳嗽日益加重，并出现活动后心悸、气短，有时夜间需高枕仰卧，尿少、下肢水肿，曾在门诊做胸部X线透视和心电图检查，诊断为“慢性支气管炎，阻塞性肺气肿，慢性肺源性心脏病”。10天前，患者受凉后发热，体温达39℃，黄痰不易咳出，呼吸困难，不能平卧，上腹饱胀，尿量减少，每天约300ml，今日10：00收住院。近2周间断应用利尿药，未用过“洋地黄”“激素”等药物。患者自发病以来，食欲差，大便正常，小便减少，睡眠欠佳，但无昼夜颠倒现象，无胸痛、咯血、盗汗。

（2）患者于7个月前在一次田间劳动时，突然感到心悸气短，经休息20分钟后逐渐缓解。此后，多次于劳动1～2小时后出现心悸气短，自感体力不如病前，但尚可从事一般家务劳动。4个月前，在体力劳动时又出现上述症状，并咳出大量粉红色泡沫样痰，遂被送至当地卫生所，诊断为“心脏病”，经用“洋地黄”等治疗10天后，症状消失。28天前，患者因受凉而咽痛、发热伴咳嗽，自行口服“四环素”并卧床休息，3天后热退，但下床活动即感心悸、气短，同时出现双下肢踝部水肿，尿量明显减少，左上腹胀痛不适，伴咳嗽，咳白色泡沫样痰，不能平卧，坐位气短减轻。18天前，开始连续在当地卫生所治疗，经注射“青霉素”，口服“氨茶碱”“洋地黄”（量不详）及利尿药等治疗，症状未见明显好转而来我院就诊。经做X线检查、心电图、心脏超声检查等，诊断为风湿性心脏病、二尖瓣狭窄而收入院治疗。患者此次发病以来，食欲缺乏，常有恶心，睡眠不佳，无咯血、皮疹、关节肿痛、头痛、头晕、腰痛等。近半个月来，水肿加重，体重明显增加。

2. 根据简要病史，进行病史采集并给出初步诊断。

（1）患者，男性，42岁。呕血1次急诊入院。“慢性乙肝”病史15年。

（2）患者，女性，50岁。发作性胸痛5个月。

3. 病史采集症状21项，需要反复练习，详见书后附件。

单靠一个主诉是不能做出诊断的，但还是有倾向性的，如24岁女性，发热、咯血，结核的可能性较大，而45岁男性，发热、咯血，则考虑为肺癌，两者采集的倾向则有所区别，这些还是要靠理论知识和临床经验积累的。

第二部分　物 理 诊 断

实验一　体格检查基本方法、一般检查和头颈部检查

【教学目的和要求】

（1）了解体格检查的意义、职业态度和注意事项。

（2）熟练掌握视诊、触诊、叩诊、听诊、嗅诊等检查方法及其注意事项。

（3）掌握一般检查的内容，皮肤及淋巴结、生命征的检查内容和方法。

（4）熟悉头部、颈部的检查顺序与方法，注意事项及其临床意义。

（5）检查结果要求基本正确，能辨别正常与病理体征并了解一些体征的临床意义。

【教学方法】

（1）正常查体示教，请一个学生作被检查者，由带教老师进行查体示教，一边检查一边讲解检查的方法及注意事项，结合临床意义讲解。

（2）检查时，检查者位于被检查者右侧，面对被检查者充分暴露的检查部分，尽量利用自然光线，检查时注意力要集中，观察要仔细、准确。

（3）随后学生分组互相练习，教师巡视指导，及时纠错，最后教师集中小结，点评学生常见查体错误，必要时再示范一次。

（4）填写实验报告。

（5）实践课前后应多次观看一般检查的教学片，头、颈部检查的录像，复习本次课程的基本内容和方法，熟悉相关检查的正常结果。

【教学器材】

手电筒、压舌板、体温表、软尺、血压计、听诊器、棉签、视力表、直尺、眼底镜、耳镜等。

【教学内容】

一、体格检查基本方法

体格检查是医师运用眼、手、耳、鼻等感官或借助简便器械如体温计、血压计、叩诊锤、听诊器等对患者进行体格检查的基本方法，以了解和评估患者的健康状况。不少疾病可通过详细的询问病史、全面而准确的体格检查即可得出初步的诊断，有些疾病虽掌握实验室检查、X 线、心电图等检查资料，但如无确实的病史和查体的表现，也不能做出正确的诊断。病史结合体格检查和实验室检查结果，可对大多数疾病做出临床诊断。因此，正确而熟练地掌握体格检查的方法，是每个临床医学生必须掌握的基本功。

（一）体格检查的意义

体格检查的基本方法包括：视诊、触诊、叩诊、听诊及嗅诊五种。体格检查的异常发现可以作为疾病诊断、鉴别诊断或并发症诊断的线索和依据，还可以作为评价治疗效果的依据，并借以发现治疗过程中可能出现的不良反应。体格检查的过程即是获得医学资料的过程，也是医师基本技能训练的过程。其次，临床经验是积累过程，同时也是与患者交流、沟通、建立良好医患关系的过程。

（二）体格检查的职业态度

医师在检体中关心体贴患者、尊重患者、具有良好的职业道德，建立良好的医患关系是取得患者配合的先决条件，只有获得患者的配合，检体结果才有正确性可言。在检体中应注意以下要求：

1. 检体前的自我介绍 自我介绍包括姓名、职责和检体的目的。检查者的自我介绍，通过与受检者的简单交谈，可以消除受检者的紧张情绪，融洽医患关系。

2. 检体前要洗手 检查者在检体前一定要洗手，有条件者最好当着受检者的面洗手，使受检者相信检查者手是干净的，不会引起疾病的传播。

3. 不断增进医患关系 在检体过程中，应始终保持良好的医患关系。注意经常同患者交谈，处处关心患者、体贴患者。做到寒冷季节注意保暖（检查者手与听诊器要温暖），检体动作轻柔、准确，不要长时间检查一个部位和频繁改变体位，经常询问患者：感觉如何？痛不痛等。

4. 尊重患者人格 对患者一视同仁。对有生理缺陷的患者，不应有任何歧视，不可有言行上的侮辱之举。为异性检体时不得有任何不礼貌的言行。尊重患者隐私，保守秘密。

5. 保持良好的仪表与举止 文明礼貌，衣着整洁，仪表大方，举止端庄；摒弃不良习惯，如掏耳朵、搔头皮、挖鼻子等；检体时禁止抽烟，指甲需剪短；不坐、不靠患者床铺；不随地吐痰，乱扔脏物。

6. 严格执行保护性医疗制度 严禁在患者面前品评治疗中的问题，严禁向恶性疾病或预后不良的患者透露不应让患者知道的病情及预后。

7. 检查部位暴露适当 检体中做到依次且正确暴露检查部位，不要暴露与检查无关的部位。例如，腹部检查时，暴露部位为上至乳头、下至耻骨联合上缘，乳头以上（女性应遮盖乳房）及耻骨联合以下部位都应遮盖。

8. 认真负责，全面细致 检体过程中，要做到认真负责，按一定顺序做到全面系统，不遗漏内容或放过任何疑点。对模棱两可的体征要细致检查，做到一丝不苟。

（三）体格检查的注意事项

在系统的体检中，视诊、触诊、叩诊、听诊的内容虽各不相同，但其基本手法和原则一致。体格检查一般于采集病史完毕后进行，应有以下的注意事项：

（1）检查者应站在受检者右侧进行检查，必要时有第三者在场。

（2）查体要在适当的光线、室温和肃静的环境中进行。

（3）注意查体的系统性和全面性。全身检体要按临床实用顺序进行，无重复、颠倒、遗漏。

（4）如病情严重，不允许做详细检查时，则应根据主诉和主要临床表现，做重点检查，明确诊断方向，立即进行抢救，待病情好转后，再做必要的补充检查。

（四）体格检查的基本检查方法

1. 视诊 是医师用视觉来观察患者全身或局部情况的检查方法。

视诊的内容分两大类：①患者的全身一般状态，包括发育、营养、意识、状态、面容、体位、步态、姿势等；②体表各部分的改变（局部），如皮肤黏膜、舌苔、头颈、胸廓、腹形、脊柱、四肢和肌肉的状态，是否有畸形和功能障碍等。

视诊方法简单，但有时可对某些疾病的诊断提供重要线索，如双眼外突应考虑甲状腺功能亢进。某些特殊部位需借助仪器设备观察，如耳镜、检眼镜和内镜等。视诊适用范围最广，能提供重要的诊断资料，有时仅通过视诊就可明确一些疾病的诊断或提供重要的检查线索。

视诊注意事项：

（1）视诊最好在间接的自然光线下进行，光线恰当、斜切光线易于发现病灶（图 2-1），人工光线影响皮肤、黏膜和巩膜颜色的观察，因皮肤、黏膜和巩膜及皮疹在灯光下不易辨认而常发生漏诊，应在日光下进行。

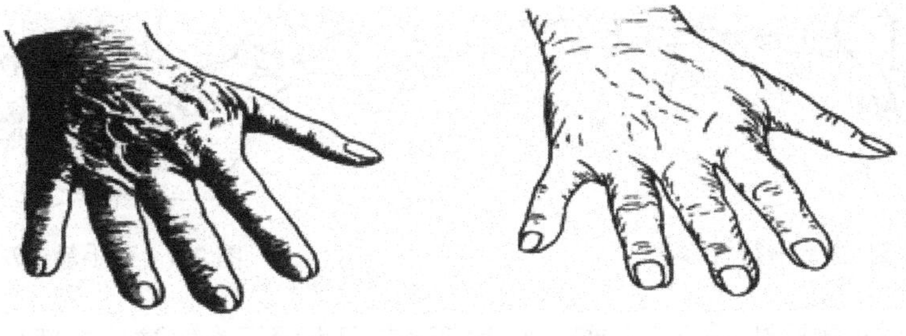

A　　　　　　　　　　B

图 2-1　检查时灯光的角度

A. 斜切的灯光；B. 垂直的灯光

（2）环境应温暖，视诊时被检查部位应充分暴露。

（3）视诊要有丰富的医学知识和临床经验作为基础，否则会出现视而不见的情况。

2. 触诊　是医师用手来进行体格检查的方法。通过触、摸、按、压被检查局部以了解体表及脏器的物理特征，如大小、轮廓、硬度、触痛、移动度及液动感等，它可帮助医师判断检查部位及脏器是否发生病变提供直观的重要依据。触诊可用于检查身体任何部位，在腹部检查时尤为重要，手的感觉以指腹和掌指关节掌面的皮肤最为敏感，故多用这两个部位进行触诊。

（1）触诊的方法：根据触诊时施加压力大小不同，可分为浅部触诊法和深部触诊法。

1）浅部触诊法：将右手轻放在被检查部位，依靠掌指关节和腕关节的协同运动，进行滑动触摸。此法常用于开始触诊时，为深部触诊的准备步骤。常用于检查皮下结节、肌肉中的包块、关节腔积液、肿大的表浅淋巴结、胸腹壁的病变等。检查每个区域后，检查者的手应提起并离开检查部位，不能在被检查者体表移动到另一检查区域，检查手法要轻柔，浅部触诊法可触及深度为 1～2cm，注意用右手的平展部分或指腹，而不用指尖施行，手指必须并拢，应避免用指尖猛戳腹壁（图 2-2）。

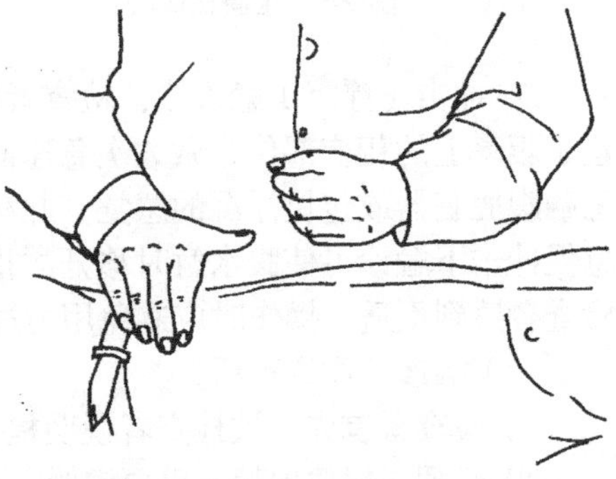

图 2-2　浅部触诊法

2）深部触诊法：主要用于腹部检查，深部触诊时，嘱患者平卧、屈膝以松弛腹肌。检查时触诊手指要并拢，一手徐徐加压或两手重叠，由浅入深，逐渐加压以达深部。腹部深部触诊法触及的深度常常在 2cm 以上，有时可达到

4～5cm，其主要用于检查腹腔病变和脏器情况。按检查目的和要求可采用以下不同的手法：

A. 深部滑行触诊法：被检查者应平卧屈膝、放松腹肌平静呼吸，或与患者说话以转移其注意力，尽量放松腹肌。医师以手掌置于腹壁，利用示指、中指、环指三指的掌指运动，由腹部向深层滑动触摸，对被触及的脏器或肿块应做上下左右滑动触摸，以了解其形态、大小及硬度等。此法常用于检查胃肠道病变和腹部包块，能精确地确定病变的部位和性质（图 2-3）。

B. 双手触诊法：用左手置于被检查脏器或包块部位的背后部或腔内（阴道、肛门），并向右手方向托起，右手置于腹部进行触摸。常用于检查肝、脾、肾和盆腔的脏器或肿瘤（图 2-4）。

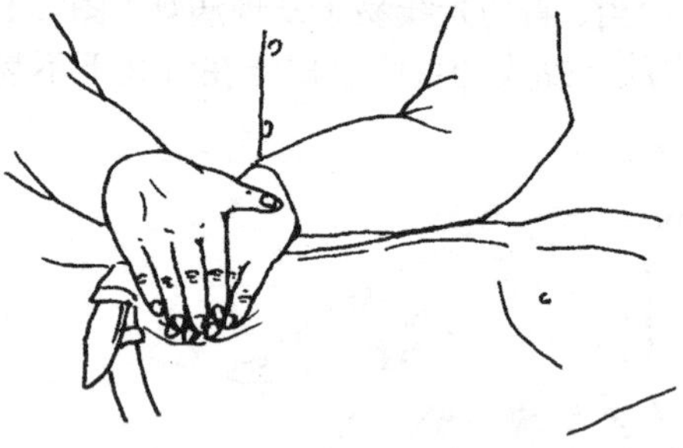

图 2-3 深部滑行触诊法

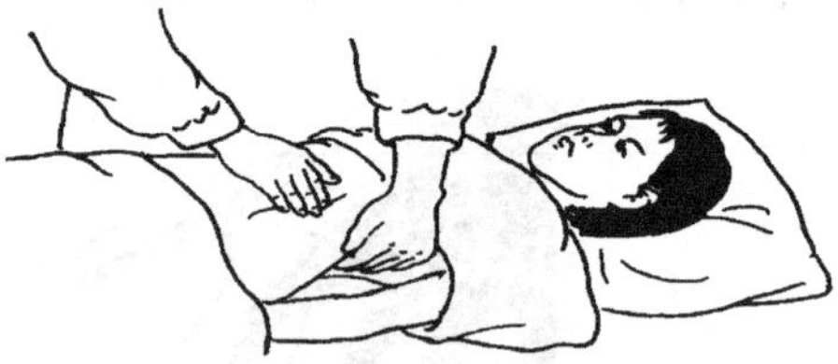

图 2-4 双手触诊法

C. 深压（插）触诊法：以一个或三个手指逐渐用力深压腹壁被检查部位，以了解有无局限触痛点（图 2-5）及反跳痛（图 2-6），以明确腹腔压痛，如阑尾、胆囊压痛点。

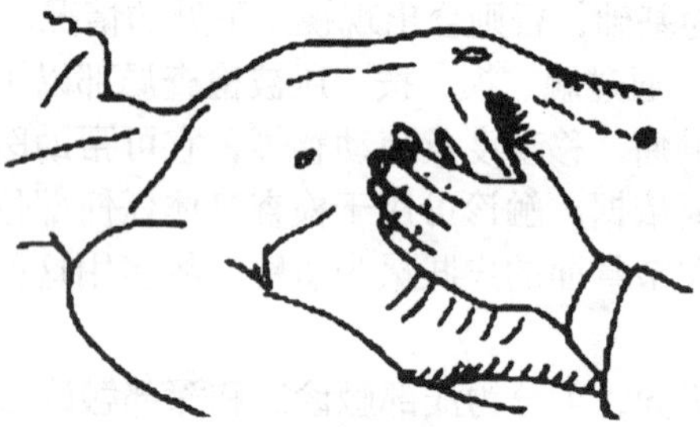

图 2-5 压痛触诊法

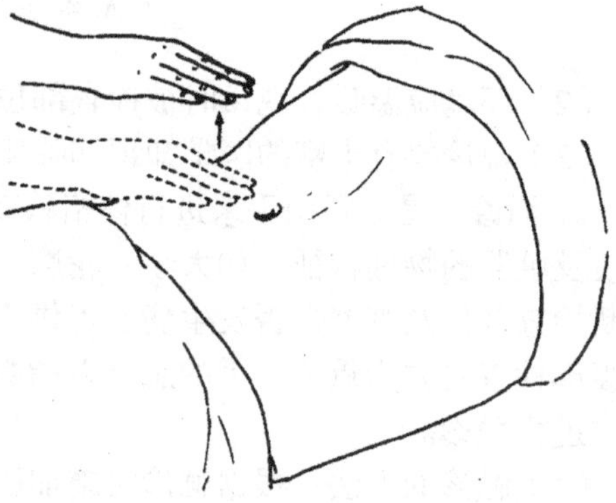

图 2-6 反跳痛检查法

D. 冲击（浮沉）触诊法：检查者以右手示指、中指、环指，并拢指端取 70º～90º 角，置于腹壁上的相应部位，做数次急速而较有力的冲击动作，冲击被检查局部，通过指端以感触腹腔脏器或包块浮沉的感觉。此法用于有大量腹水且伴有脏器肿大或肿块的患者。因急促冲击下触诊可使腹水暂时移开故指端较易触及肿大的脏器或肿块。冲击触诊法会使被检查者感到不适，操作时应避免用力过猛（图 2-7）。

（2）触诊的注意事项

1）检查者首先向被检查者说明检查目的，消除患者紧张情绪并取得患者的密切配合。

2）医师指甲要剪短，手要温暖，动作要轻柔，检查过程中应观察患者表情变化。

3）受检者应取舒适体位。腹部检查时应当取仰卧位，下肢屈曲，双臂置于体侧，腹肌放松，检查者站在右侧，面向患者。检查脾脏时，患者可取右侧位，左下肢屈曲，右下肢伸直。

4）检查下腹部，嘱患者排空大小便，以免将充盈的膀胱或粪块误诊为肿块。

5）检查时由浅到深，由轻到重。先检查健康的部位，再检查可能有病变的部位。

6）要熟悉脏器的正常位置、大小及正常的变异，以免将腹直肌、浮肋、游走肾或器官异位误诊为肿块。

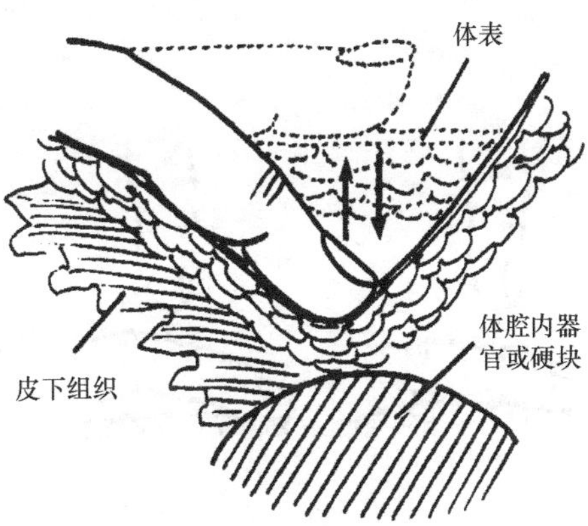

图 2-7 冲击触诊法

3. 叩诊 是用手指叩击身体表面某部，使之震动而产生音响（由于人体各种组织结构的密度、弹性各异而发生不同的声音），根据其特点和医师手指感觉不同来判断脏器的状态及病变性质的方法。

（1）叩诊方法

1）直接叩诊法：用右手并拢的示指、中指和环指的掌面直接轻轻叩打（或拍）被检查部位体表，借助拍击后的反响音及手指的振动感来判断该部深层组织或器官的病变，常用于胸部、腹部面积较广泛的病变，如大量胸腔积液、气胸及大片肺实变（图 2-8）。

2）间接叩诊法：又称为指指叩诊法，是临床最常用的叩诊法（图 2-9）。

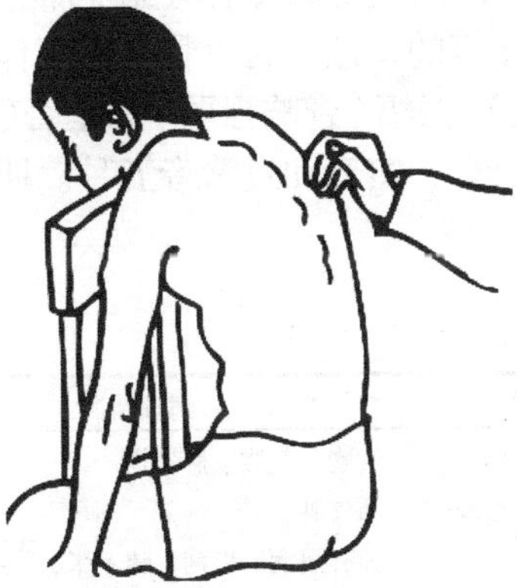
图 2-8 直接叩诊法

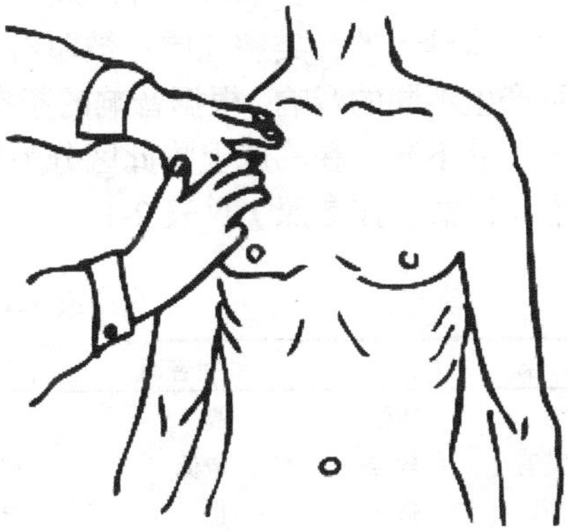
图 2-9 间接叩诊法

检查手法：叩诊板为左手中指第 1 和第 2 指节，将其紧贴放在被叩部位，勿加重压，其余四指稍微抬起，以免影响被叩组织震动。叩诊锤为右手中指，叩打于左手中指第 2 指骨的前端。叩打的方向应与被叩打部位的表面垂直，要用腕关节及掌指关节的运动进行叩打（避免肘关节或肩关节参加运动），要有节奏、灵活、短促且富于弹性，叩击后右手指应立即抬起，在同一部位只需连续均匀地叩打两下（必要时可重复），用力要均匀，使产生叩诊音响基本一致，同时在相应部位左右对比以便正确判断叩诊音的变化（图 2-10 和图 2-11）。

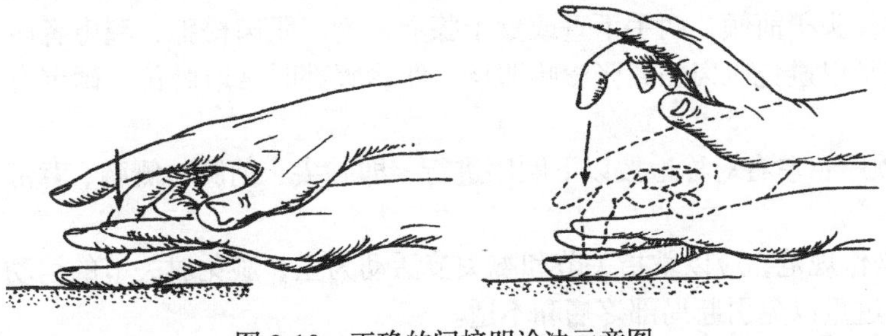
图 2-10 正确的间接叩诊法示意图

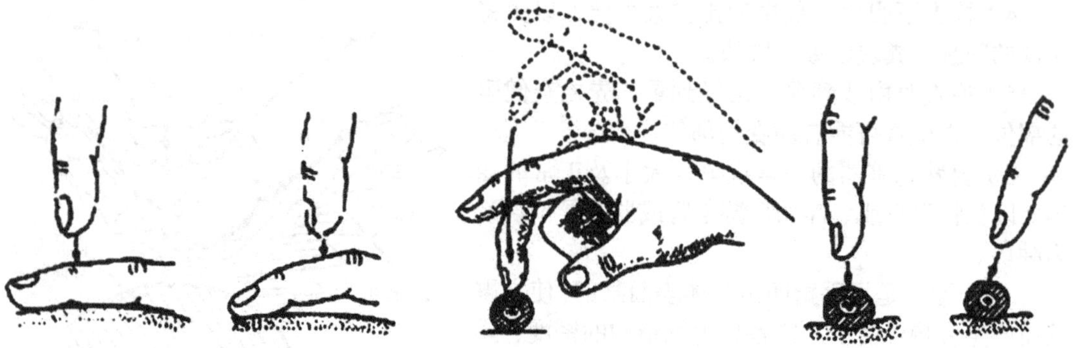

图 2-11　间接叩诊法正误图

A. 正确姿势；B. 错误姿势；C. 间接叩诊的姿势；D. 正确方向；E. 错误方向

叩击力量应视具体情况而定，被检部位比较大、位置比较深时，则需要中度叩诊法，如确定心脏或肝脏的绝对浊音界；当被检脏器或病灶位置距体表较深达 5～7cm 时则需使用重（强）叩诊法。为了检查患者肝区或肾区有无叩击痛，医师可将左手手掌平置于被检查部位，右手握成空心拳状，并用尺侧叩击左手手背，询问或观察患者有无疼痛感。

（2）叩诊音的种类和性质：被叩击部位的组织或器官的弹性、含气量及距离体表深浅不一可产生不同的音响，根据音响的频率（音调的高低）、振幅（音响强弱）和是否乐音（音律和谐）的不同，在临床上将此区分为清音、鼓音、浊音、实音和过清音五种。叩诊音及其特点（以清音作参照）见表 2-1。

表 2-1　叩诊音及其特点

叩诊音	相对强度	相对音调	持续时间	正常分布区	病理情况
鼓音	更强	高	长	胃泡区和腹部	气胸、气腹、肺空洞
过清音	较强	较低	较长	生理情况不出现	肺气肿
清音	强	低	长	正常肺	肺有浸润、炎症、肺不张、胸膜一般增厚时
浊音	较弱	较高	较短	心、肝被肺缘覆盖的部分	肺实变、胸腔大量积液
实音	更弱	更高	更短	实质脏器部分	实质性肿块

（3）叩诊的注意事项

1）环境要安静和温暖。检查者手要温暖，被检查者裸露部位不应感到寒冷。环境应安静，以免影响叩诊音的判断。

2）根据叩诊部位不同，患者可取适当的体位，前胸叩诊可取仰卧位或坐位，背部叩诊时可取端坐位，头稍前倾，两手下垂或置于膝上，胸部肌肉松弛，嘱患者做平静均匀的呼吸。但不宜交叉以避免肌肉的紧张影响叩诊。叩诊腹部时常取卧位，确定有无腹水时可嘱患者取肘膝位。

3）叩诊顺序：左右对称地按以下顺序进行，即肺尖、前胸、侧胸、背部，由上方逐渐移到下方。

4）叩诊操作规范，应以掌指关节和腕关节活动为主，避免肘关节的运动。叩诊时用力要均匀且不可过重以免引起局部疼痛和不适。

5）根据检查部位和检查目的而选择适当的叩诊方法。

4. 听诊　是医师直接用耳或借助于听诊器，听取体内脏器在运动时发出的音响，借以判断正常或异常，从而帮助临床诊断的一种检查方法。

（1）听诊方法

1）一般听诊：检查者用耳朵听取被检查者身体某一器官发出的音响，如语声、咳嗽、呃逆、呼吸、嗳气、肠鸣音、骨擦音等。

2）直接听诊法：是用耳直接贴于被检查者体表某部位，听取脏器运动时发出的音响，听到的声音一般较弱，不卫生也不方便，也不便施行，某些部位更难以用直接听诊法，现已很少使用，仅在没有听诊器时应急采用。

3）间接听诊法；借助于听诊器进行听诊的方法，为临床常用方法。此方法可以在任何体位时应用，听诊效果好，因听诊器对器官活动的声音有一定的放大作用，且能阻断环境中的噪声。除心、肺、腹外，还可听身体其他部位的血管音等。

（2）听诊器的选择及使用：随着科技的不断进步，新型听诊器不断问世，如两用听诊器、电子听诊器、教学听诊器等。

听诊器：分耳件及胸件两部分，使用听诊器时，将弯曲金属管的凹面向前，将耳件放在两耳的外耳道。胸件是接触被检查者体表的部分，有两种型式，即形如钟状，下口直径约 2.5cm，木制或牛角制成，适用于肋间隙狭窄、听取较低调音响时（如二尖瓣狭窄的隆隆样杂音）使用；另一种为 4.5cm 直径的扁平状膜型胸件，适用于听取较深部位脏器发出的音响（如肺部呼吸音）和高调的声音，因其与体表接触面积比钟型胸件大，容易产生和表皮毛发摩擦的杂音，影响听诊效果。听诊器分为软质及硬质两种。后者仅用于听取产妇胎心时使用，临床医师常用工具为软质（图 2-12）。

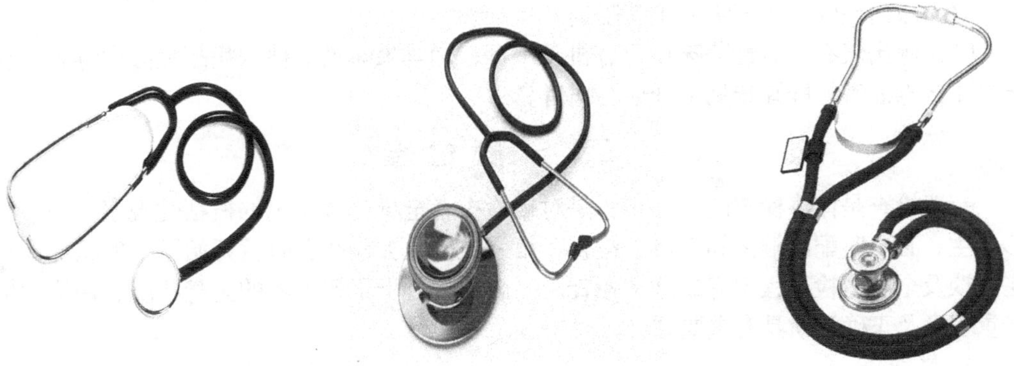
A　　　　B　　　　C

图 2-12　常用听诊器种类

A. 普通单用听诊器；B. 双用听诊器；C. 高脚不锈钢听诊器

（3）听诊注意事项

1）检查室应注意温暖和安静，听诊器的胸件在使用前应保持温暖，避免因寒冷引起肌肉震颤的噪声而影响听诊效果。

2）听诊前应检查听诊器各部接头是否紧密、有无松动，皮管有无阻塞或破裂和膜破裂等，注意耳端弯度要与外耳道相适应。两者之间不应有体毛衣物，皮管要避免与其他物品摩擦。听诊时胸件需与胸壁贴合，不得有空隙，亦不应过于用力按压。

3）检查时体位：根据病情可取坐位或卧位，病情严重者应减少体位的变动，检查部位要充分显露。

4）医师要采取适宜方便的位置进行听诊，用手持听诊器的胸端，紧贴于听诊部位，切忌隔着衣服听诊，避免缝隙漏气或因摩擦而产生杂音，同时不可过度用力以致患者感到痛苦。

5）听诊时要集中注意力听取检查器官所发出的声音，辨别外来的杂音。

6）听诊时还应结合其他检查进行综合考虑判断，听诊肺部时应上、下、左、右对照鉴别。

5. 嗅诊　是检查者通过嗅觉来判断被检查者发出的异常气味与疾病关系的诊断方法。嗅诊时检查者用手将患者散发的气味扇向自己的鼻部，仔细判断气味的特点和性质。嗅诊往往能快速提供重要的诊断线索。异常气味大都来自皮肤、黏膜、呼吸道、胃肠道、呕吐物、排泄物和脓液等。

有诊断价值的一些气味：

（1）酸性汗味见于风湿热或长期服用阿司匹林、水杨酸等解热止痛药物者。特殊的狐臭味见于腋臭。脚臭味见于多汗者或脚癣合并感染者。

（2）正常痰液无特殊气味，如嗅到血腥味见于大量咯血者，嗅到恶臭味提示可能有支气管扩张或肺脓肿。

（3）一般脓液无特殊臭味，如有恶臭味应考虑气性坏疽。

（4）单纯饮食性胃内容物略带酸味，如酸味过浓提示食物在胃内滞留时间过长，胃内容物发酵；呕吐物若出现粪便味，提示可能为幽门梗阻或腹膜炎所致的长期强烈呕吐或肠梗阻；如呕吐物杂有脓液并有令人恶心的甜味（似烂苹果味）为胃坏疽；酒后有酒味。

（5）粪便有腐败性臭味多见于消化不良或胰腺功能不足；腥臭味见于细菌性痢疾；肝腥味见于阿米巴痢疾。

（6）尿出现强烈的氨味见于膀胱炎。

（7）呼出气有刺激性蒜味见于有机磷中毒；烂苹果味见于糖尿病酮症酸中毒者；有氨味见于尿毒症者；肝腥味见于肝性脑病者。

二、一般检查

一般检查是体格检查的第一步，是对被检查者全身健康状况的概括性观察。一般以视诊为主，必要时配以触诊和嗅诊。检查者第一次接触被检查者时就开始了一般状况检查，在交谈及全身体检过程中完成这一检查。一般检查对于了解患者的全身状况、评价病情的严重程度及正确诊断具有重要意义。

1. 性别

（1）某些疾病与性别的关系：如甲型、乙型血友病几乎都见于男性，女性极罕见。而甲状腺疾病、系统性红斑狼疮则女性发病占绝对优势。

（2）某些疾病或性染色体异常对性征的影响：如肝硬化，肾上腺皮质肿瘤可致男性女性化，长期使用肾上腺皮质激素、肾上腺皮质增生或肿瘤可导致女性化。性染色体的数目或结构异常可引起两性畸形。

2. 年龄

（1）疾病和年龄的关系：风湿热、结核病多见于青少年，动脉硬化、肿瘤、高血压多见于老年人。而佝偻病、麻疹、白喉多见于儿童。

（2）预后与年龄的关系：年龄小者的预后要优于年长者。

3. 生命征　是评估生命活动质量的重要征象，包括体温、脉搏、呼吸、血压，它是及时了解患者病情变化的重要指征之一。

（1）体温（temperature）：正常人体温平均为 37℃（口测法：36.3～37.2℃）。体温最低时间在凌晨睡眠中，体温最高时间在 17：00～19：00，正常人 24 小时内体温波动一般相差不超过 1℃，体温高于正常称为发热；体温低于正常称为体温过低，见于休克、慢性消耗性疾病、严重营养不良、甲状腺功能低下及低温环境下暴露过久等。

1）体温计的种类：目前常用的是电子体温计和普通体温计两种，临床常选用后者（有口表、腋表和肛表之分）。普通体温计为玻璃制成的细管，多呈三棱形，第一面涂成白色，刻有商标或标号等，第二面为刻度，第三面为温度数字。其中，芯为一封闭的细管，管之一端膨大为水银储池，称为水银头。口表较细，水银头细长；肛表较粗大，水银头呈圆形；腋表较前两种体温计都粗大。体温表测量范围为 35～42℃，分度值为 0.1℃。

2）体温常用的测量法：每次体格检查均应记录体温，我国一般按摄氏法进行记录。测量体温的方法通常有以下三种。

A. 口测法：将消毒后的体温计置于患者舌下，让其紧闭口唇，5 分钟后读数。正常值为 36.3～37.2℃。使用该法时应嘱患者不用口腔呼吸，以免影响测量结果。该法结果较为准确，但不能用于婴幼儿及神志不清者。

B. 肛测法：让患者取侧卧位，将肛门体温计头端涂以润滑剂后，徐徐插入肛门内达体温计长度的一半为止，5 分钟后读数。正常值为 36.5～37.7℃。肛测法一般较口测法读数高 0.3～0.5℃。该法测值稳定，多用于婴幼儿及神志不清者。

C. 腋测法：将体温计头端置于患者腋窝深处，嘱患者用上臂将体温计夹紧，10 分钟后读数。正常值为 36～37℃。使用该法时，注意腋窝处应无致热或降温物品，并应将腋窝汗液擦干，以免影响测定结果。该法简便、安全，且不易发生交叉感染，为最常用的体温测定方法。

生理情况下，体温有一定的波动。早晨体温略低，下午略高，在 24 小时内波动幅度一般不超过 1℃；运动或进食后体温略高；老年人体温略低，月经期前或妊娠期妇女体温略高。

3）体温的记录方法：体温测定的结果，应按时记录于体温记录单上，描绘出体温曲线。多数发热性疾病，其体温曲线的变化具有一定的规律性，称为热型，详见教材。

4）体温测量误差的常见原因：临床上有时会出现体温测量结果与患者的全身状态不一致，应对其原因进行分析，以免导致诊断和处理上的错误。体温测量误差的常见原因有以下几个方面。

A. 测量前未将体温计的汞柱甩到 35℃以下，致使测量结果高于实际体温。

B. 采用腋测法时，由于患者明显消瘦、病情危重或神志不清而不能将体温计夹紧，致使测量结果低于实际体温。

C. 检测局部存在冷热物品或刺激时，可对测定结果造成影响，如用温水漱口、局部放置冰袋或热水袋等。

D. 测体温时患者应保持安静，最好卧床。

E. 体温计应严格清洁、常规消毒和定期消毒，以防交叉感染。

F. 掌握三种测量体温方法的适应证和禁忌证。

（2）脉搏（pulse）：正常成人的脉搏率为 60～100 次 / 分，主要是指动脉搏动，检查时必须要选择浅表动脉，如桡动脉、颞动脉、股动脉、足背动脉等。一般检查的是桡动脉。通常以触诊检查桡动脉搏动情况。应注意其频率、节律、强弱及呼吸对它的影响等。

检查方法：被检查者取坐位，上肢前伸，肘关节自然屈曲，前臂置于桌上，手掌向上约与心窝部等高，检查者面对被检查者，通常右手（或左手）用示指、中指或环指的指尖互相靠拢，并将指腹平放于桡动脉近手腕处，以适当压力触摸桡动脉搏动，至少 30s，并计算出每分钟搏动次数（图 2-13）。检查者以远离腕关节手指施加压力的大小判断桡动脉的紧张度。如所加的压力较大，已将血流阻断，而其他两指仍能触到动脉搏动明显者为动脉硬化现象。

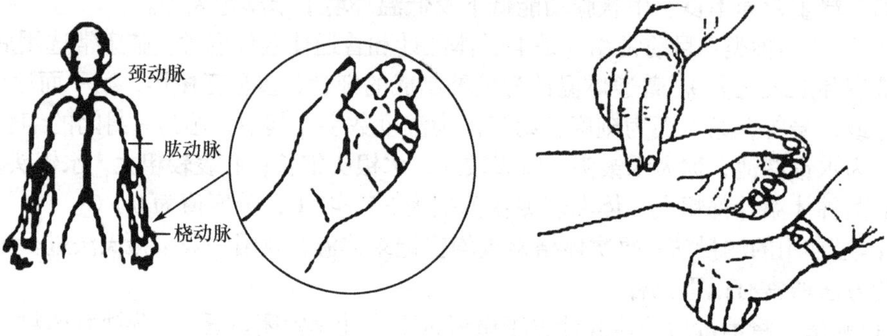

图 2-13 测脉搏

若脉搏不规律应延长触诊时间，在某些情况下应注意两侧桡动脉搏动情况的对照检查。具体检查方法：被检查者如取仰卧位，双上肢应自然平伸，置于身体两侧，检查者立或坐于其右侧，以右手触诊被检查者两侧桡动脉。或左手触其左侧桡动脉，以左手触其右侧桡动脉，方法与上相同（图 2-14）。

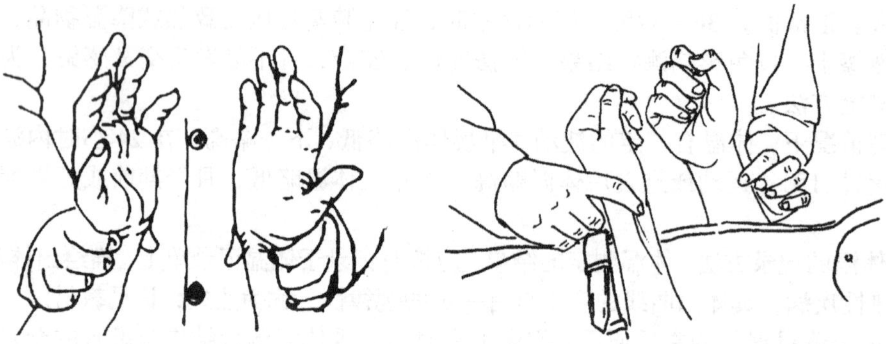

图 2-14 触诊双侧脉搏

（3）呼吸（breathing）：检查者在触诊脉搏后手指仍放在患者腕部，而将视线移向被检查者的胸部进行呼吸检查，一般情况下应计数 1 分钟。

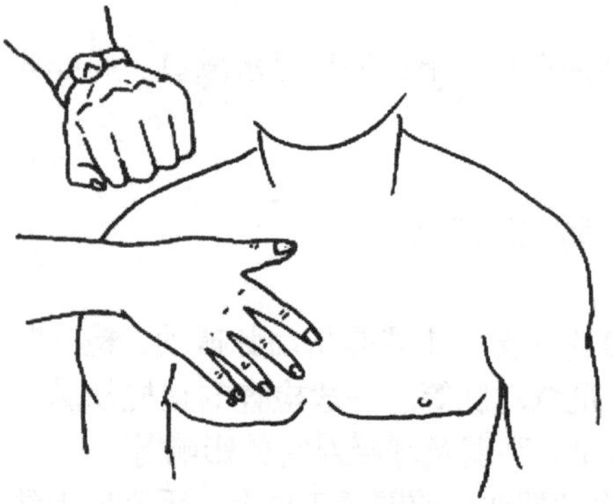

图 2-15 计算呼吸频率

1）采用目测法：被检查者取坐位或仰卧位，平静状态下，裸露胸部，检查者观察其胸廓呼吸运动，正常者在吸气时肋骨向外上方运动，呼气时肋骨向内下方运动，一呼一吸为一次呼吸；或在被检查者鼻孔处用胶布固定一条棉絮，棉絮随呼吸而呈现向内和向外的有规律的飘动，由此可观察呼吸动作；检查者亦可将手置于被检查者鼻孔处，以手感触呼出的气体，每呼出一次气体即为一次呼吸。此外，检查者可将一手平置于被检查者胸前，以手感觉其胸部的起伏，每一起一伏为一次呼吸（图 2-15）。

2）听诊法测量：在安静状态下，在被检查者的胸部听诊，听取呼吸音，每一次呼气音和一次吸气音为一次呼吸。呼吸频率用次/分表示。

体温、呼吸、脉搏三者之间有一定关系，正常人在安静状态下呼吸为 16～20 次/分，脉搏为 60～100 次/分。呼吸与脉搏之比约为 4：1。一般情况下体温升高 1℃，基础代谢率可增加 10%左右，在一般发热性疾病中，体温每升高 1℃，呼吸频率增加 3～4 次/分。体温每升高 1℃，脉搏增快 10～20 次/分，如体温升高，而脉搏不能随之相应增快，称为相对缓脉。在诊断疾病时有重要意义。

3）胸围测量：被检查者取坐位或站立位（不能取坐位者也可取仰卧位），脱去外衣，双上肢自然下垂，平静呼吸，不可挺胸、弯腰或深呼吸。检查者面对被检查者，将软尺上缘置于被检查者一侧的肩胛下角下缘，然后将软尺自腋窝转至胸前，在男性越过乳头上缘，至胸部中央，再越过另一侧乳头上缘；在女性越过两侧第 4 前肋，经腋窝转向背部另一侧肩胛下角下缘，回至起点，绕胸一周，此长度即为胸围。测量时应注意卷尺松紧度，并保持在同一水平面上。软尺经过腋窝时，被检查者应将上肢稍上举，随后轻轻自然下垂。在平静状态下即在被检查者呼气末、吸气未开始前读数。

测量时助手应立在被检查者身后，注意卷尺位置是否正确、是否平直，被检查者姿势是否正确等并做记录。身长胸围指数=胸围（cm）/身高（cm）×100。正常平均值为 50～55。指数大于 55 表示胸廓宽大。指数小于 50 表示胸廓狭小。

4）腹围测量：被检查者取仰卧位，暴露腹部，平静呼吸，检查者用卷尺经脐和第 4 腰椎棘突绕腹一周，在呼气末、吸气未开始时测量，此长度为腹围。测量时应嘱被检查者排空大小便。动态观察腹围应注意各次测量时被检查者的体位及测量点固定不变，饭前或饭后测量应一致。

（4）血压

血压指动脉血压或体循环血压，是重要的生命征。

1）血压测量方法：有两种。

A. 直接测量：即经皮穿刺将导管由周围动脉送至主动脉，导管末端接监护测压系统，自动显示血压值，此法测得的数值精确，不受外周动脉的影响，但需用特殊设备，属创伤性操作，要求的条件和技术高，且有一定的风险。本法仅适用于危重和大手术患者。

B. 间接测量（图 2-16）：即袖带加压法，使用血压计，目前广泛使用。此法简便易行，所用设备简单、方便，属无创技术，随处可以测量。其可适用于任何患者。所用的血压计有汞柱式血压计、弹簧式血压计和电子血压计，以汞柱式较准确。目前临床多采用汞柱式血压计。以下只介绍汞柱式血压计的测量方法。

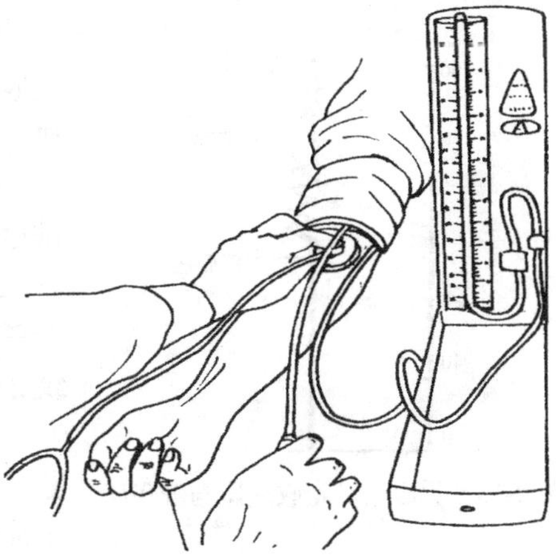

图 2-16　血压间接测量法（汞柱式）

2）具体测量方法

A. 卧位测量血压：被检查者取仰卧位，放在腋中线水平（相当于右心房水平）。检查者坐其右侧，测量一般在右上肢进行，以同样方法测量血压。正常双上肢血压差别为 5～10mmHg。

B. 血压计测量血压的方法与步骤（图 2-17）

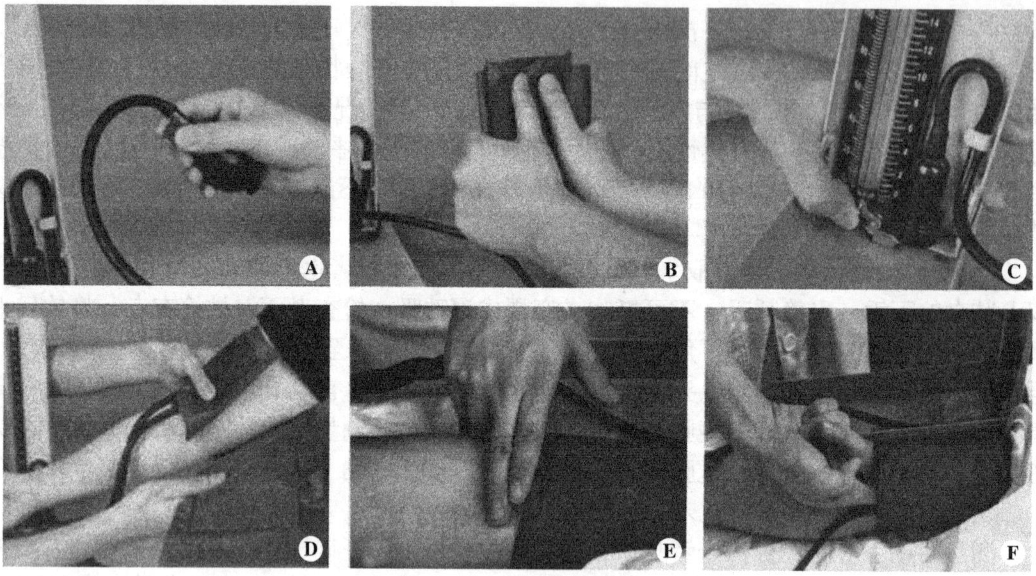

图 2-17 缚袖带注意事项

A. 松开充气阀；B. 排气；C. 打开开关；D. 袖带均匀紧贴皮肤缠于被检查者上臂；E. 袖带下缘位于肘窝横纹以上 2～3cm；F. 袖带以伸进一指为宜

（a）患者检测血压前 30 分钟内禁止吸烟和饮用咖啡，并在安静环境下休息 5～10 分钟。

（b）医师将血压计汞柱开关打开，汞柱凸面水平应在零位。

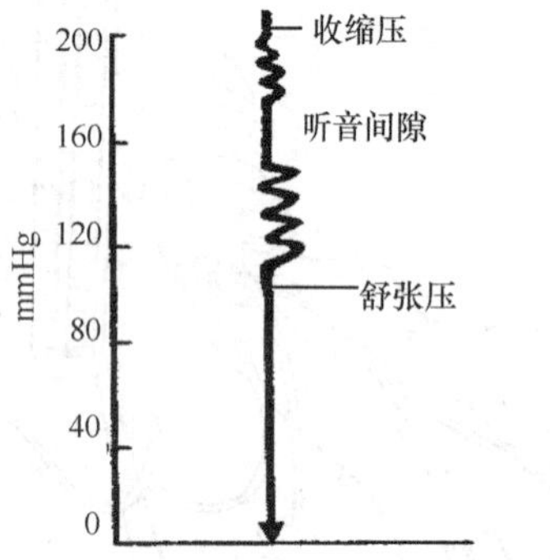

图 2-18 听诊法确定收缩压与舒张压

（c）患者体位：可取仰卧位或坐位，肌肉放松，被测上肢（通常为右上肢）裸露、伸开并外展 45°；肘部和血压计应与心脏处于同一水平（坐位时应平第 4 肋软骨）。

（d）将血压计袖带缚于上臂：松开球囊上的充气阀，排尽气囊内空气，打开血压计汞柱阀门开关（向左），此时汞柱液面应与 0 点平齐。将袖带均匀紧贴皮肤缠于被检查者上臂，气囊中部应对准肱动脉，袖带下缘应距肘窝横纹 2～3cm，袖带松紧以恰能放进一个手指为宜（图 2-18）。

（e）安放听诊器体件：将听诊器膜型体件置于肘窝部肱二头肌肌腱内侧的肱动脉搏动处，轻压之（体件不应塞于袖带与上臂之间）。

（f）袖带气囊充气：旋紧与气囊相连的气球充气旋钮并开始充气。气囊充气过程中应同时听诊肱动脉搏动音，观察汞柱上升高度。待肱动脉搏动音消失后，汞柱再升高 20～30mmHg。

（g）气囊放气：松开气球上的充气旋钮使气囊缓慢放气，同时医师应水平注视缓慢下降的汞柱凸面水平，下降速度以 2～4mmHg/s 为宜，心率缓慢者下降速度应慢。

（h）确定血压数值：按柯氏分期法，汞柱下降过程中，当听到第一次肱动脉搏动声响时汞柱凸面所示数值为收缩压（第一期），随着汞柱下降，搏动声音逐渐加强（第二期），继而出现吹风样杂音（第三期），然后声音突然减弱而低沉（第四期），最终声音消失（第五期）。声音消失时汞柱所示数值为舒张压（图 2-18）。用同样的方法测血压两次，取两次检查值的平均值为血压值并记录。血压检测完毕，将气囊排气，卷好气袖并平整地放入血压计中。然后使玻璃管中汞柱完全进入水银槽后，关闭汞柱开关和血压计。

记录血压值用分数的方式表示，分子为收缩压，分母为舒张压，以 mmHg 为单位，再用括号注明 kPa 值。两者的换算关系：1mmHg=0.133kPa。收缩压与舒张压的差值为脉压。舒张压加 1/3 脉压为平均动脉压。正常脉压为 30～40mmHg。

3）使用汞柱式血压计应注意的事项

A. 使用前应检查示压管有无破损，橡皮管、袖带和气球有无漏气。开启水银槽开关，观察水银面，不充气时应保持“0”位，充气后汞柱快速上升，可接近顶端。

B. 测量成人上臂血压使用 15cm 宽的袖带，测量成人下肢血压应选用更宽的袖带。袖带太宽，测得血压比实际低；袖带太窄，则测得血压比实际高。对同一患者，宽的袖带比窄的相对可取一些。因偏窄的袖带常导致错误的诊断，如将常规袖带用于肥胖者，很容易将其误诊断为高血压。

C. 捏气球充气时，不可过快，以免汞柱急速上升达到顶端使水银漏出。

D. 血压计用后，应将血压计向水银槽侧倾斜 45°，待示压管内的水银流回水银槽后关闭开关。将袖带、橡皮管和气球一同收入血压计盒内。

E. 搬动时，血压计应平放或水银槽端向下，切不可倒立，以免水银漏出。

4）下肢血压测量：被检查者取俯卧位，脱去右下肢长裤，袖带束于腘窝之上，正好压在大腿中部的后面，袖带下缘应在腘窝以上 2～3cm，测量腘动脉的压力，方法与前相同。如用动脉穿刺直接测量动脉血压，下肢血压与上肢血压并无差别。但用成人上肢用的袖带测量下肢血压，其测量值高出上肢血压 20～40mmHg，是由于袖带过窄所致。正常双下肢血压差别为 20～40mmHg。

5）血压变动的临床意义（表 2-2）

表 2-2 血压水平的定义与分类

类型	收缩压（mmHg）	舒张压（mmHg）
正常血压	＜120	＜80
正常高值	120～139	80～89
1 级高血压（轻度）	140～159	90～99
2 级高血压（中度）	160～179	100～199
3 级高血压（重度）	≥180	≥110
单纯收缩期高血压	≥140	＜90

注：如患者的收缩压或舒张压落在不同的范畴，应该用其中高一级的范畴

A. 高血压：采用标准测量方法，至少 3 次非同日血压值达到或超过收缩压 140mmHg 和（或）舒张压 90mmHg 即为高血压，如仅收缩压达到标准则为收缩期高血压。绝大多数高血压是原发性高血压。继发于慢性肾炎等疾病的高血压称为继发性高血压或症状性高血压。

B. 低血压：血压低于 90/60mmHg 时为低血压，见于严重疾病，如休克、心肌梗死、急性心脏压塞等。个别正常人血压偏低，无症状，为体质因素所致。

C. 双上肢血压差别显著：指两上肢的血压相差超过 5～10mmHg，见于多发性大动脉炎或先天性动脉畸形。

D. 上下肢血压差异：用成人上肢用的袖带测量下肢血压，其测量值高出上肢血压 20～40mmHg。如下肢血压低于上肢血压，则应考虑主动脉狭窄或胸腹主动脉型大动脉炎。

E. 脉压异常：脉压增大见于甲状腺功能亢进、主动脉瓣关闭不全等。脉压减小见于主

动脉瓣狭窄、心包积液和严重衰竭患者。

6）动态血压监测（ABPM）：目前按设定间期 24 小时记录血压。6：00～22：00 为白昼，每 15 分钟记录一次血压；22:00 至次晨 6：00 为夜间，每 30 分钟记录一次血压。

动态血压正常上限参考标准：正常 24 小时平均血压＜130/80mmHg；白昼平均血压＜135/85mmHg；夜间平均血压＜125/75mmHg。白昼血压有两个高峰：8：00～10：00，16：00～18：00。夜间血压较白昼血压下降＞10%者属正常昼夜规律。有以下情况可用动态血压监测作为偶测血压的补充手段：①一次或多次随诊中血压波动很大，疑有单纯性诊断高血压（白大衣高血压）者；②有提示低血压发作症状者；③降压治疗效果差的患者。

三、发育和体型

1. 发育 一般以年龄、智力和身高、体重的关系以及躯干、四肢生长比例是否匀称来衡量。发育正常时，三者是均衡的。

（1）判断成人正常的指标为：其胸围等于身高的一半，两上肢展开的长度约等于身高，坐高等于下肢长度。

（2）测量身高时必须绝对直立，后背要有三点（足跟、臀部、肩胛骨）贴靠测量柱，头应保持一定的姿势，即外耳道上缘与外眼角在同一水平，然后将身长计的规尺恰落到头顶。观察身长计上的刻度。

（3）体重：常用体重计测量。为了能够对各次测量的体重进行比较，每次测量体重应在早晨空腹时、解大小便后、穿相同衣服的情况下进行。体重以千克（kg）为单位。体重与身高和年龄之间有一定的关系，一般来说，年龄大者体重较重；身高增加 5%，体重增加 16%。计算公式：体重（kg）=身高（cm）–105，实际体重在计算值的±5%之内为正常，超出±10%为异常。

（4）体型：是身体各部发育的外观表现，包括骨骼、肌肉的成长与脂肪分布的状态等。临床上把成人的体型分为三种类型：

无力型（瘦长型）：体高肌瘦、肩窄下垂、颈细长、胸廓扁平、腹上角小于 90°。

超力型（矮胖型）：体格粗壮、胸围大、颈粗短、面红、肩宽平、腹上角大于 90°。

正力型（均称型）：身体的各部结构匀称适中，一般正常人多为此型。

2. 营养状态 通常作为评估健康状况和疾病程度的标准之一，它与食物的摄入、消化、吸收和代谢等因素有关。营养状态评估要根据皮肤、毛发、皮下脂肪、肌肉的丰满程度等综合判断。

检查方法：用拇指和示指将前臂内侧（图 2-19）或上臂背侧下 1/3（图 2-20）的皮下脂肪捏起观察其充实程度，分为营养良好、营养中等、营养不良，不能单纯以肥瘦为标准。如营养极差，伴有水肿、消瘦明显衰弱者称为恶病质。

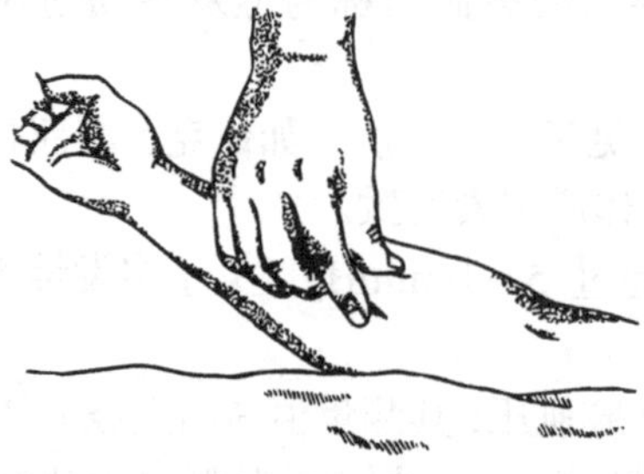

图 2-19 前臂内侧皮下脂肪检查

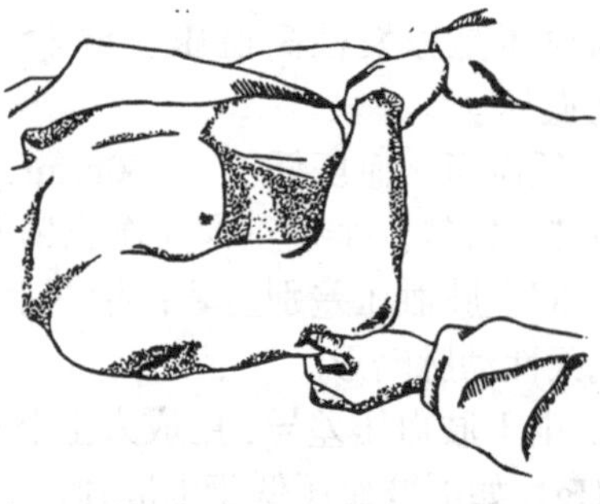

图 2-20 上臂背侧下 1/3 皮下脂肪检查

3. 意识状态　根据意识障碍程度不同分为嗜睡、意识模糊、昏睡、昏迷、谵妄等。

4. 面容表情　按不同表现记录，如健康面容、慢性面容、急性病容、贫血面容、二尖瓣面容、苦笑面容、满月面容、甲亢面容、病危面容等。表情分为正常、淡漠、烦躁不安、痛苦、忧郁。

5. 体位　自动体位、被动体位和强迫体位。

6. 步态与姿势　健康人步态轻快自如，某些疾病可出现异常步态；按实际情况记录，如步态不稳或步态慌张（蹒跚步态、醉酒步态、共济失调步态）等。

7. 体味或呼吸气味　被检查者呼吸或口腔中某些特殊气味具有诊断意义。

四、皮　　肤

1. 检查方法　皮肤检查主要靠视诊，有时需配合触诊才能获得更加清楚的印象。视诊皮肤时光线要好，最好在自然光或日照灯下进行。描写皮肤损害时应注意其解剖部位，体表分布，皮损排列、类型、颜色及其对称性。

2. 检查内容

（1）颜色：皮肤颜色的改变包括苍白、潮红、发绀、黄疸、色素沉着、色素脱失等。

（2）湿度：皮肤湿度与汗腺分泌功能有关，出汗多则皮肤湿润，出汗少则皮肤干燥。冷汗即手脚皮肤发凉而大汗淋漓称为冷汗：夜间睡后出汗称为盗汗。

（3）弹性：正常人皮肤捏起后放松，皮褶展开，弹性差时则平复缓慢。检查部位应以上臂内侧皮肤为准。这是因为上臂内侧皮下脂肪比较恒定，受其他因素影响较小。

检查方法：检查者以左手握住患者的右腕，将其上臂轻度外展，右手拇指与示指捏起患者上臂内侧肘上3～4cm处皮肤（图2-21），片刻后松手，观察皮肤弹性。正常人于松手后皱褶立即平复，如皱褶平复缓慢，则称为皮肤弹性减弱，见于长期消耗性疾病或严重脱水的患者。

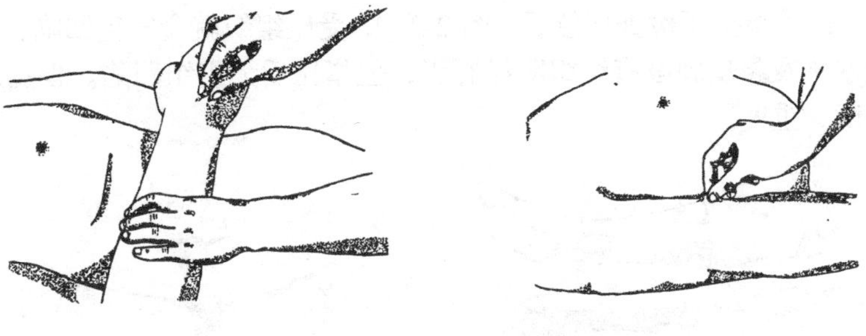

A　　　　B

图2-21　皮肤弹性检查

A. 手背；B. 上臂内侧

（4）毛发：毛发多少、光泽和分布对疾病有辅助诊断意义，它受种族、年龄、性别、遗传、营养状况和疾病的影响。

（5）皮疹：多为全身性疾病的表现之一，是临床上诊断某些疾病的重要依据。如有则注意其类型，包括斑疹、玫瑰疹、丘疹、斑丘疹、荨麻疹。要注意其形状、颜色、压之是否褪色，平坦或隆起、范围和分布部位。

（6）皮肤脱屑：正常皮肤表层不断角化和更新，可有皮肤脱屑。病理状态下可见大量皮肤脱屑，如银屑病。

（7）皮下出血：病理状态下可出现皮下出血，根据其直径大小及伴随情况分为以下几种，小于 2mm 称为瘀点，3～5mm 称为紫癜，大于 5mm 称为瘀斑；片状出血并伴有皮肤显著隆起称为血肿。检查者，较大面积的皮下出血易于诊断，对于较小的瘀点应注意与红色的皮疹或小痣进行鉴别，皮疹受压时一般可褪色或消失，瘀点和小红痣受压后不褪色，但小红痣于触诊时可感到稍高于皮面，且表面光亮。

（8）蜘蛛痣与肝掌：为皮肤小动脉末端分枝性扩张所形成的血管痣，形似蜘蛛而得名。多出现在上腔静脉分布的区域内，如面、颈、手背、上臂、前胸和肩部等处（图 2-22）。

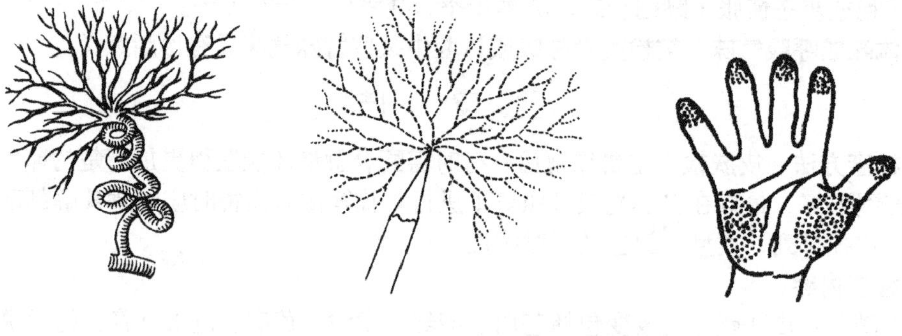

A　　　　B

图 2-22　蜘蛛痣和肝掌

A. 蜘蛛痣；B. 肝掌

检查方法：用棉签或指尖压迫蜘蛛痣的中心（即中央小动脉干部，其辐射小血管网即褪色，去除压力后又复出现。但有的患者不形成蜘蛛痣，仅表现为毛细血管扩张，常见于急、慢性肝炎或肝硬化。慢性肝病患者在手掌大、小鱼际处常发红，加压后褪色，称为肝掌。

（9）毛发分布：正常、增多和稀少。

（10）水肿：皮下组织的细胞内及组织间隙内液体积聚过多称为水肿。

检查方法：以手指按压检查部位后（图 2-23），受压组织就会发生凹陷，称为凹陷性水肿。而黏液性水肿及象皮肿虽有组织明显肿胀，但指压后无组织凹陷。根据水肿的轻重，分为轻度、中度、重度。

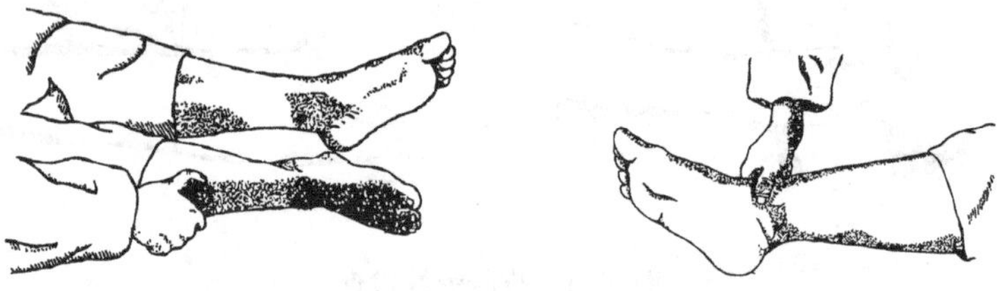

A　　　　B

图 2-23　下肢水肿检查

A. 胫前；B. 踝部

（11）皮下结节：较大的皮下结节视诊即可发现，对较小的结节则必须触诊方能查及。无论大小结节均应视诊检查，注意其大小、硬度、部位、活动度，有无压痛等。

（12）瘢痕：是指皮肤外伤或病变愈后结缔组织增生形成的斑块。外伤、感染及手术均可在皮肤上遗留瘢痕，为曾患某些疾病的证据。例如，患过天花者，在其面部或其他部位有多数大小类似的瘢痕。

五、浅表淋巴结检查

1. 正常表浅淋巴结的表现　淋巴结分布于全身，一般体格检查仅能检查身体各部表浅的淋巴结。正常情况下，淋巴结较小，直径多在 0.2～0.5cm，质地柔软，表面光滑，与毗邻组织无粘连，不易触及，也无压痛。如触及淋巴结，说明淋巴结肿大。

2. 表浅淋巴结的部位（图 2-24）

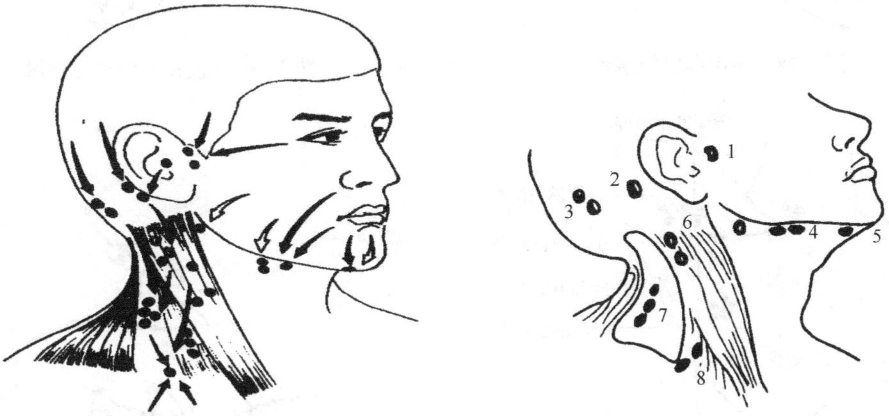

图 2-24　头颈部淋巴结分布示意图

（1）耳前淋巴结：位于耳屏前方（图 2-25）。

（2）耳后淋巴结：位于耳后乳突表面、胸锁乳突肌止点处，称为乳突淋巴结。

（3）枕淋巴结：位于枕部皮下，斜方肌起点与胸锁乳突肌止点之间。

（4）颌下淋巴结：位于颌下腺的浅层，两者必须区分（图 2-26）。

（5）颏下淋巴结：位于颏下三角内，下颌舌骨肌表面，两侧下颌骨前端中点后方（图 2-27）。

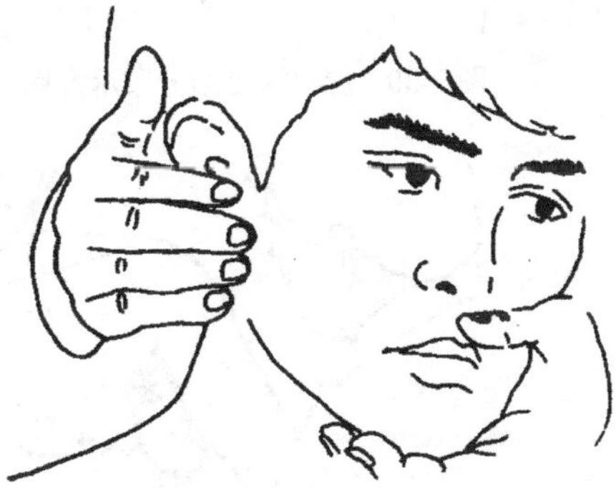

图 2-25　耳前淋巴结触诊

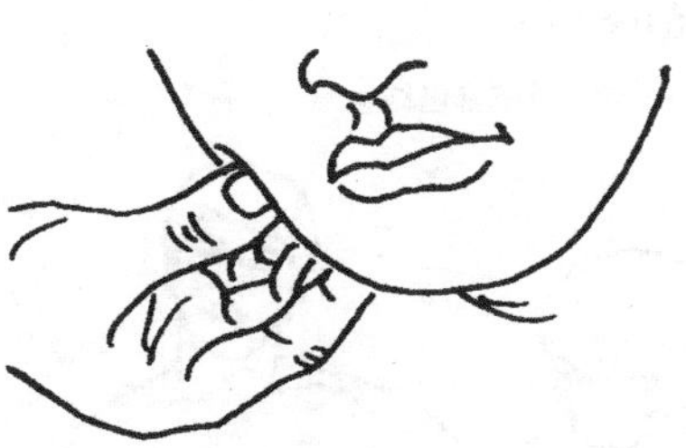

图 2-26　颌下淋巴结触诊

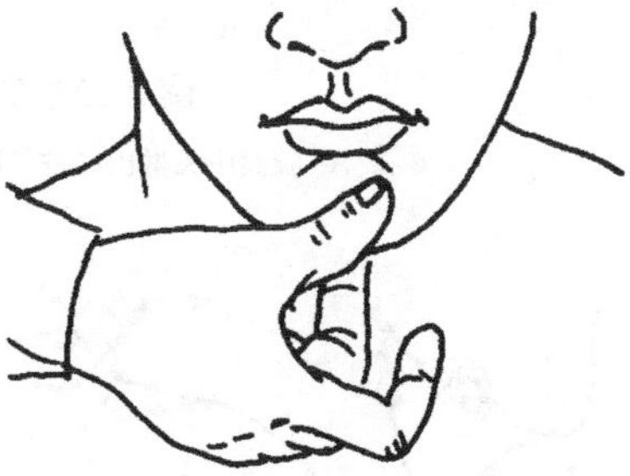

图 2-27　颏下淋巴结触诊

（6）颈深淋巴结：分为内侧群和外侧群（图 2-28）。

（7）锁骨上淋巴结：位于锁骨与胸锁乳突肌所形成的夹角处（图 2-29）。

（8）腋窝淋巴结：是上肢最大的淋巴结组群，可分为五群（图 2-30～图 2-33）。

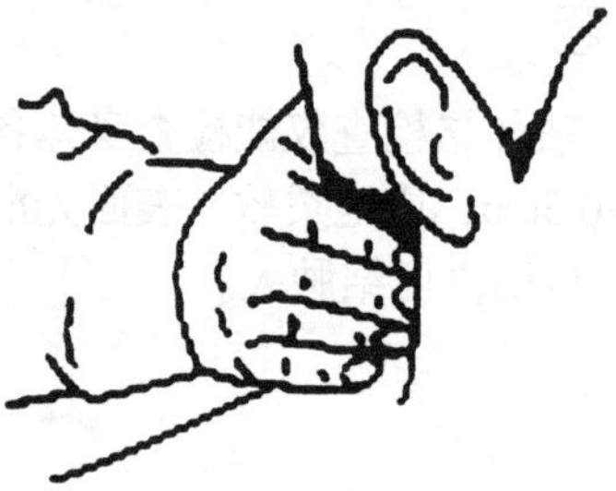

图 2-28　颈深淋巴结触诊

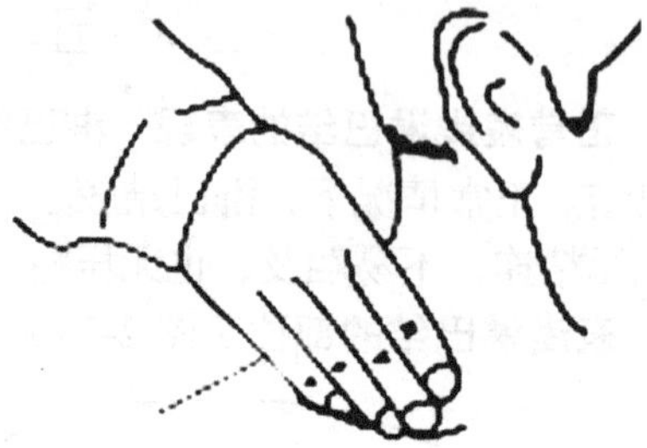

图 2-29　锁骨上淋巴结触诊

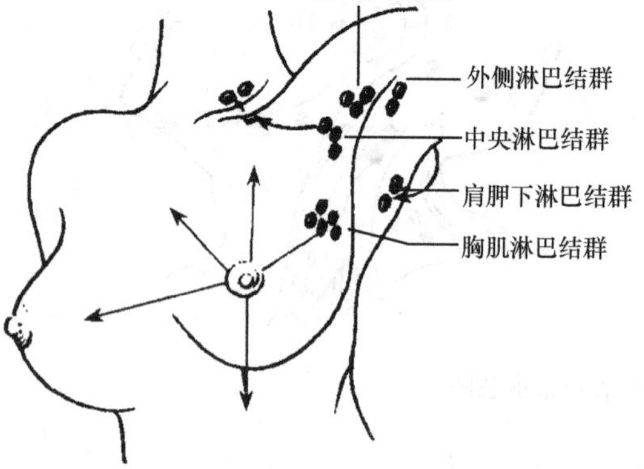

图 2-30　腋窝淋巴结分布示意图

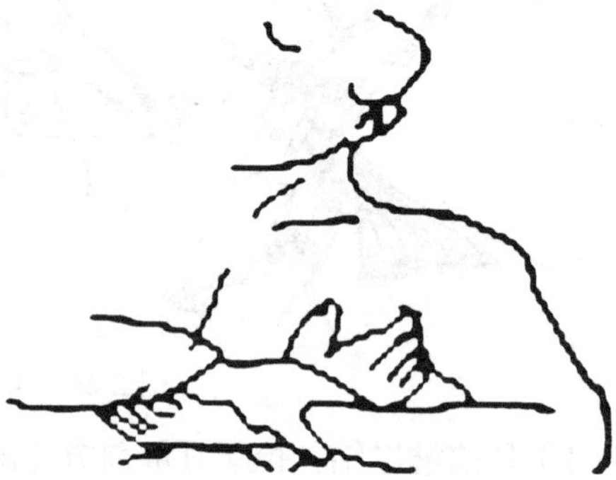

图 2-31　腋窝淋巴结检查

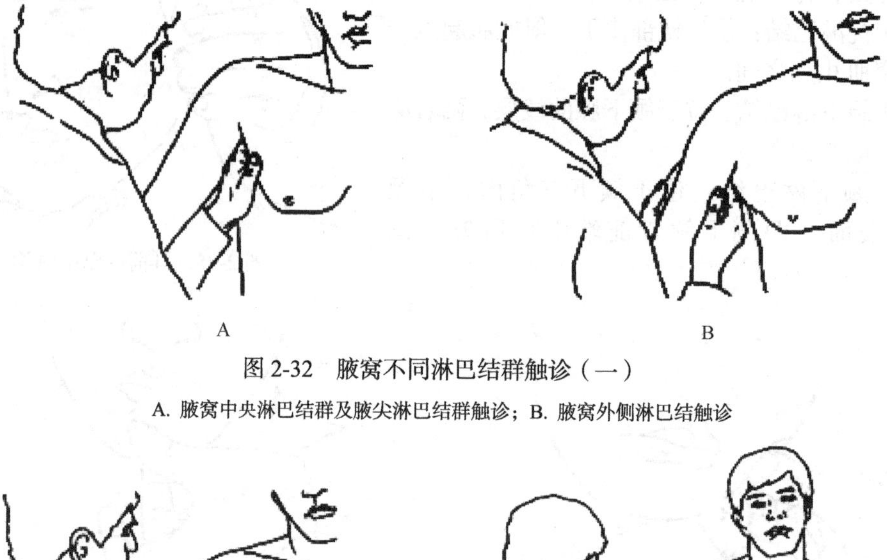

A　　B

图 2-32　腋窝不同淋巴结群触诊（一）

A. 腋窝中央淋巴结群及腋尖淋巴结群触诊；B. 腋窝外侧淋巴结触诊

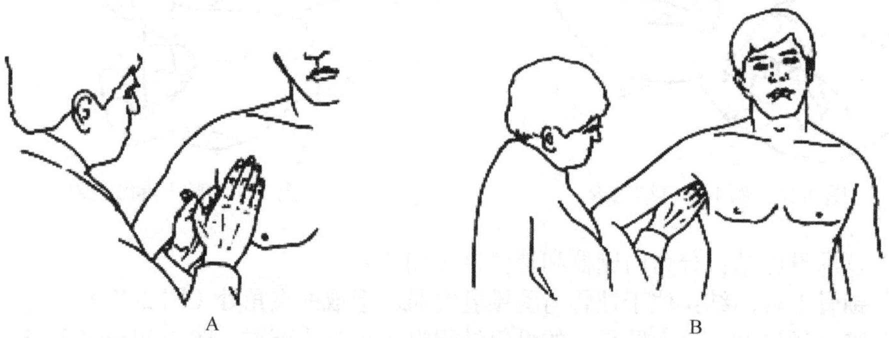

A　　B

图 2-33　腋窝不同淋巴结群触诊（二）

A. 腋窝胸肌淋巴结触诊；B. 腋窝肩胛下淋巴结群触诊

（9）滑车上淋巴结：位于上臂内侧，内上髁上方 3～4cm 处，肱二头肌与肱三头肌之间的沟内（图 2-34）。

（10）腹股沟淋巴结：位于腹股沟韧带下方股三角内（图 2-35）。

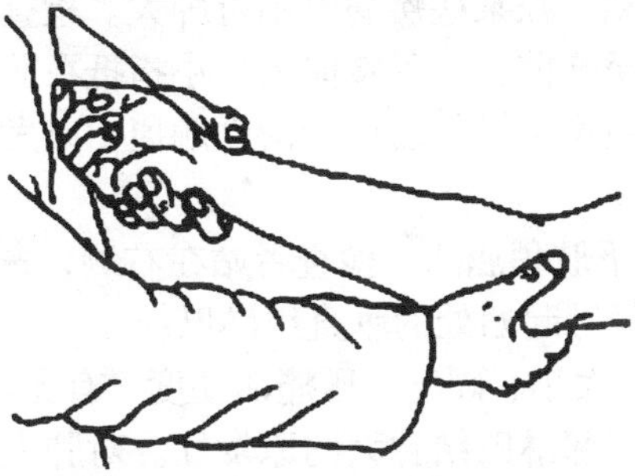

图 2-34　滑车上淋巴结触诊

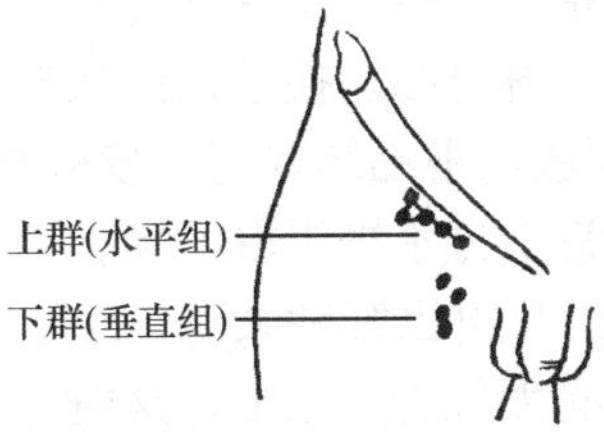

图 2-35　腹股沟淋巴结分布示意图

（11）腘窝淋巴结：位于小隐静脉和腘静脉的汇合处。

3. 表浅淋巴结检查顺序与方法　浅表淋巴结呈组群分布，一个组群的淋巴结收集一定区域的淋巴液，头颈部淋巴结主要分布于耳前、乳突区、枕骨下区、颌下、颏下、颈前三角、颈后三角，躯体的淋巴结主要分布于锁骨上窝、锁骨下窝、腋窝、滑车上、腹股沟和腘窝。

（1）检查方法：检查表浅淋巴结，主要使用触诊。利用手指由浅入深滑动触摸皮下的淋巴结是否肿大。

（2）检查顺序及部位：按一定顺序检查，以免遗漏。顺序如下：耳前、乳突区（耳后）、枕骨下区、颈后三角、颈前三角、颌下、颏下、锁骨上窝、锁骨下窝、腋窝、滑车上、腹股沟、腘窝等处。

1）颈部淋巴结检查：被检查者取坐位，检查者可站在被检查者背后，嘱被检查者头稍低并偏向检查侧。手指紧贴检查部位，由浅入深进行滑动触诊。或检查者可坐于被检查者对面，被检查者头稍低并偏向检查侧，以使检查部位皮肤肌肉松弛利于触诊。检查者以一手扶其头后侧，用另一手的第 2～4 指指腹进行触诊。

2）颌下和颏下淋巴结检查：嘱被检查者低头，在下颌角处自颌下部深入到下颌骨的内侧向上触摸颌下淋巴结，或将颌下淋巴结压向下颌骨的内侧或下缘进行触诊。再嘱被检查者头稍向前倾，以触诊手的第 2～4 指指腹朝外伸入颏下，向下颌骨后面压，将颏下淋巴结压到下颌骨的骨面上进行触诊。

3）锁骨上窝淋巴结检查：让被检查者取坐位或卧位，头部稍向前屈，用双手进行触诊，左手触右侧，右手触左侧，由浅部逐渐触摸至锁骨后深部。食管癌和胃癌转移的患者，一般在左锁骨上窝可触到肿大淋巴结；胸部肿瘤时可在右锁骨上窝触到肿大淋巴结。

4）腋窝淋巴结检查：腋窝淋巴结分为五组，即腋窝顶部淋巴结、腋窝前壁（胸肌）淋巴结、腋窝内侧壁（中央）淋巴结、腋窝后壁（肩胛下）淋巴结和腋窝外侧壁（上臂内侧）淋巴结。检查应逐一检查，不要遗漏。

检查方法：被检查者采取坐位或仰卧位，检查者面对患者。一般先检查左侧，后查右侧。以右手查左腋，左手查右腋。检查者左手握被检查者右腕向上屈肘外展抬高约 45°，右手指并拢，掌面贴近胸壁向上逐渐达腋窝顶部滑动触诊，然后依次触诊腋窝后壁→内壁→前壁，再翻掌向外，将被检查者上臂下垂，触诊腋窝外侧壁。同法检查右腋下淋巴结。检查腋窝前壁时，应在胸大肌深面仔细触摸。检查腋窝后壁时，应在腋窝后壁肌群深面触摸，触诊各组淋巴结应注意其大小、数目、硬度、压痛、活动度、与皮肤有无粘连等。

5）滑车上淋巴结检查：滑车上淋巴结是指位于肱骨滑车以上肱二头肌与肱三头肌沟肱动、静脉下段周围的一组淋巴结。正常人一般触不到，在某些疾病时则可肿大。检查右侧滑车上淋巴结时，检查者右手握住患者右手腕，抬至胸前，左手掌向上，小指抵在肱骨内上髁，环指、中指、示指并拢在肱二头肌与肱三头肌沟中纵行、横行滑动触摸，以发现肿大的滑车上淋巴结。换手以同法检查左侧。

6）腹股沟淋巴结检查：被检查者取仰卧位，两下肢稍屈曲，检查者站在右侧，先触摸腹股沟韧带下方水平组淋巴结，再触摸股上部大隐静脉起始处的垂直组淋巴结。

（3）发现淋巴结肿大时，应注意其部位、数目、大小、硬度、压痛活动度、有无粘连，以及皮肤有无红肿、瘢痕、瘘管等。同时注意寻找引起淋巴结肿大的原发灶。对肿大淋巴结大小描述可以用淋巴结径线表示，如 1.5cm×3.0cm，也可用形象化表示，如“蚕豆大小”“核桃大小”“鸡蛋大小”。

4. 淋巴结肿大的原因及其临床意义

（1）淋巴结炎：由所属部位炎症引起，如口腔感染可引起颏下淋巴结炎性肿大；扁桃体炎可引起颈深淋巴结上群的淋巴结肿大，初起时柔软，有压痛，慢性期则较硬，但仍可缩小或消退。

（2）淋巴结结核：最常见于颈部血管周围，大小不等，易与周围组织粘连；干酪性坏死后则出现波动感，破溃后形成瘘管，愈合后有收缩性瘢痕。

（3）恶性肿瘤淋巴转移：癌转移淋巴结质地坚硬，有橡皮感，无压痛。左锁骨上淋巴结肿大（Wirchow 淋巴结）提示腹腔内（食管下段、胃肠、肝、卵巢、睾丸、肾及肾上腺等）有癌细胞沿胸导管向上转移。右锁骨上淋巴结肿大多提示胸腔内（支气管、食管、纵隔等）有癌细胞沿右侧淋巴管向上转移。乳腺癌转移时可有腋下淋巴结肿大。肠癌转移时可有腹股沟淋巴结肿大（图 2-36）。

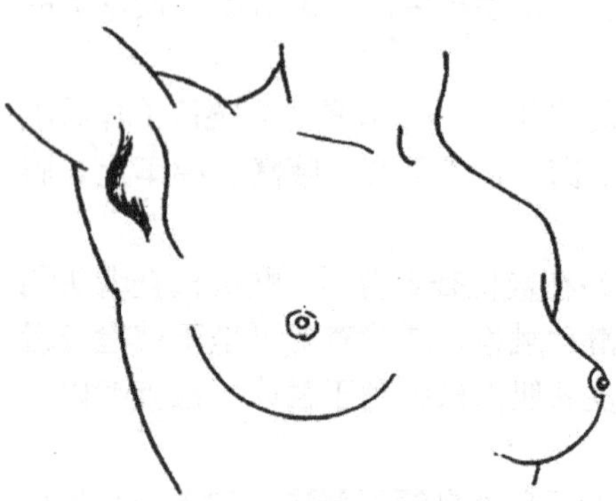

图 2-36　腋窝淋巴结肿大

（4）全身性淋巴结肿大：①淋巴性白血病可有全身淋巴结中度肿大，不粘连、光滑、无痛、活动，不化脓破溃；②粒细胞性白血病晚期可有全身淋巴结轻度肿大；③霍奇金病和淋巴肉瘤则可有淋巴结迅速肿大，连成巨块，淋巴结坚实而有弹性，无移动性，无痛及压痛，多出现于颈部；④传染性单核细胞增多症时，颈部淋巴结肿大明显，有疼痛，但不化脓。

六、头颈部检查

（一）头部检查

头部检查包括头颅和头部器官检查。头部有很多重要器官，大部分感觉器官均位于头部，如眼、耳、鼻、口腔，分别具有视觉、听觉、嗅觉和味觉功能，鼻腔和口腔又是呼吸和消化系统的起始部。头部检查主要靠视诊，必要时配合触诊与嗅诊。

1. 头颅　注意头颅大小、外形、对称、畸形、压痛、肿块或不自主运动等。头颅大小以头围表示。测量方法：以软尺测量自眉间绕过颅后通过枕骨粗隆的周径。正常成年人头围为

53cm 或以上（图 2-37）。

2. 眼

（1）眉毛：注意有无过于稀疏或脱落。

（2）眼睑：有无水肿（若出现眼睑隆起，其皮肤肿胀、光滑，甚至肿胀的眼睑不易睁开，呈下垂状态，即为眼睑水肿）、上睑是否下垂（正常人的上睑遮盖角膜 1～2cm，瞳孔完全暴露）或睑裂是否增宽（可用直尺在睑裂中央部测量其垂直宽度，正常睑裂在中央部宽 9～10mm。嘱被检查者水平直视时，如上眼睑缘高出角膜上缘，暴露部分巩膜者称为睑裂增宽），还应注意有无肿块瘢痕、内翻或外翻、倒睫、压痛等。

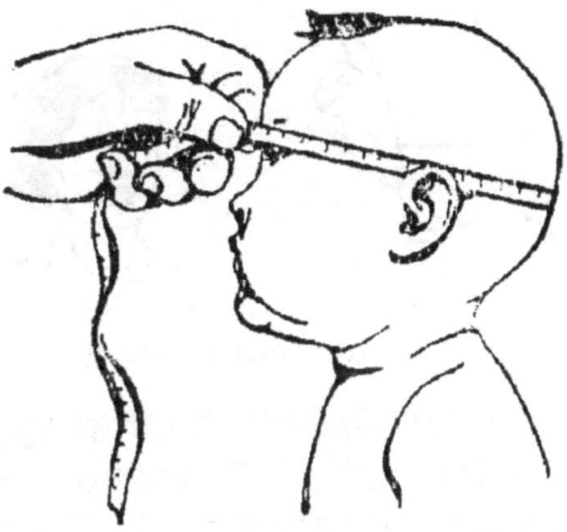

图 2-37　头围测量

（3）结膜：分睑结膜、穹窿结膜与球结膜三部分（图 2-38），正常结膜呈粉红色，检查时需翻转眼睑才能进行，注意观察有无充血、水肿、苍白、出血点、滤泡、颗粒等。

翻转眼睑要领（图 2-39）：翻转上睑时用示指和拇指捏住上睑中部的边缘，嘱患者向下看，此时轻轻向前下方牵拉，然后示指向下压迫睑板上缘，并与拇指配合将睑缘向上捻转即可将眼睑翻开。检查完毕嘱患者向上看，轻提上睑皮肤眼睑即可复位。检查下睑结膜时，嘱被检查者向上看，拇指置于眼眶下缘将眼睑向下拉，即可将巩膜与下睑结膜暴露出来。翻眼睑时，动作要轻巧、柔和，以免引起患者的痛苦和流泪。

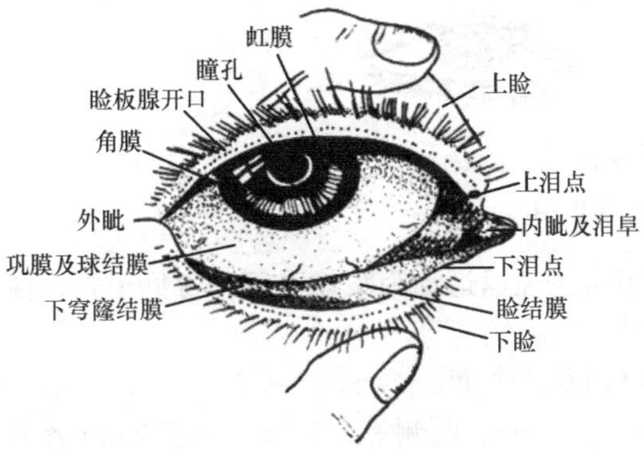

图 2-38　眼的外部结构

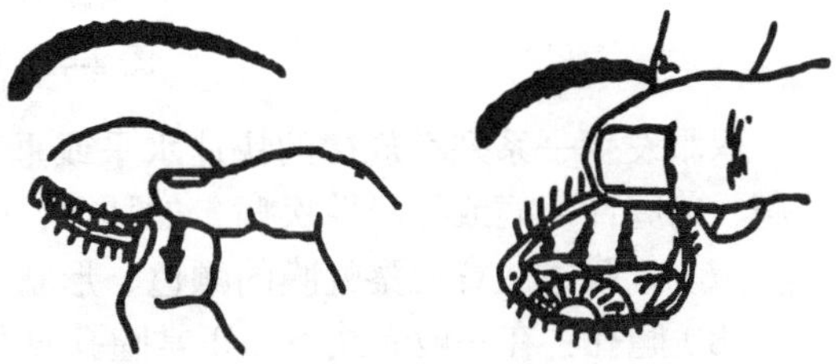

图 2-39　翻转眼睑检查上睑结膜

（4）巩膜：观察有无黄染，正常巩膜为瓷白色。

巩膜检查法：拇指按上睑令患者向下内看，或按下睑令患者向上看，以观察各部巩膜颜色，最好在自然光线下进行检查。

（5）角膜：正常角膜无色透明而有光泽。检查时用手电由角膜斜方照射进行视诊，观察角膜光泽、透明度，有无白斑、云翳、软化、溃疡、新生血管等。

（6）眼球：注意有无突出或凹陷，眼球运动有无障碍，是否出现震颤。

1）眼球运动检查：检查者与被检查者面对面，检查时检查者伸右臂，置目标物（棉签或示指）于被检查者眼前 30～40cm 处，嘱被检查者固定头位，眼球随目标方向移动，一般按外→外上→外下，水平向内→内上→内下 6 个方向的顺序进行，检查每个方向时，都要从中位开始。观察眼球运动是否受限（图 2-40 和图 2-41）。

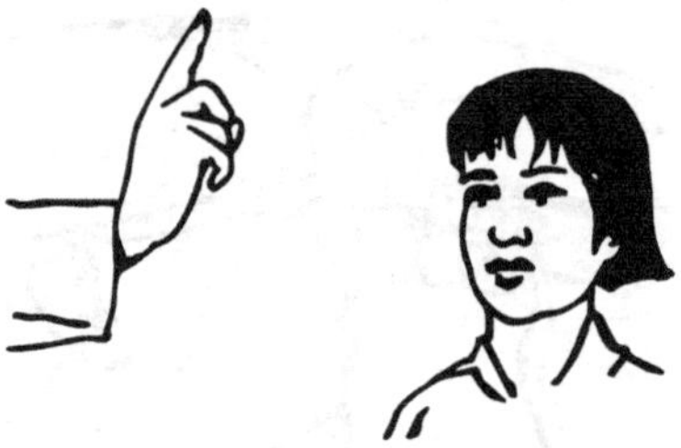

图 2-40　眼球运动检查法

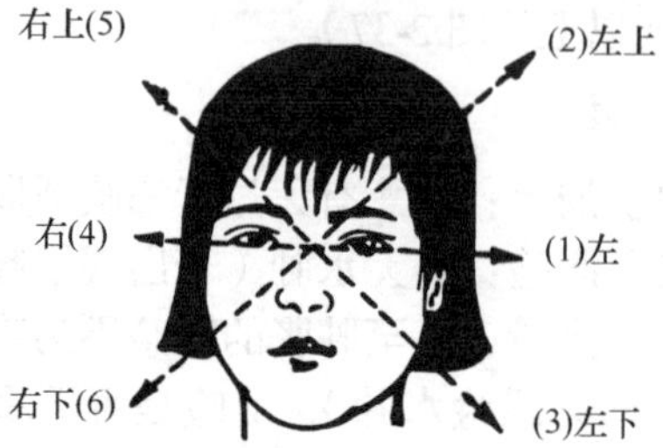

图 2-41　眼球六个方向运动的检查

2）眼球震颤检查：检查者嘱被检查者头位不动，眼球随检查者手指（约离开眼 30cm）所示方向（垂直、水平）运动数次，观察眼球是否出现一系列有规律的快速往返运动。双侧眼球发生细小的有规律的来回摆动称为震颤（图 2-42）。

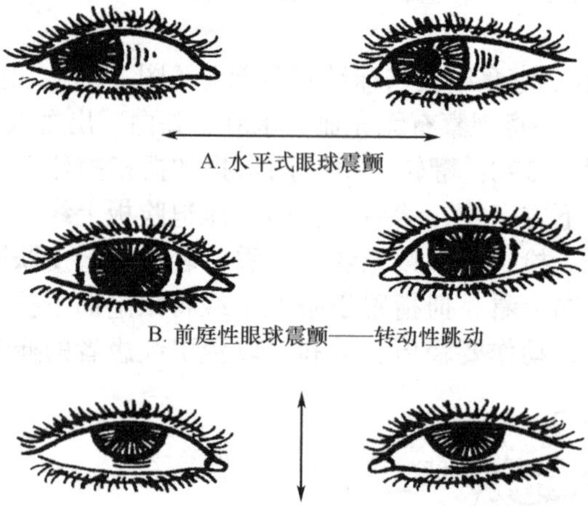

A. 水平式眼球震颤

B. 前庭性眼球震颤——转动性跳动

C. 脑桥损伤导致的眼球震颤——垂直性跳动

图 2-42　眼球的震颤

双眼发生一系列有规律的快速水平或垂直不自主往返运动为眼球震颤，常见于先天性疾病、前庭性疾病或神经性疾病，如耳源性眩晕、小脑病变等。

（7）虹膜：注意观察虹膜的颜色、形状、纹理及清晰度。

（8）瞳孔：在一般光线下，正常瞳孔直径为 3～4mm，两侧等大正圆。小于 2mm 者为瞳孔缩小，大于 6mm 者为瞳孔散大。瞳孔检查非常重要，它可提供部分中枢神经的生命征象。注意瞳孔的形状，大小，双侧是否等圆、等大，对光及调节反应是否存在。

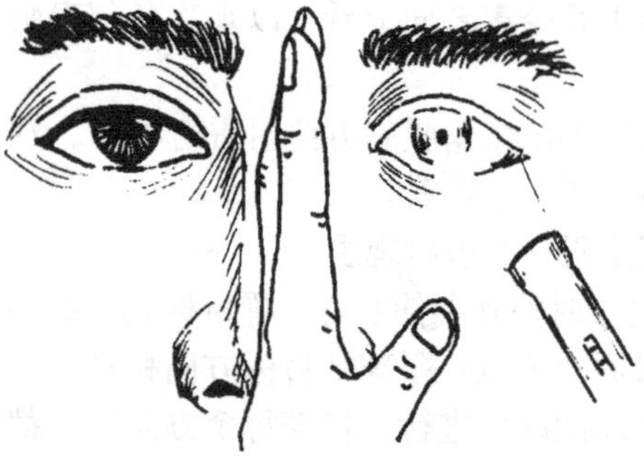

图 2-43　对光反射

1）瞳孔对光反射的检查方法：嘱患者眼向前看，聚手电光圈，手电光由外向内移动，观察瞳孔收缩情况。当光源直接照射受检瞳孔，瞳孔立即缩小，移去光源后迅速复原，称为直接对光反射；用手隔开两眼，当光源照射一侧瞳孔时，对侧未受照射瞳孔也立即缩小称为间接对光反射（交感反射）。同样方法检查对侧（图 2-43）。

2）调节反射与辐辏反射（又称为会聚反射）的检查方法：嘱被检查者注视 1m 外检查者手指(一般用示指竖立)，然后将示指迅速由远移向距眼球

5～10cm 处，正常反应是两侧瞳孔缩小，称为调节反射。重复上述检查，则示指缓慢移近被检查者眼球，此时两侧眼球同时向内聚合，称为会聚反射，也可称为集合反射。

（9）眼的功能检查：包括视力、视野、色觉及眼底检查等。检查远视力用远距离视力表，在距离视力表 5m 处能看清 1.0 行视标者为正常视力。

3. 鼻 注意外形有无改变，有无鼻翼扇动，鼻中隔是否偏曲，鼻腔有无阻塞及分泌物或出血，注意鼻黏膜的色泽，表面是否光滑、湿润，鼻甲有无肿大或萎缩及异常肿块，各鼻窦区有无压痛，嗅觉有无减退或丧失。例如，鼻尖和鼻翼的红色皮损伴毛细血管扩张和组织肥厚，见于酒渣鼻（图 2-44）。

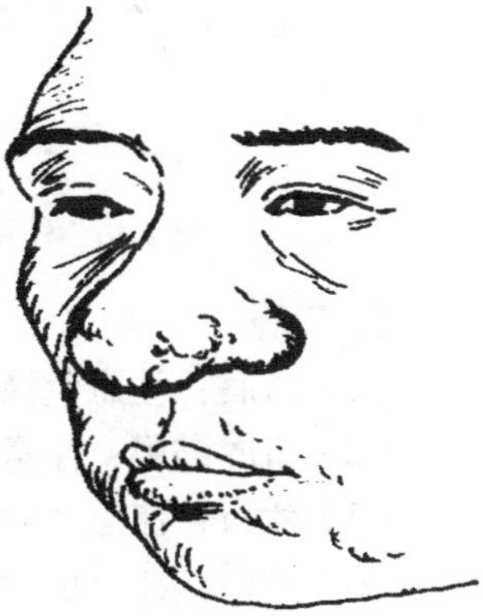

图 2-44 酒渣鼻

（1）成人有四对鼻窦，均有窦口与鼻腔相通，引流不畅时易发生炎症。鼻窦的炎症可有头痛、鼻塞、流涕和鼻窦压痛。除蝶窦（因解剖位置较深，不能在体表进行检查）外，其他三对鼻窦均有压痛点，可在体表进行检查。

（2）鼻窦检查方法：被检查者取坐位，检查者站于其前方，检查者用双手拇指分别按压两侧鼻窦，其余四指置于两侧固定头部（图 2-45）。

1）额窦：检查者双手置于两侧颞部，双手拇指分别置于患者左右眼眶上方稍内，用力向后按压，询问有无压痛、两侧有无差别。

2）筛窦：检查者双手固定患者两侧耳后，双侧拇指分别置于鼻根部与眼内眦之间向后方按压，询问有无压痛。

3）上颌窦：检查者双手置于患者两侧耳后，双手拇指分别置于左右颧部向后按压，询问患者两侧压痛有无区别。

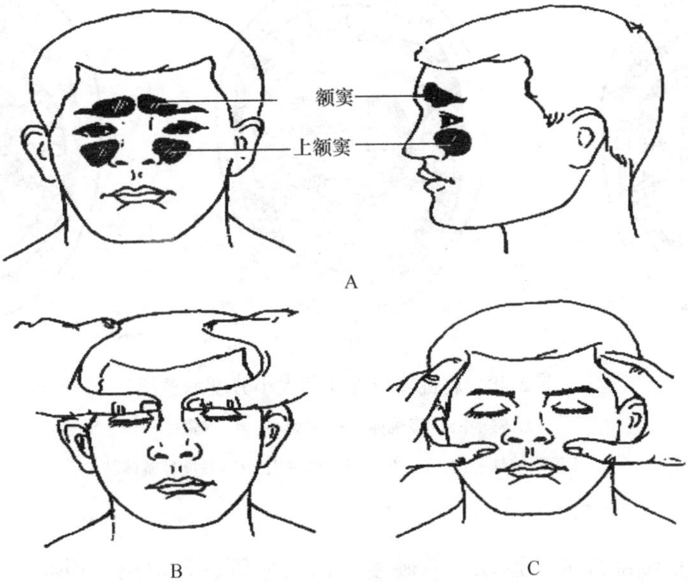

图 2-45 鼻窦体表位置和检查方法

A. 鼻窦体表位置；B. 额窦检查；C. 上颌窦检查

4. 耳 注意耳郭外形有无畸形、有无耳郭牵拉痛，外耳道有无疖肿、出血或病理性分泌物，乳突有无压痛（图 2-46）。听力检查（用捻指声或手表声测定，正常人约在 1m 处即可听到手表声或捻指声，此为粗略测定）见图 2-47。

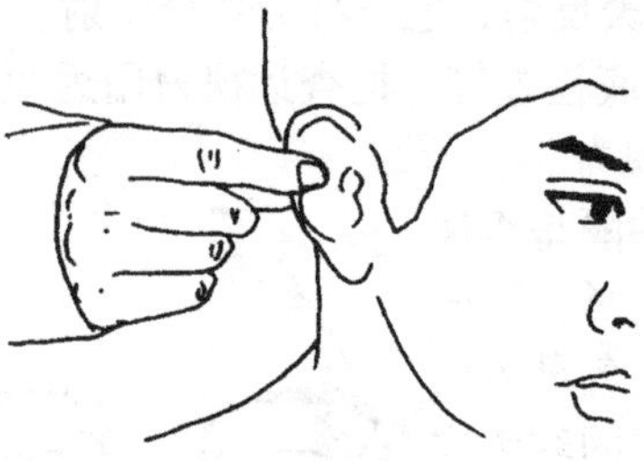

图 2-46　外耳检查

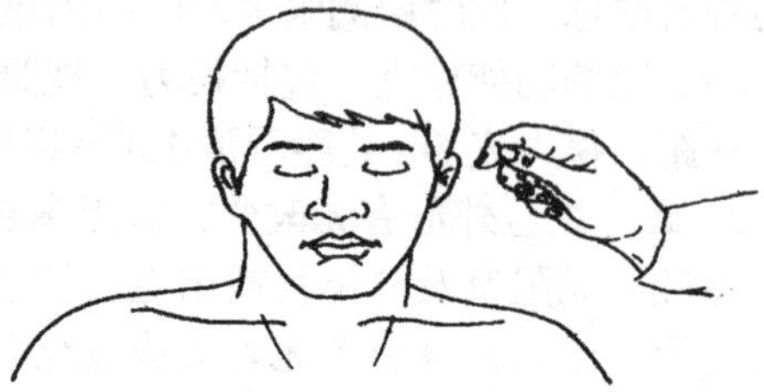

图 2-47　听力检查

5. 口腔

（1）口唇：注意色泽，有无口角糜烂、皲裂或溃疡，有无口唇疱疹等。

（2）口腔黏膜：注意黏膜色泽，有无充血、出血、色素沉着、白斑和溃烂。

（3）牙齿：注意牙齿数目，有无龋齿、残根、缺齿和义齿。

（4）牙根：注意色泽，有无红肿、出血、溃烂、溢脓及铅线。

（5）舌：注意舌体的大小及形态，舌质的色泽，舌乳头增生或萎缩，舌苔有无溃疡及肿块。舌的运动，有无震颤及偏斜等。

（6）咽部及扁桃体；检查时嘱患者头略后仰，面向光源，右手持压舌板压住舌背后的最高点嘱患者发“啊”声时即可观察软腭、腭垂、咽腭弓、扁桃体及咽后壁的情况，注意咽部有无充血、红肿、淋巴滤泡分泌物和溃疡。扁桃体应注意大小（肿大者一般分为三度）、颜色，有无充血、分泌物及假膜等（图 2-48）。

（7）口腔的气味，有无流涎。

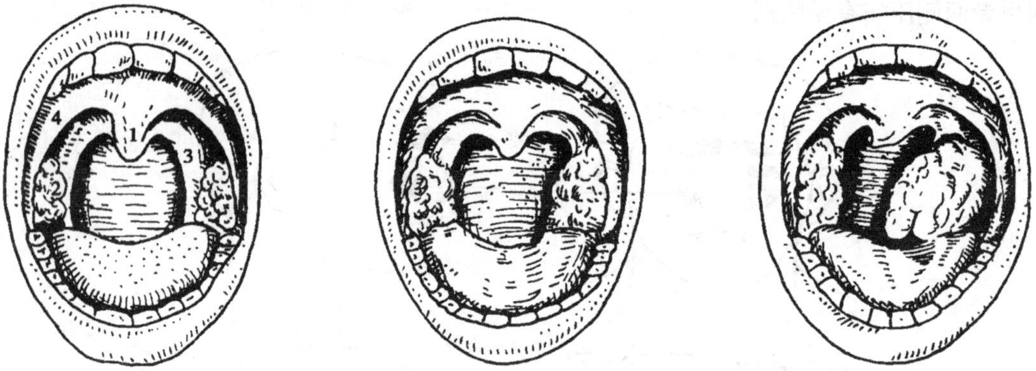

A　　B　　C

图 2-48　扁桃体位置及其大小分度示意图

1. 腭垂；2. 扁桃体；3. 咽腭弓；4. 舌腭弓

A. Ⅰ度扁桃体肿大；B. Ⅱ度扁桃体肿大；C. Ⅲ度扁桃体肿大

（二）颈部

颈部检查包括颈部外形、运动、软硬度，以及血管、淋巴结、甲状腺、气管。颈部检查方法主要是视诊与触诊，有时需要听诊。诊疗室内光线要充足，环境要安静。被检查者通常取坐位，松解颈部衣扣，充分暴露颈部和肩部。检查者动作要轻柔。

1. 颈部外形和分区　正常颈部直立，左右对称，柔软，能在一定的限度内做前后左右运动和旋转，转头时可见胸锁乳突肌，男性甲状软骨较突出，女性则平坦不显著。矮胖者较粗短，瘦长者较细长，颈部每侧分为颈前三角和颈后三角（图 2-49）。

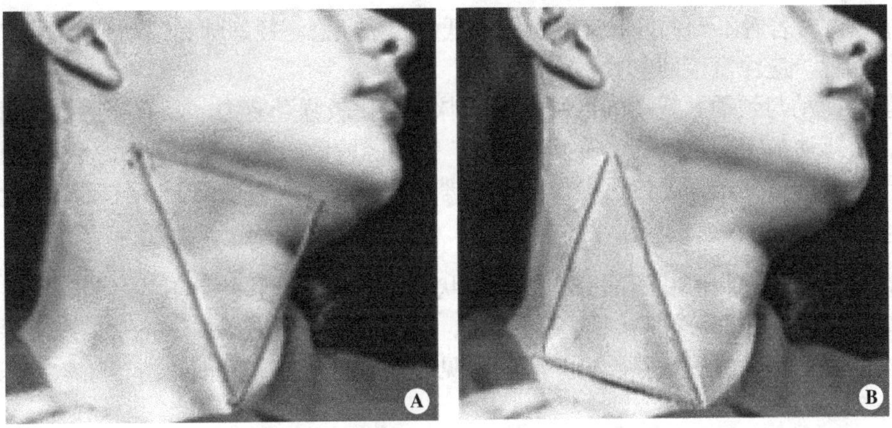

图 2-49　颈前三角与颈后三角的位置

A. 颈前三角；B. 颈后三角

颈前三角为胸锁乳突肌内缘、下颌骨下缘与前正中线之间的区域。

颈后三角为胸锁乳突肌后缘、锁骨上缘与斜方肌之间的区域。

2. 颈部血管检查　正常人静坐时颈部血管不显露，正常人立位或坐位时颈外静脉不显露；平卧位时稍有充盈，充盈的水平仅限于锁骨上缘至下颌角距离的下 2/3 处以内。

由于充盈的水平与体位有关（图 2-50），故其测量以胸骨角为准，向上至颈静脉充盈水平，其间高度为静脉压。该高度值在胸骨角上 3cm（或达到 4cm）可视为升高（图 2-51）。

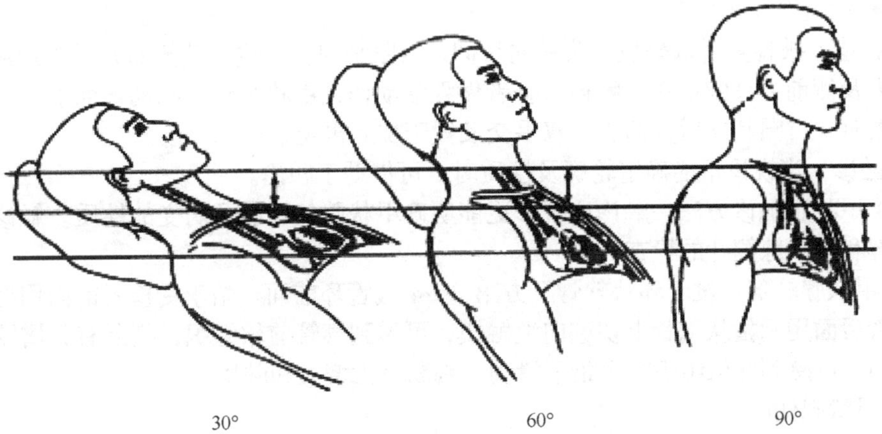

图 2-50　颈静脉充盈随体位变化示意图

（1）颈静脉怒张：若取 30°～45°的半卧位时静脉充盈度超过正常水平，称为颈静脉怒张，提示颈静脉压增高，见于右侧心力衰竭、缩窄性心包炎、心包积液、上腔静脉阻塞综合征等。因颈静脉怒张右侧常比左侧明显，故检查时以右侧为准。

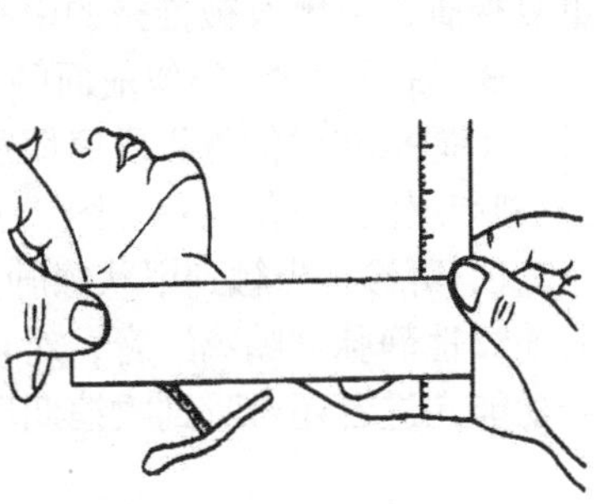

图 2-51　颈静脉压测量方法

（2）颈动脉搏动：正常人颈动脉搏动微弱或看不见。只在剧烈运动后心搏出量增加时可见且很微弱，如安静状态出现颈动脉搏动增强见于主动脉瓣关闭不全、甲状腺功能亢进、高血压及严重贫血等。

（3）颈静脉搏动：正常人观察不到颈静脉搏动。只有三尖瓣关闭不全者在出现颈静脉怒张时才可出现颈静脉搏动。平卧位时若看不到颈静脉充盈，提示低血容量状态。颈静脉和颈动脉都会发生搏动，而且部位相近，应注意鉴别。

颈静脉搏动与颈动脉搏动的区别：颈动脉搏动比较强劲有力，具有膨胀性，触之搏动感明显，其搏动幅度不受体位、呼吸的影响。颈静脉搏动柔和，范围弥散，触之无搏动感，轻轻加压搏动即可变弱，卧位比坐位明显，搏动幅度在呼气时增强，吸气时减弱。

（三）甲状腺

甲状腺分为峡部和侧叶两部分，正常甲状腺峡部位于环状软骨下的气管环上，两侧叶向后围绕气管两侧，部分被胸锁乳突肌覆盖，两侧对称，质地柔软。正常情况下除了青春发育期女性可见稍大的甲状腺外，一般不能见及或刚可触及，表面光滑，质软无压痛，正常为 15～25g（图 2-52）。

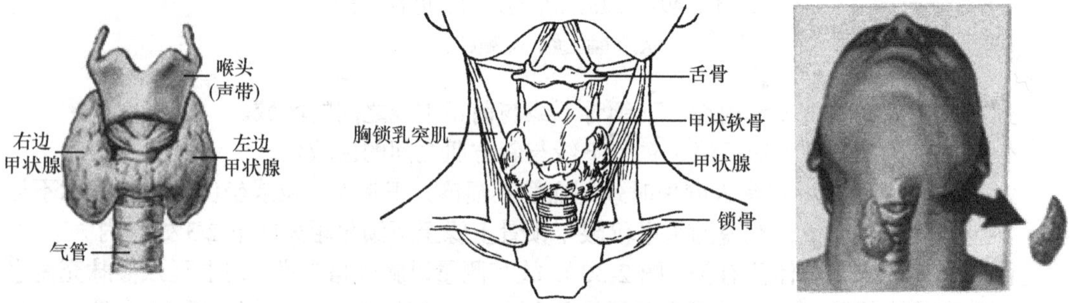

图 2-52　正常甲状腺解剖示意图

1. 视诊　被检查者取坐位，头稍向后仰，双眼平视，光线自其侧前方照于颈部。检查者自前方及侧前方仔细观察。嘱被检查者做吞咽动作，甲状腺随吞咽动作而上下移动。在不易观察时，可嘱其向后方仰头，双手交叉置于枕后再观察。

2. 触诊　当视诊不能确定轮廓及性质时，可借助于触诊。

（1）甲状腺触诊方法：触诊比视诊更能明确甲状腺的轮廓及病变的性质。触诊包括甲状腺峡部和甲状腺侧叶的检查。

1）甲状腺峡部：位于环状软骨下方第 2～4 气管环前面。站于受检者前面用拇指或站于受检者后面用示指从胸骨上切迹向上触摸，可感到气管前软组织，判断有无增厚，请受检者吞咽，可感到此软组织在手指下滑动，判断有无增大和肿块。

2）甲状腺侧叶

A. 前面触诊：一手拇指施压于一侧甲状软骨，将气管推向对侧，另一手示指、中指在对侧胸锁乳突肌后缘向前推挤甲状腺侧叶，拇指在胸锁乳突肌前缘触诊，配合吞咽动作，重复检查，可触及被推挤的甲状腺。用同样方法检查另一侧甲状腺（图 2-53）。

B. 后面触诊：类似前面触诊。一手示指、中指施压于一侧甲状软骨，将气管推向对侧，另一手拇指在对侧胸锁乳突肌后缘向前推挤甲状腺，示指、中指在其前缘触诊甲状腺。配合吞咽动作，重复检查（图 2-54）。用同样方法检查另一侧甲状腺。

C. 听诊：当触到甲状腺肿大时，用钟型听诊器直接放在肿大的甲状腺上，如听到低调的连续性静脉“嗡鸣”音，对诊断甲状腺功能亢进症很有帮助。另外，在弥漫性甲状腺肿伴功能亢进者还可听到收缩期动脉杂音。

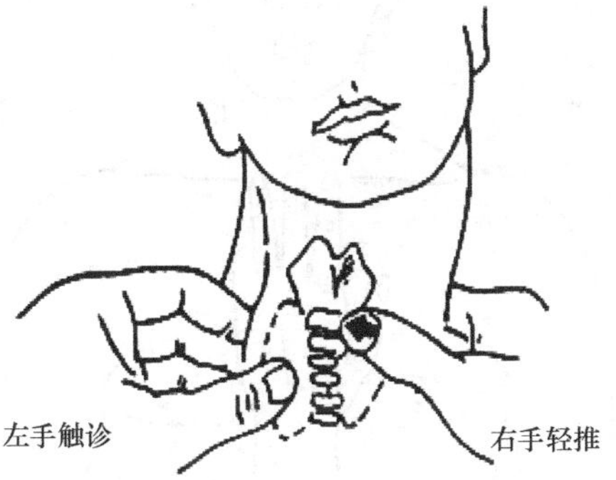

图 2-53　前面触诊甲状腺手法

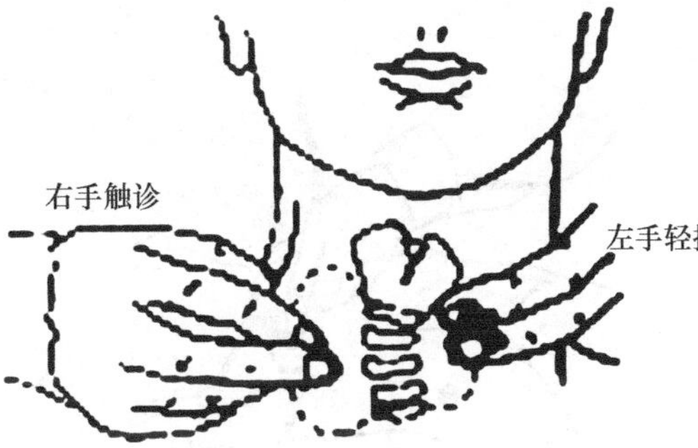

图 2-54　后面触诊甲状腺手法

（2）甲状腺肿大

1）分度：当触及甲状腺时，看有无肿大，肿大程度（Ⅰ度：不能看出肿大但能触及者；Ⅱ度：能看到肿大又能触及，但在胸锁乳突肌以内者；Ⅲ度：超过胸锁乳突肌者）及对称性。检查时，请被检查者做吞咽动作，可见肿大的甲状腺随吞咽动作上下移动，以此可与其他颈部肿块鉴别。

2）常见的甲状腺肿大有以下五种：①甲状腺功能亢进（简称甲亢），肿大的甲状腺质地柔软，触诊有震颤，或能听到“嗡鸣”样血管杂音，伴有甲亢的体征。②单纯（地方）性甲状腺肿，腺体肿大突出，可为弥漫性，也可为结节性，不伴有甲亢体征。③甲状腺癌，肿大的甲状腺触之有结节感，不规则、质硬，发展较慢。在体积较小时，易与甲状腺腺瘤、颈前淋巴结肿大相混淆。④慢性淋巴性甲状腺炎（桥本甲状腺炎），呈弥漫性或结节性肿大，质韧如橡皮，表面光滑，一般无痛感。其易与甲状腺癌相混淆。在肿大的腺体后缘触到颈总动脉搏动者为此病（将颈总动脉推向后方），不能触及颈总动脉搏动者为甲状腺癌（将颈总动脉包在癌组织内）。其主要临床表现为甲状腺功能减退和黏液性水肿。⑤甲状旁腺腺瘤，甲状旁腺位于甲状腺之后，发生腺瘤时使甲状腺突出，也可随吞咽移动，需结合甲状旁腺功能亢进的临床症状（高钙血症，骨痛、骨骼畸形、病理性骨折，身材变短、行走困难，多尿、夜尿、口渴，肾结石和肾实质钙化，肾功能不全等）相区别。

3. 听诊　在正常人的甲状腺上听不到血管杂音（图 2-55）。

检查方法：被检查者取坐位或仰卧位。检查者面对被检查者，将听诊器的钟型胸件轻轻置于肿大的甲状腺上，在甲状腺功能亢进者，可能听到收缩期的或连续的吹风样或乐音样血管杂音。在甲状腺功能亢进时可能触及震颤，由于甲状腺动脉血流加速，可闻及连续性或收缩期血管杂音。

4. 气管检查

（1）气管检查方法：让患者取坐位或仰卧位，头部摆正，两肩等高，检查者面对被检查者，使颈部处于自然正中位置，检查者将右手示指和环指分别置于两侧胸锁关节上，然后将中指自甲状软骨向下移动触摸气管，然后中指置于气管上，观察中指是否在示指和环指中间，或以中指置于气管与双侧胸锁乳突肌之间的间隙，根据两侧间隙是否等宽来判断气管有无偏移。正常人两侧距离相等则为气管居中，若两侧距离不等则提示有气管移位。大量胸腔积液、气胸、纵隔肿瘤及单侧甲状腺肿大等将气管推向健侧。肺不张、肺硬化，严重胸膜增厚则将气管拉向患侧（图 2-56）。

（2）Oliver 征（气管牵曳征）：触诊时发现气管随着心脏搏动向下曳动为气管牵曳征。在主动脉弓动脉瘤的患者中，心脏收缩时瘤体胀大将气管压向后下，因而出现此征。

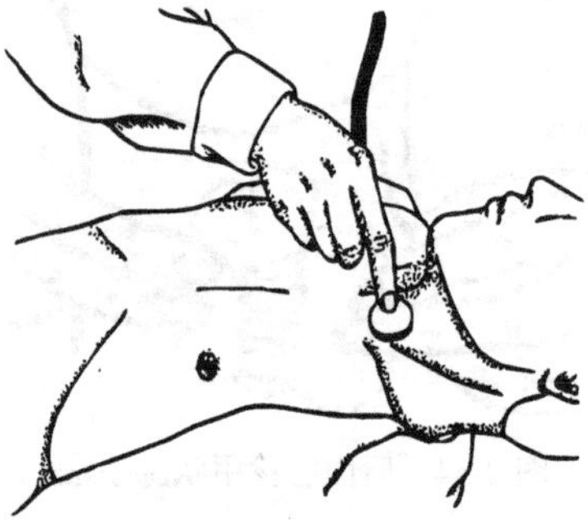

图 2-55 甲状腺听诊

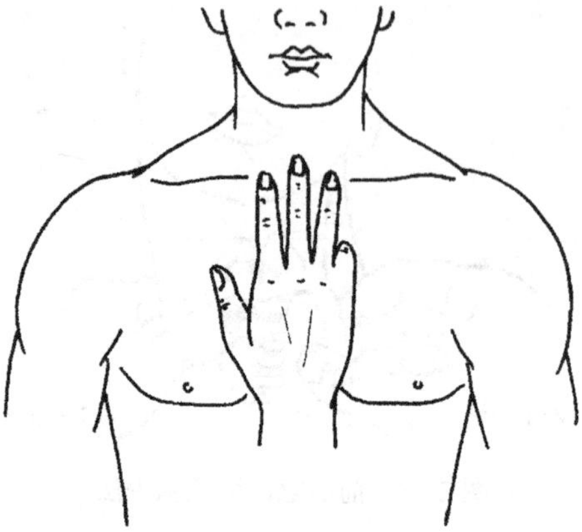

图 2-56 气管位置检查法

思 考 题

1. 根据身体各部位的外观，成年人可分为哪几种体型？
2. 生命征包括哪些？具体的检查方法及注意事项是什么？
3. 营养状态可分为哪几级？
4. 何为单纯性肥胖？何为病理性肥胖？有什么临床意义？
5. 胃肠穿孔时，为减轻痛苦，患者常采取什么体位？
6. 一患者行走时小步前行、身体前倾、有难于止步之势，可见于什么疾病？
7. 胸膜炎或大量胸腔积液时，患者采取侧卧位，是侧向健侧还是患侧？
8. 左右瞳孔大小不等见于哪些颅内病变？
9. 支配调节反射和辐辏反射的脑神经有哪些？支配眼球运动的脑神经有哪几种？
10. 人的正常脉搏是多少？其增快或减慢有何临床意义？
11. 脉率少于心率常见于哪些疾病？脉律不规整常见于哪些疾病？
12. 测量血压时，肘窝的正确位置在哪里（坐位、卧位）？为什么听诊器头不能塞入袖带下？
13. 什么是低血压？有何临床意义？
14. 什么是脉压？正常值是多少？有何临床意义？
15. 两下肢血压（收缩压）差超过 10mmHg 多见于何种疾病？正常人上下肢血压有何差异？
16. 什么是眼球震颤？有何临床意义？
17. 瞳孔不等大（一侧缩小）有什么临床意义？两侧瞳孔（针尖瞳孔）说明什么问题？
18. 肺癌、乳腺癌各易转移至何处浅表淋巴结？为什么胃癌、食管癌易出现左锁骨上淋巴结转移？淋巴结结核所致淋巴结肿大有何特点？
19. 如何鉴别良性、恶性淋巴结肿大？
20. 典型甲状腺功能亢进患者做甲状腺触诊时，除发现甲状腺肿大外，还可能会有什么发现？
21. 甲状腺肿大时，如何从体征上区别甲状腺功能亢进与单纯性甲状腺肿？
22. 什么是甲状腺“冷结节”？其临床意义是什么？Graves 病甲状腺肿大有什么特点？
23. 甲状腺功能亢进时为何可触及震颤或听到“嗡鸣”样血管杂音？
24. 脑病患者意识全部丧失，各种生理反射均消失，偶有深反射亢进或出现病理反射，应属意识障碍的哪一种程度？
25. 右侧心力衰竭和缩窄性心包炎如何与上腔静脉梗阻综合征所致的颈静脉怒张相鉴别？
26. 结核性胸膜炎初期有大量胸腔积液时气管向哪侧移位？不规范治疗形成胸膜粘连时气管是否还有移位？与初期有何不同？
27. 气管向右偏移，可能是胸部有什么病变？

实验二　正常胸廓及肺部的视诊和触诊检查

【教学目的和要求】

（1）认识胸廓的体表解剖（体表标志、凹窝、人工划线、划区）。

（2）掌握胸廓与肺的视诊及触诊的内容和方法。

（3）认识胸部的正常体征。

【教学方法】

正常查体示教、同学分组互相检查，带教老师指导，然后观看胸部检查的录像，教师小结。

【教学器材】

软尺。

【教学内容】

胸部为颈部以下、腹部以上的区域。胸部的体格检查就是针对胸廓及其内含的组织脏器的物理检查，胸部体格检查应在温暖和光线充足的环境中进行，患者可根据病情或检查需要采取仰卧位、侧卧位或坐位，尽可能暴露全部胸廓，女性受检者应在不必要暴露的时候遮盖乳房，但绝不能隔着衣服检查胸部，检查一般按视、触、叩、听的顺序进行，先检查前胸及两侧的胸部，然后再检查背部。在患者一般情况较差、病情较重时，也可以将视、触、叩、听的内容穿插进行，避免过多翻动患者。

一、胸部体表解剖

1. 辨认胸廓骨骼标志　在胸部表面利用骨骼标志、分区及划线，便于胸部病变定位。

（1）前胸壁（图 2-57）

1）胸骨上切迹：位于胸骨柄的上方。正常情况下气管位于切迹正中。

2）胸骨柄：是胸骨上端略呈六角形的骨块。其上部两侧与左右锁骨的胸骨端相连，下方与胸骨体相连。

3）胸骨角（路易角，Louis 角）由胸骨柄与胸骨体连接处向前突起而成。其两侧与左右第 2 肋软骨相连，是前胸部计数肋骨和肋间隙的主要标志。胸骨角还有许多标记意义：主动脉弓的起止端、气管分叉、第 4 胸椎的下缘、上下纵隔的分界、心房上缘、奇静脉弓由后向前汇入上腔静脉处、胸导管由右向左跨过椎体处。

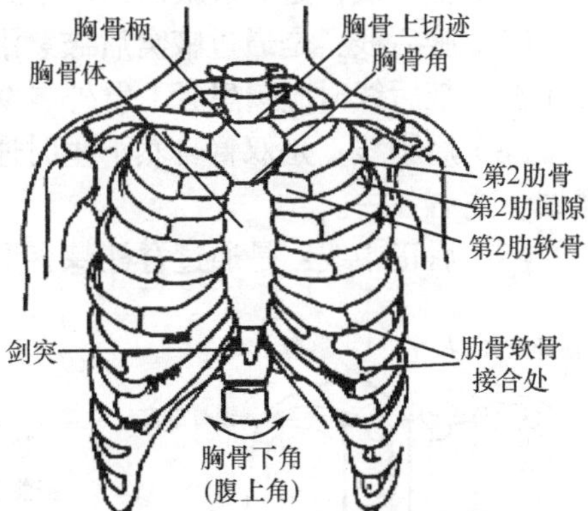

图 2-57　前胸骨骼标志

4）肋骨：共有 12 对。第 1～7 对肋骨直接与胸骨相连称为真肋，第 8～12 对称为假肋，其中第 8～10 对肋软骨依次连接上位的肋软骨构成肋弓，第 11、12 对肋骨前端游离，称为浮肋。大多数肋骨可以在前胸部触到，只有第 1 对肋骨因有锁骨遮挡不易触及。

5）肋间隙：为两个肋骨之间的间隙，用于标记病变的水平位置。第 1 肋与第 2 肋之间是第 1 肋间隙，第 2 肋骨下面是第 2 肋间隙，余依次类推。

6）剑突：是胸骨体下端的突出部分，呈三角形。

7）腹上角：又称为胸骨下角，是左右肋弓在胸骨下端会合所形成的夹角，是判断体形的标志之一，正常为70°～110°，体形瘦长者夹角较小，矮胖者较大。其深面为肝左叶、胃、胰腺所在区域。

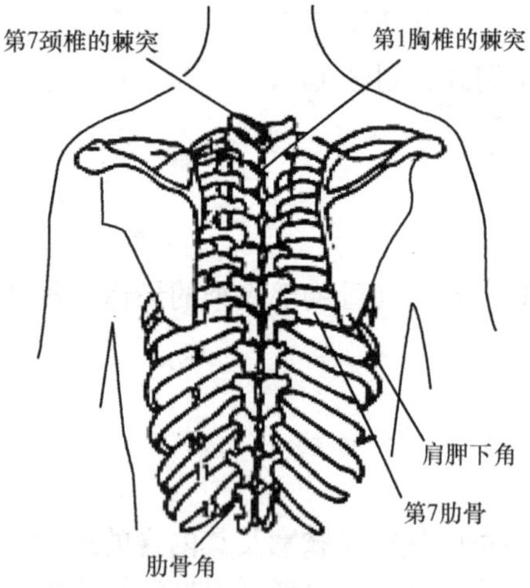

图 2-58　后胸骨骼标志

（2）后胸壁（图 2-58）

1）肩胛骨：位于后胸壁第 2～8 肋骨之间，肩胛下角是肩胛骨的最下端，在直立位双上肢自然下垂时位于第 7 或第 8 肋骨水平，或相当于第 8 胸椎的水平，是后胸部计数肋骨的重要标志。触诊肩胛下角时可沿肩胛骨的内侧缘向下触摸直至肩胛骨的最下端，触诊不清时可让患者小范围活动上臂，肩胛骨随之活动，便于触诊。但应注意的是，在利用肩胛下角定位时，患者的上肢必须保持在自然下垂的位置。

2）脊柱棘突：是后正中线的标志，位于颈根部的第 7 颈椎棘突最为突出，常以此为标记计数胸椎。

3）肋脊角：为第 12 肋骨与脊柱构成的夹角。其前面是肾和输尿管所在的区域。

2. 作胸廓体表人工划线（图 2-59）

（1）前正中线：是通过胸骨正中的垂直线，也称胸骨中线。其上端位于胸骨柄上缘的中点，向下过剑突中央。

（2）锁骨中线：是通过锁骨的肩峰端与胸骨端两者中点的垂直线，左右各一。

（3）胸骨线：是沿胸骨边缘与前正中线平行的垂直线，左右各一。

（4）胸骨旁线：是通过胸骨线和锁骨中线中间的垂直线，左右各一。

（5）腋前线：是通过腋窝前皱襞沿前侧胸壁向下的垂直线，左右各一。

（6）腋中线：是通过腋窝顶端于腋前线和腋后线之间向下的垂直线，左右各一。

（7）腋后线：是通过腋窝后皱襞沿后侧胸壁向下的垂直线，左右各一。确定腋前线、腋中线、腋后线时应嘱患者上臂外展 90°。

（8）肩胛线：是双臂自然下垂时通过肩胛下角与脊柱平行的垂直线，故亦称为肩胛下角线，左右各一。

（9）后正中线：是通过脊柱棘突沿脊柱正中下行的垂直线。

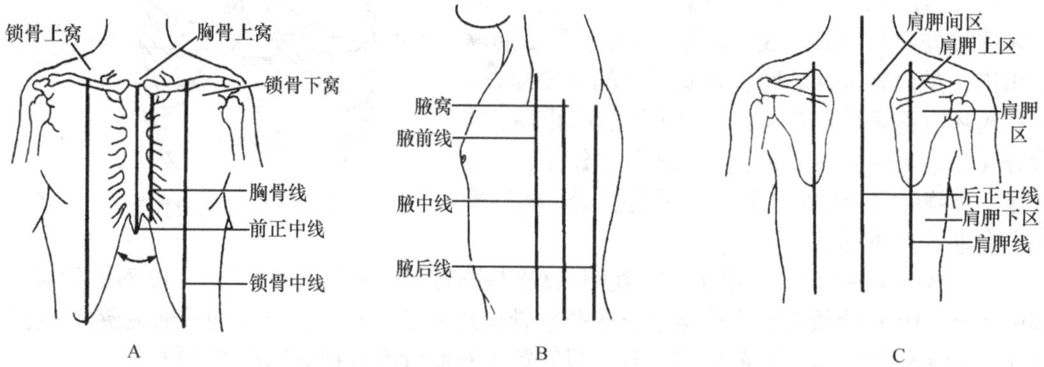

图 2-59　胸部体表标线

A. 前胸壁的自然陷窝和人工划线；B. 侧胸壁的自然陷窝和人工划线；C. 后胸壁的分区和人工划线

3. 主要自然陷窝及分区

（1）腋窝：是上肢内侧与胸壁相连的凹陷部，左右各一。

（2）胸骨上窝：是胸骨柄上方的凹陷部，正常气管位于其后。

（3）锁骨上窝：是锁骨上方的凹陷部，相当于两肺肺尖的上部，左右各一。

（4）锁骨下窝：是锁骨下方的凹陷部，下界是第 3 肋骨下缘，相当于双肺肺尖的下部，左右各一。

（5）前胸部：两侧腋前线之间的胸部。

（6）侧胸部：腋前线与腋后线之间的胸部，左右各一。

（7）后胸部：也称为胸背部，两侧腋后线之间的胸部，与前胸部前后相对。

（8）肩胛上区：是肩胛冈以上的区域，斜方肌上缘是其外上界，相当于上叶肺尖的下部。

（9）肩胛下区：是肩胛下角连线与第 12 胸椎水平线之间的区域。后正中线将此区分为左右两部。

（10）肩胛间区：两肩胛骨内缘之间的区域。后正中线将此区分为左右两部（图 2-60）。

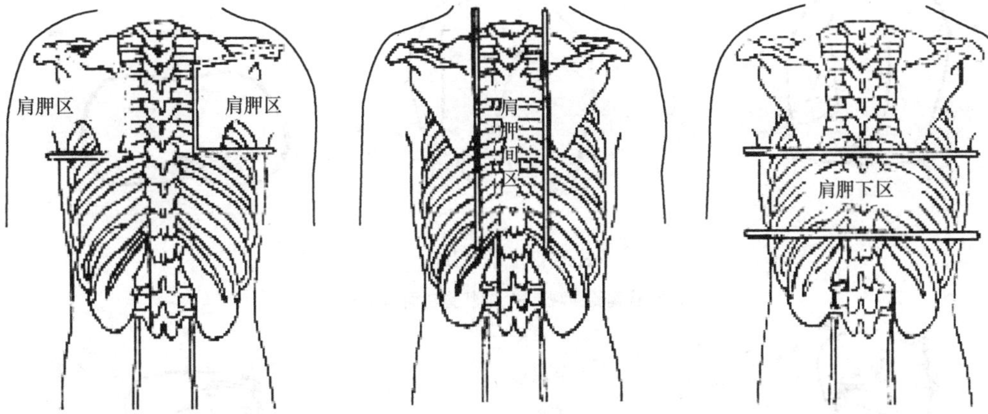

图 2-60　胸部分区

二、胸壁检查方法

胸壁检查主要通过视诊和触诊进行。

（一）视诊

胸围测定：以软尺在平肩胛下角线处绕一周，于平静呼吸呼气末测量，以厘米（cm）表示。

1. 胸廓形态

（1）正常形态：正常胸廓应两侧大致对称，呈椭圆形，双肩基本在同一水平上。成年人胸廓的前后径较左右径短，两者的比例约为 1∶1.5。小儿和老年人胸廓的前后径略小于左右径或几乎相等而呈圆柱形，无局部凹陷或凸起。

（2）病理胸廓

1）扁平胸：胸廓的前后径明显缩小，常短于左右径的 1/2，患者颈细长，肌肉脂肪不发达，锁骨和肩胛骨突出，锁骨上、下窝明显，肋骨显露，腹上角小于 90°。其多见于慢性消耗性疾病，如肺结核等，也见于少数正常瘦长体型者（图 2-61）。

2）桶状胸：胸廓的前后径增大，有时与左右径大致相等，甚至超过左右径。肋弓的前下斜度上抬，肋间隙增宽饱满，腹上角多大于 90°，胸廓外形呈圆桶状。其见于各种原因所致的肺气肿，也见于少数肥胖者（图 2-62）。

3）佝偻病胸：有鸡胸、漏斗胸及串珠肋和肋膈沟等多种表现形式，主要见于佝偻病，多见于儿童（图 2-63）。

4）脊柱畸形引起的胸廓改变：脊柱前凸、后凸或侧凸，导致胸廓两侧不对称，肋间隙增宽或变窄，胸腔内的脏器与体表标志的关系发生变化，严重脊柱畸形所造成的胸廓外形改变可引起呼吸、循环功能障碍（图 2-64）。

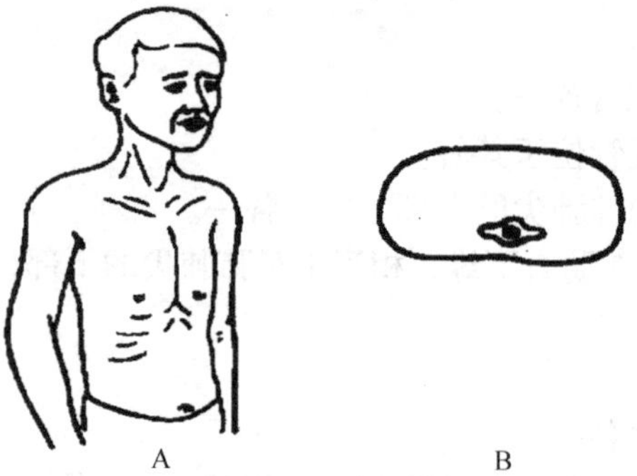

A B

图 2-61 扁平胸

A. 扁平胸；B. 扁平胸横断面示意图

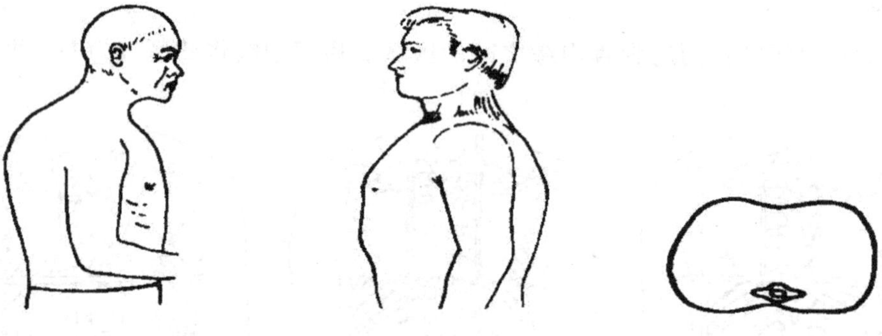

A B

图 2-62 桶状胸

A. 桶状胸侧面观；B. 桶状胸断面示意图

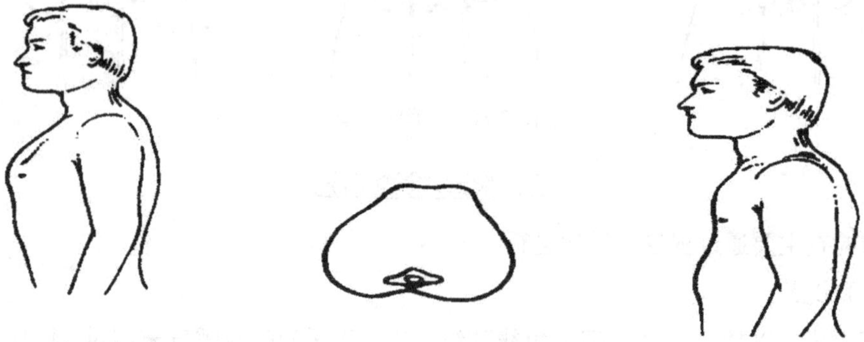

A B C

图 2-63 佝偻病胸

A. 鸡胸侧面观；B. 鸡胸断面示意图；C. 漏斗胸侧面观

5）胸廓一侧变形：许多疾病可以引起一侧胸廓的外形或局部发生形态改变。如一侧胸廓隆起可见于气胸、胸腔积液、胸内巨大肿瘤等；局部隆起见于大心脏、心包积液、主动脉瘤、胸内或胸壁肿瘤。胸廓一侧或局限性凹陷可见于肺不张、肺纤维化、广泛的肺结核和胸膜粘连等。胸廓局部隆起还见于胸壁软组织肿块，肋骨和肋软骨肿块（如肋软骨炎、肋骨骨折），胸骨后甲状腺、肺与纵隔的肿瘤及脊柱弯曲造成的胸廓变形。

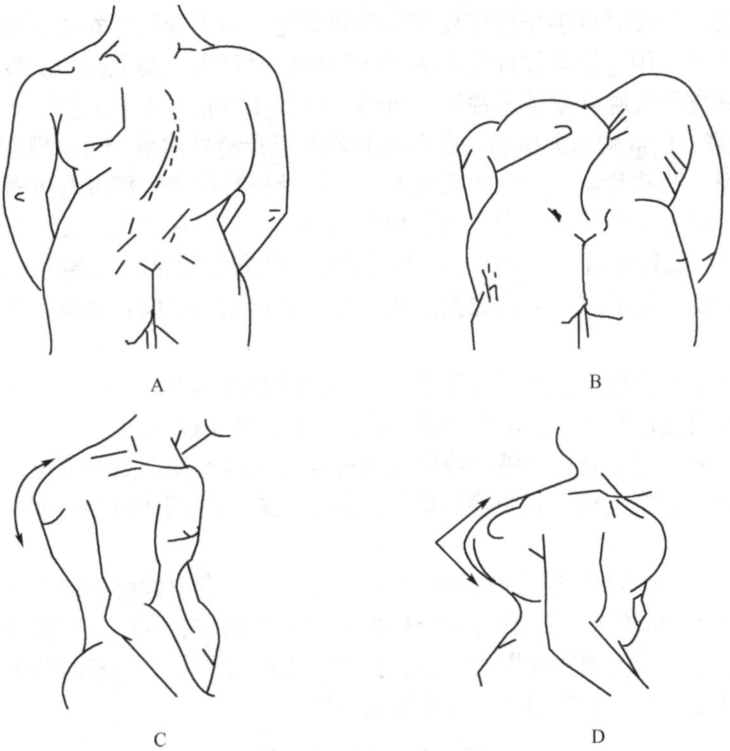

图 2-64　脊柱畸形引起的胸廓改变

A. 脊柱侧突（1）；B. 脊柱侧突（2）；C. 脊柱后突（1）；D. 脊柱后突（2）

2. 胸壁皮肤　注意胸壁皮肤是否苍白，有无出血点和黄染。正常胸壁无明显静脉可见。如胸部视诊时发现胸前壁、侧壁有扩张迂曲的静脉突出并显露，即为胸壁静脉曲张，是胸壁静脉回流受阻的临床征象之一。

检查方法：发现静脉曲张后应判断曲张静脉的血流方向。找一段上下走行较直、无侧支的静脉，用示指和中指压迫血管并分别向两侧转移，使两手指之间的一段血管缺血塌陷，然后放松压迫上端血管的手指，如血管迅速充盈，证明血流自上而下，可能有上腔静脉阻塞。反之，如放松压迫下端血管的手指，血流迅速充盈血管，说明血流由下而上，提示下腔静脉阻塞（图 2-65）。

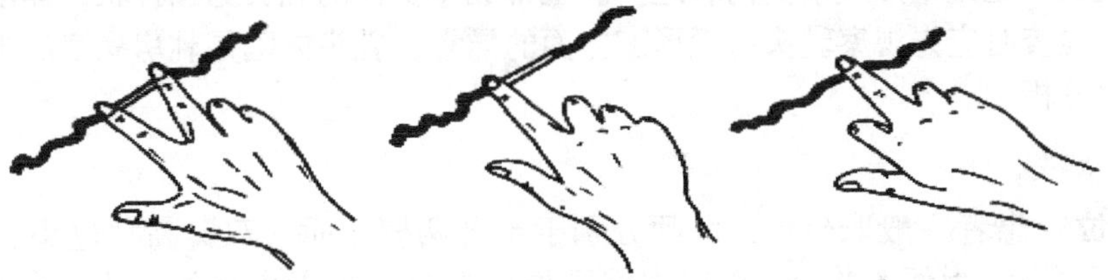

图 2-65　静脉曲张检查法

A. 将一段静脉内血液挤出；B. 移去中指静脉缓慢充盈或不充盈；C. 放还中指，再将示指移去，静脉迅速充盈，表示血流方向自上而下

（二）触诊

1. 水肿　仰卧位时，用手指轻压皮肤，可见到凹陷性水肿。

2. 皮下气肿　胸部皮下组织有气体积存时称为皮下气肿，多见于气胸患者，偶见于局部产气杆菌感染。检查时以手指按压皮下气肿的部位，可引起气体在皮下组织内移动而产生捻发感或握雪感，用听诊器体件按压皮下气肿部位时可出现类似搓捻头发的声音，称为捻发音。严重的皮下气肿可蔓延至颈部、面部、腹部及四肢的皮下组织。

3. 胸壁压痛 正常胸壁无压痛。白血病患者由于骨髓异常增生可出现胸骨压痛和叩击痛。肋间神经炎、肋软骨炎、胸壁软组织炎、肋骨骨折时病变局部可有压痛。

（1）肋间神经炎与胸膜炎鉴别：两者均可引起胸痛，可用舍佩耳曼征进行鉴别。具体方法：患者站立，嘱其将躯干尽力向左右两侧屈曲，如向健侧屈曲时疼痛加重则为胸膜炎，是由患侧壁胸膜受牵拉所致；如向患侧屈曲时疼痛加重则为肋间神经炎，是肋间神经受挤压的结果。

（2）肋间神经炎的检查要点：应注意检查肋间神经压痛点。患者取坐位，检查者沿肋间神经的走行方向进行按压，出现疼痛即为阳性。主要的压痛点有三处：①在肋间隙后端，近脊柱旁的肋间神经主干处；②腋中线处肋间神经外侧皮支发出点的部位；③距胸骨外缘1cm 处的肋间神经前皮支处。除炎症因素外，肿瘤、外伤等刺激也会出现肋间神经压痛，应注意鉴别。

（3）压胸试验：疑肋骨骨折时可进行验证。检查时患者取仰卧位或半卧位，检查者的两手分别置于患者胸部的前后（胸骨和脊柱处）或胸廓的左右两侧，向身体中部轻轻相对挤压，如于胸壁某部位出现剧痛即为阳性，提示该部肋骨骨折。检查时两手应在同一水平或高度，避免过度用力或突然用力，以免发生气胸。

三、乳房检查

（一）视诊

乳房在正常儿童及男性一般不明显，乳头位置约在锁骨中线第 4 肋间隙。做乳房检查时应充分暴露检查部位，检查室光线良好，患者取坐位或仰卧位，先视诊再触诊，按一定的顺序检查所有的内容，包括引流乳房部位的淋巴结。

（1）正常女性坐位时两侧乳房基本对称，有时可一侧略大，是发育程度不同的结果。如一侧乳房明显增大提示先天发育异常、乳腺囊肿、炎症、肿瘤等；一侧乳房明显缩小则多系发育不全。

（2）乳房的皮肤：需要重点观察，注意皮肤颜色，有无瘢痕、色素沉着和溃疡等。

（3）乳头：也是重点观察的内容之一。正常成年女性的乳头为圆柱状，伸出乳房平面1.5～2cm，检查时应先观察乳头有无形态方面的异常。乳头内陷是乳房病变的重要征象，应仔细观察分析。

（二）触诊

1. 体位 患者一般取坐位，医师分别于患者两臂下垂、双臂高举过头、双手叉腰等位置进行触诊。为便于检查，可以在仰卧位检查时在患者肩部垫一小枕以抬高肩部，使乳房对称。

2. 检查方法 便于记录病变部位，可以乳头为中心，人为地将乳房分为四个象限。先检查健侧乳房，由外上象限开始，左侧按顺时针方向、右侧按逆时针方向依次检查各个象限，最后触诊乳头。触诊时检查者的手指和手掌应平放在乳房上，运用指腹轻施压力，以旋转或来回滑动进行触诊（图 2-66）。

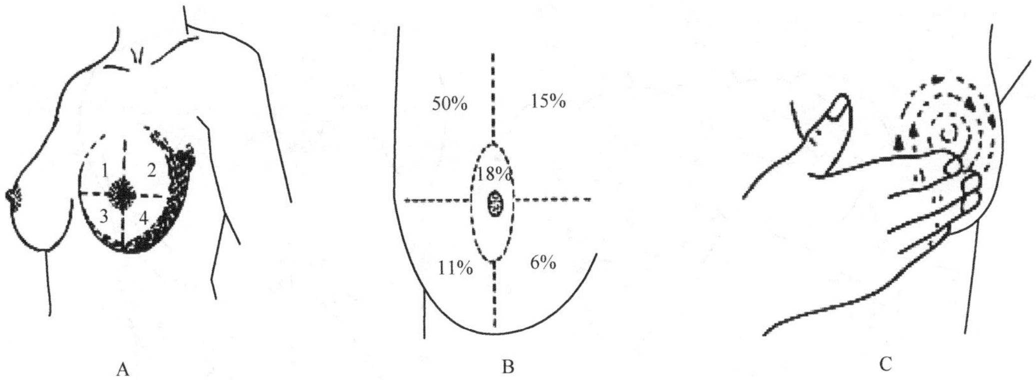

图 2-66　乳房触诊

3. 注意事项　切忌用手指捏抓乳房触诊。触诊检查时应注意乳房的硬度、弹性，有无红肿、热痛、压痛和包块，乳头有无硬结、弹性消失和分泌物。

四、肺和胸膜检查方法

（一）视诊

呼吸运动是通过膈肌和肋间肌的活动完成的，呼吸类型有两种。检查者要注意观察呼吸频率、节律、类型、深度及两侧呼吸运动是否相等。

正常男性和儿童的呼吸以膈肌运动为主，胸廓下部及上腹部的活动度较大，而形成腹式呼吸；女性的呼吸则以肋间肌的运动为主，故形成胸式呼吸。

1. 呼吸频率　正常成人静息状态下，呼吸为 12～20 次/分，呼吸与脉搏之比为 1∶4。新生儿呼吸约 44 次/分，随着年龄的增长而逐渐减慢。被检查者平卧或端坐，检查者面对被检查者的前胸，观察呼吸类型（胸式呼吸或腹式呼吸）、频率、节律及深度。如超过 20 次/分为呼吸过速，12 次/分以下者为呼吸缓慢。

2. 呼吸困难　如有呼吸困难，应区分是吸气性呼吸困难、呼气性呼吸困难还是混合性呼吸困难，是否有“三凹征”。

3. 呼吸节律　正常人安静状态下，呼吸节律基本均匀、整齐。病理状态下会出现节律的变化，如潮式呼吸（又称为陈-施呼吸）、间停呼吸（又称为比奥呼吸）、抑制性呼吸、叹息样呼吸。

（二）触诊

1. 胸廓扩张度　检查者两手置于胸廓下面的前侧部，左右拇指分别沿两侧肋缘指向剑突，拇指尖在前正中线两侧对称部，两手掌和伸展的手指置于前侧胸壁，嘱患者做深呼吸运动，观察比较两手的扩张度是否一致（图 2-67）。

2. 语音震颤　语音震颤波是受检者发出声音，声波沿气道传到肺泡，并通过检查胸壁使检查者的手掌感到震颤，故又称为触觉语颤。

（1）检查方法：检查者置双手掌尺侧缘于被检查者胸部对称位置，然后嘱患者用同等强度重复发“yī”长音，或嘱其发出“1、2、3”等低音调，比较两侧的震动感，检查时自上而下、由内到外依次检查，不能遗漏。然后，双手做一次交叉，左右对比。比较两侧相应部位语音震颤（触觉语颤）的异同（图 2-68 和图 2-69）。

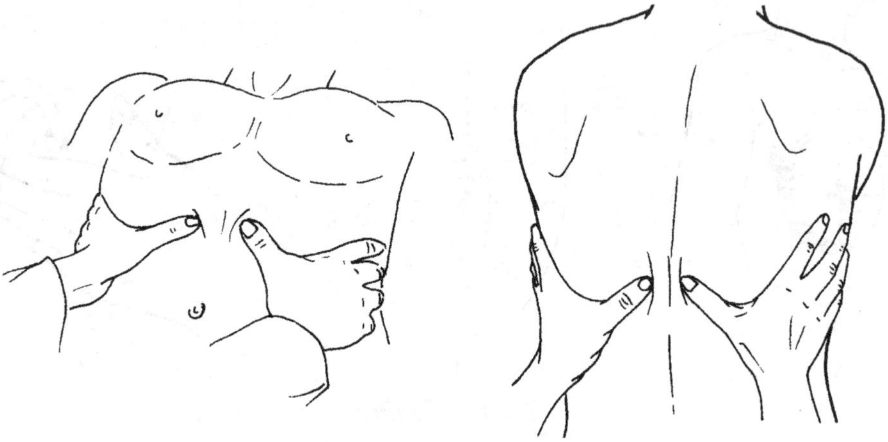

A　　B

图 2-67　胸廓扩张度检查示意图

A. 前面观；B. 后面观

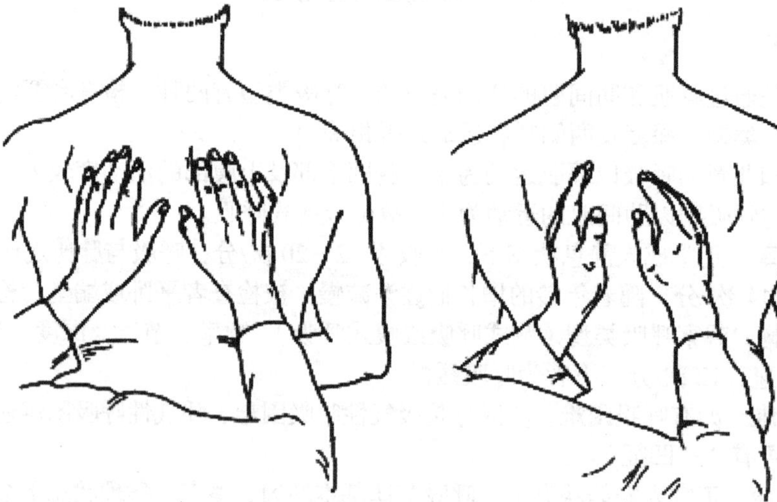

A　　B

图 2-68　语音震颤触诊方法

A. 双手掌平放于受检处；B. 双手尺侧放于受检处

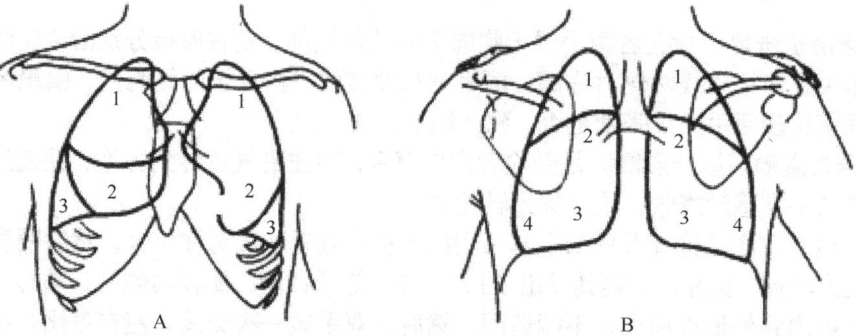

A　　B

图 2-69　语音震颤触诊部位及顺序

A. 前胸；B. 后胸

（2）语音震颤的强度：受到发音的强弱、音调的高低、胸壁的厚薄及气道通畅程度的影响。检查注意：正常人语音震颤一般是对称部位相等，但在生理情况下也有一些差异。男性较女性为强，瘦弱者较胖者为强，前胸上部因距声带较近，故语颤较下部为强；后背上部因骨骼肌较厚而语颤比下部为弱，右肺较左肺靠近气管，且右支气管较粗，短而直，故右胸上部语颤较左胸上部为强。

（3）胸膜摩擦感：将手掌或手掌尺侧缘轻轻平贴于侧胸壁，嘱被检查者做深呼吸。常于胸廓的下前侧部触诊。正常人呼吸时无摩擦感。

实验三　肺部叩诊和听诊

【教学目的和要求】

（1）熟练掌握如何识别五种叩诊音及掌握肺部叩诊的顺序和正常肺部叩诊音的分布。

（2）掌握听诊的基本检查方法及三种呼吸音的分布和正常肺泡呼吸音的特点。

（3）呼吸音及啰音示教，熟悉各种异常呼吸音及啰音。

【教学方法】

（1）正常肺部叩诊示教，同学分组检查，老师指导。

（2）借助电脑肺部模拟人进行各种正常和异常呼吸音及啰音示教，填写实验报告并总结。

【教学内容】

一、叩　　诊

（一）叩诊要求及正常胸部叩诊音

1. 叩诊体位和顺序　被检查者取平卧位或端坐位，胸壁完全袒露，两臂自然下垂，肌肉松弛，呼吸均匀，检查顺序从上到下，由外向内，左右对称，从前胸到侧胸，最后为后背，做左右两侧、上下比较。检查背部时被检查者两臂交叉合抱于前胸，身体稍前倾（图 2-70）。

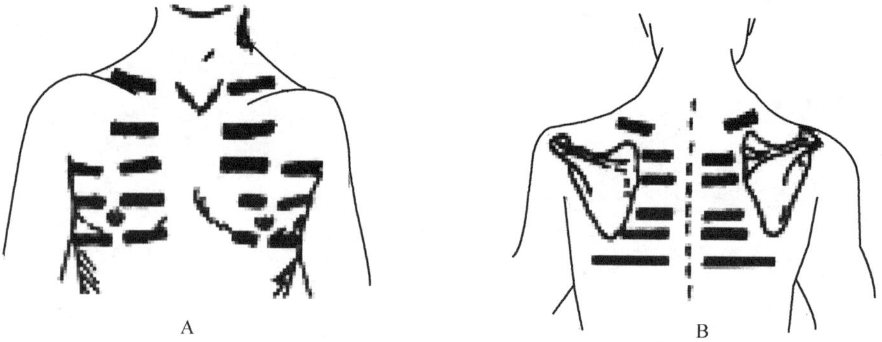

图 2-70　胸部叩诊部位

A. 叩诊前胸；B. 叩诊后胸

2. 叩诊方法

（1）间接叩诊法：左手中指为板指，平贴肋间隙上，并与肋骨平行，其他手指离开胸壁。右手各指自然弯曲，以中指叩击板指第 2 指骨的前端，每次叩击 2～3 次，叩击方向应与叩诊部位的表面垂直（图 2-71）。

（2）直接叩诊法：检查者将右手 2～4 指并拢，以其指腹对胸壁进行直接拍击，以了解不同部位的声音改变。

3. 叩诊注意事项　板指应与肋骨或肋间隙平行，叩诊背部时，在肩胛区板指与脊柱平行，在肩胛下区板指仍保持与肋骨或肋间隙平行。叩诊时主要是腕关节及掌指关节的运动，肘关节或肩关节尽量不动。

4. 正常胸部叩诊音　叩诊音与肺泡含气量、胸壁厚薄及邻近器官有关。正常人前胸上部较下部稍浊；左上肺叩诊较右上肺稍浊；左侧心缘稍浊；左腋前线下方因靠近胃泡叩诊呈鼓音；右下肺受肝脏影响叩诊稍浊；背部较前胸稍浊。叩诊音有以下五种：

（1）清音（正常肺野）。

（2）浊音（肝脏或心脏相对浊音界）。

（3）实音（肝脏或心脏绝对浊音界）。

（4）鼓音（胃泡区）。

（5）过清音（肺泡含气量过多时出现）。

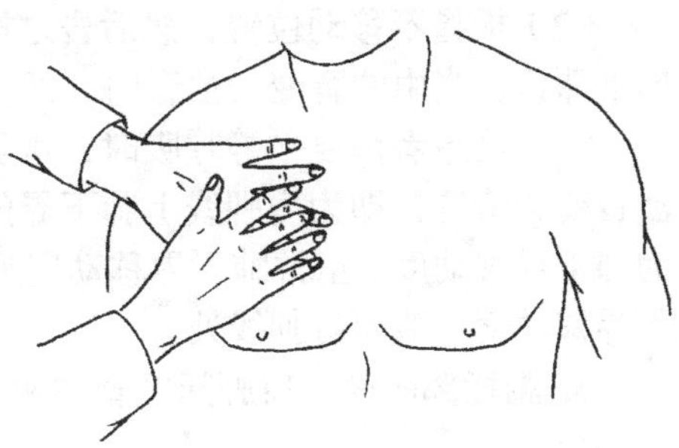

图 2-71 肺间接叩诊示意图

（二）肺部叩诊

1. 肺上界（肺尖部）叩诊（图 2-72） 检查者站在患者背后，自斜方肌前缘中点开始，此处为清音，分别逐渐叩向外侧和内侧，由清音变为浊音，划上标记，测量内外两标记之间的宽度，正常肺尖的宽度为 4～6cm，右侧稍窄。

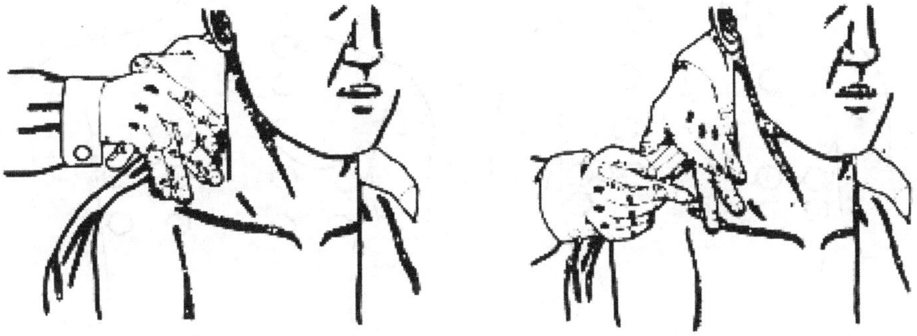

图 2-72 肺尖叩诊

2. 肺前界 正常人右肺前界在胸骨线位置，左肺前界在胸骨旁线第 4～6 肋间隙处，即正常人左肺前界相当于心脏的绝对浊音界，右肺前界相当于胸骨右缘。

3. 肺下界 平静呼吸时，沿锁骨中线、腋中线、肩胛下角线自上而下叩诊，由清音变为浊音即为下界，正常人分别位于第 6、第 8、第 10 肋间隙。

4. 肺下界移动度（图 2-73）

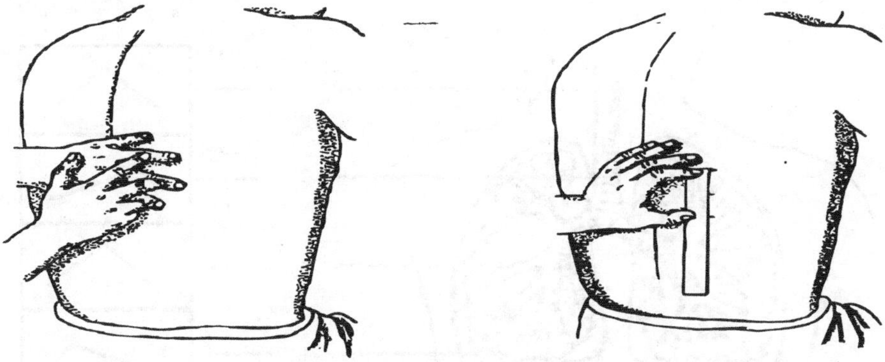

图 2-73 肺下界移动度的检查和测量

（1）患者在平静呼吸时，检查者先于被检查者肩胛线叩出肺下界的位置，做出标记。

（2）板指不移动位置，然后告之被检查者做深吸气后并屏住呼吸的同时，沿该线继续向下叩诊，当由清音变为浊音时，即为肩胛线上肺下界的最低点。

（3）当患者恢复平静呼吸时，再告之做深呼气并屏住呼吸，然后由下向上叩诊，直至浊音变为清音，即为肩胛线上肺下界的最高点，由此测量出最高点与最低点之间的距离即为肺下界移动度。正常肺下界移动度为 6～8cm，相当于深呼吸时膈肌的移动范围。检查肺下界移动度一般叩肩胛线处。

5. 胸背部叩诊 肩胛间区脊柱两侧叩击四个部位，在腋后线、肩胛下角线左右各叩四个部位。

二、肺 部 听 诊

被检查者取平卧位或端坐位，嘱患者微张口，做均匀而稍深的呼吸，必要时做深呼吸或咳嗽，易于听到呼吸音及啰音的变化。听诊的顺序同叩诊，原则是由上而下、先前而后、左右对比（图 2-74）。

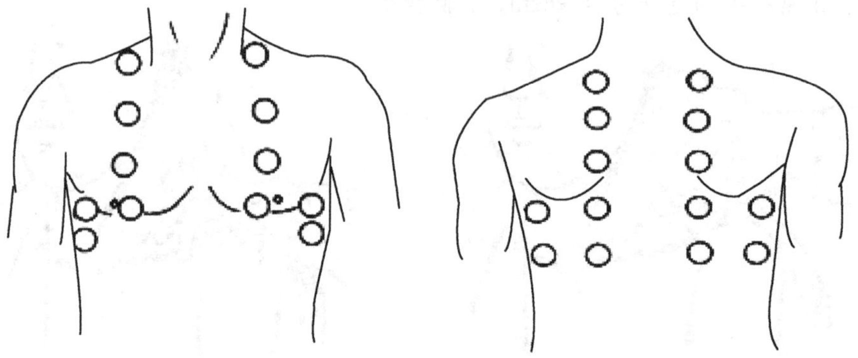

A　　　　B

图 2-74　肺部听诊的前面、后面部位

A. 前面；B. 后面

（一）正常呼吸音（图 2-75）

应熟悉三种呼吸音的特点及其分布区域。听诊时，注意声音性质及吸气期声音的强弱、音调的高低及时相的长短。

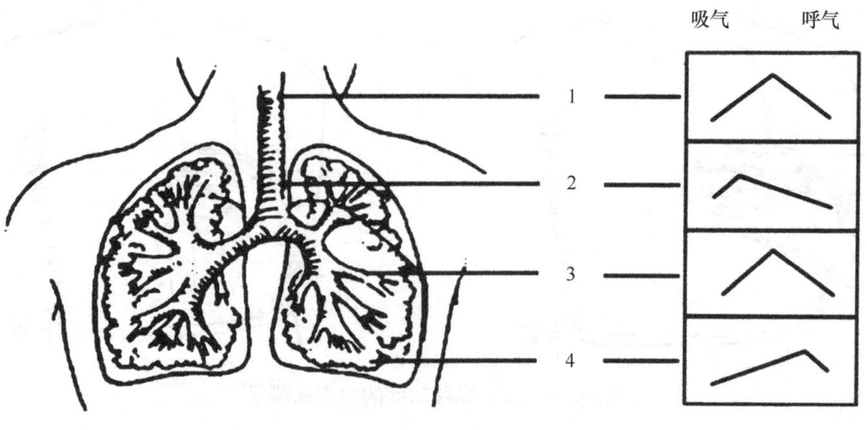

图 2-75　四种正常呼吸音的分布和特点

1. 气管呼吸音；2. 支气管呼吸音；3. 支气管肺泡呼吸音；4. 肺泡呼吸音

1. 支气管呼吸音 其产生是由吸气时气流在声门及气管内形成涡流所致。听诊特点为：吸气短而弱，呼气时间长而强，类似把舌尖抬高张口呼出空气所发出的“哈”（ha）音。正常情况下在喉部、胸骨上窝及背部颈6～胸2之间的椎体可以听到。如在此外的其他区域听到皆为病理性支气管呼吸音。

2. 肺泡呼吸音 是气体进入肺泡引起肺泡壁弹性变化所形成的声音。其听诊特点为吸气时相长且声音强，而呼气时相弱且声音低，如同上齿咬下唇吸气时发出的“夫”（fu-fu）音。声音柔和，有如微风吹拂的声音。正常人在除支气管呼吸音和支气管肺泡呼吸音部位以外的肺部均可听到。

3. 支气管肺泡呼吸音 是支气管呼吸音与肺泡呼吸音混合而成，其特点介于两者之间。其特点为吸气似肺泡呼吸音的吸气音，但音调较高且较响亮。呼气音似支气管呼吸音的呼气音，但强度稍弱，音调稍低，吸气与呼气声音在时间、强度及音调方面几乎相等。正常情况下在胸骨两侧第1、2肋间隙，肩胛间区的第3、4胸椎水平及肺尖部可听到。

4. 语音共振（语音传导）**检查** 将听诊器胸件置胸壁上，嘱被检查者以同样的声音发“一”（yī）长音，同时在胸部听诊，正常只听见“呼呼”柔和而不清楚的弱音声，检查者要在两侧对称的部位比较其强弱及性质。

（二）病理性呼吸音

1. 异常肺泡呼吸音

（1）肺泡呼吸音减弱或消失：可在局部、单侧或双肺出现。可见于肺泡通气量减少、气体流速减慢或呼吸音传导障碍。

（2）肺泡呼吸音增强：双侧肺泡呼吸音增强是肺泡通气量增强或气体流速加快所致。单侧肺泡呼吸音增强见于单侧肺部病变引起呼吸音减弱，而健侧肺可以代偿性增强。

（3）呼气音延长：肺泡弹性回缩力减弱或下呼吸道阻力增加造成呼气延长。

（4）粗糙性呼吸音：支气管黏膜水肿或炎症，使内壁不光滑或狭窄，气流通过不畅所致。

（5）断续性呼吸音：肺部局部炎症或支气管狭窄，气体不能均匀地进入肺泡，可引起呼吸音断续，有不规则的间歇，又称为齿轮样呼吸音，多见于肺尖，由肺结核或肺炎引起。但在寒冷、疼痛或精神紧张时，呼吸肌发生断续的不均匀收缩，也可听到断续性肌肉收缩附加音，但后者与呼吸运动无关，应注意鉴别。

2. 异常支气管呼吸音 如在正常肺泡呼吸音的部位听到支气管呼吸音即为异常支气管呼吸音或称为管状呼吸音，常见于肺组织实变、肺内大空腔、压迫性肺不张。

3. 异常支气管肺泡呼吸音 在正常肺泡呼吸音的部位听到支气管肺泡呼吸音即为异常支气管肺泡呼吸音，是因肺实变区较小且与正常含气肺组织混合存在，或肺实变部位较深并被正常肺组织遮盖所致。

（三）啰音

啰音是呼吸音以外的附加音。

（1）干啰音：是由于气流通过狭窄或部分阻塞的气道所发出的声音。其特点为在呼气和吸气时均可听到，但在呼气时较多而明显，啰音的强度、性质、部位容易发生变化，可分为低音调的鼾音和高音调的哨笛音两种。

（2）湿啰音：是气流通过气道内稀薄分泌物形成的水泡破裂所产生的声音，故称为水泡音。其表现为断续而短暂且多出现在吸气末。其性质、部位较恒定，可分为大水泡音（发生于气管、主支气管或空洞部位，多出现在吸气早期）、中水泡音（发生在中等大小支气管，多出现于吸气中期）和小水泡音（发生在小支气管，多出现于吸气后期）。

（3）捻发音：是细支气管壁或肺泡壁因分泌物黏着陷闭，当吸气时被气流冲开重新充气所发出的声音，是一种极细而均匀一致的附加音，吸气末易听到，音调较高。但深呼吸数次或咳嗽后便会消失。

（四）胸膜摩擦音

胸膜摩擦音常见于胸部腋中线下部。正常人无此音。

实验四　肺部模拟人听诊

【教学目的和要求】

（1）掌握三种正常呼吸音及异常呼吸音的听诊特点及临床意义。

（2）掌握干啰音、湿啰音的听诊特点及临床意义。

（3）掌握胸膜摩擦音的听诊特点、胸膜摩擦音的触诊特点及临床意义。

（4）掌握听觉语音、小儿呼吸音的听诊特点及临床意义。

【教学方法】

教师在教师机准备，两个学生共用一个模拟人进行听诊训练，在模拟人上指出所要检查的内容和体征及具体的位置。教师教授结束后，学生自己练习，教师巡回指导，上课时间有限，以后在开放实验室反复加强练习。

【教学器材】

心肺听诊模拟人。

【教学内容】

肺部的听诊内容：

（1）肺泡呼吸音（正常肺泡呼吸音、肺泡呼吸音增强、肺泡呼吸音粗糙、断续性呼吸音）。

（2）支气管呼吸音（正常支气管呼吸音、异常支气管呼吸音）。

（3）干啰音（哨笛音、鼾音、哮鸣音）。

（4）湿啰音（小水泡音、中水泡音、大水泡音、捻发音）。

（5）胸膜摩擦音。

（6）听觉语音（正常听觉语音、支气管语音、羊鸣音；正常耳语音、耳语音增强）。

（7）小儿呼吸音（肺泡呼吸音、支气管呼吸音、小水泡音、中水泡音、喉鸣音）。

根据时间安排，重点讲解和听诊前五项，其他内容学生自学。

思 考 题

1. 正常呼吸频率是多少？呼吸频率增快考虑什么问题？
2. 什么是陈-施（Cheyne-Stokes）呼吸？见于什么情况？
3. 呼吸深大、呼吸浅快各多见于何种病变？
4. 请指出肩胛下角的位置并说出其意义。
5. 正常人触觉语颤有何变化？
6. 扁平胸、桶状胸、鸡胸各见于什么病变？
7. 哮喘患者发作时可出现严重呼气性呼吸困难，胸部听诊时有哪些重要的体征？
8. 三凹征的特征及病理意义是什么？
9. 左侧大量胸腔积液患者在胸部视诊检查时，可发现哪些异常体征？
10. 近期出现乳头内缩最常见的原因是什么？
11. 语言震颤增强或减弱的临床意义分别是什么？
12. 影响叩诊音的主要因素有哪些？
13. 正常肺下界位置改变的临床意义是什么？

14. 肺下界移动度正常值是多少？
15. 胸部异常叩诊音的临床意义是什么？
16. 右下胸部清音区叩诊明显变浊，考虑什么疾病？还要做什么体检鉴别？
17. 何谓肺部病理性叩诊音？其影响因素是什么？
18. 请说出胸膜摩擦音最常听到的部位。如何与心包摩擦音相鉴别？
19. 听诊肺泡呼吸音时，出现呼气音延长应考虑什么情况？
20. 干啰音、湿啰音的形成机制是什么？两者的区别及临床意义是什么？
21. 一侧胸部呼吸运动较对侧减弱，考虑什么原因？
22. 触诊乳腺肿块包括哪些项目？
23. 胸式呼吸、腹式呼吸互换，见于何种病理情况？
24. 潮式呼吸、间停呼吸的发生机制是什么？临床见于何种情况？
25. 乳房恶性肿瘤时视诊有何异常改变？
26. 一肥胖成年人体检，肺下界叩诊结果为：左右肺下界均分别在锁骨中线、腋中线、肩胛下角线第5、第7、第9肋间隙，最可能的原因是什么？
27. 患者，女性，20岁。反复发热2周，查血常规疑为急性白血病，进行胸壁检查应检查哪些内容？
28. 患者，男性，50岁。搬运重物后，出现进行性呼吸困难伴右侧胸痛来医院急诊，在进行胸部叩诊时可能有什么发现？
29. 克勒尼希（Kronig）峡变狭窄主要见于哪种疾病？变宽且呈过轻音主要见于哪种疾病？
30. 胸腔积液时患侧胸部听诊有何变化？

实验五　心脏的视诊、触诊及叩诊

【教学目的和要求】

（1）掌握心脏视诊、触诊、叩诊的检查顺序、内容和方法。

（2）了解其正常体征与生理变异。

（3）重点掌握心脏相对浊音界的叩诊方法，心界的测量，心型的判定。要求准确地叩出心界。

【教学方法】

正常心脏的视诊、触诊及叩诊示教，在教师指导下，学生互相检查。反复练习心脏检查方法。观看心脏体格检查的录像。

【教学器材】

直尺、记号笔。

【教学内容】

尽管现代的诊断技术非常先进，但在心血管疾病诊断中，心脏体格检查仍然具有很重要的作用。

一、视　诊

在进行肺部视诊的同时进行此项检查。被检查者的体位、检查者的位置均与肺部视诊相同。因心尖位置可随体位变动发生较大的变化，应特别注意体位端正、左右对称。检查心脏时，检查者立于被检查者右侧。被检查者取坐位或仰卧位。必要时取其他体位如左侧卧位、前倾位等。视诊心尖冲动时，视线应与被检查者胸廓同高，与心尖区呈切线位置（图2-76），特别注意体位端正，左右对称，以免发生错误。

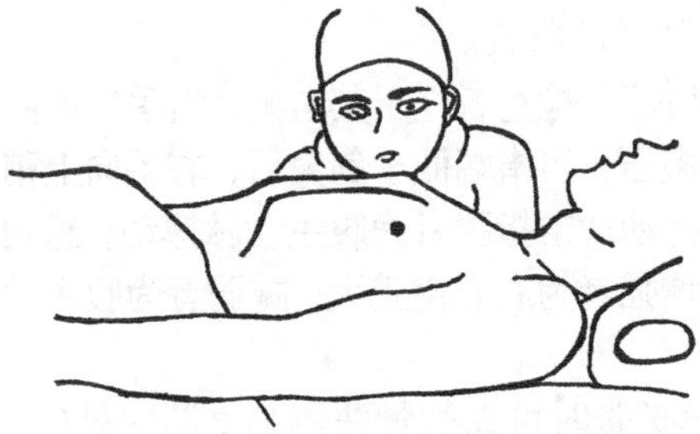

图2-76　心尖冲动视诊

1. 心前区隆起与凹陷　正常人心前区与右侧相应部位对称，无异常隆起及凹陷。在儿童期患心脏病者，且有心脏显著增大时，由于胸壁骨骼尚软，可使心前区胸壁隆起称为心前区隆起。成人当有大量心包积液时，心前区也较饱满。

2. 心尖冲动　心尖主要由左心室构成。心脏收缩时，心尖冲击心前区胸壁对应部位，使局部肋间组织向外搏动，称为心尖冲动。心尖冲动发起冲动时标志着心室收缩期开始。

（1）正常人心尖冲动：位于第5肋间左锁骨中线内侧0.5～1cm处，其冲动范围直径为2～2.5cm，多数正常人看不到心尖冲动。观察心尖冲动时，应注意其位置、强度、范围、节律及频率有无异常改变。婴幼儿或膈位高的成人，其心尖冲动多在第4肋间，且更靠左方。正常的心尖冲动距胸骨中线的垂直距离为7～9cm，因体型大小不同而异（表2-3）。

表 2-3　心脏的正常移位

影响因素	原因	心尖冲动位置的变化
仰卧位	膈肌上移	稍向上移
左侧卧位	心脏向左移	可左移 2～3cm
右侧卧位	心脏向右移	可右移 1～2.5cm
矮胖、妊娠等	心脏呈横位	向外上方移位，可达第 4 肋间
瘦长体型	心脏呈垂直位	向下移位可达第 6 肋间

（2）在病理情况下，除心脏本身的病变外，胸部甚至腹部的疾病都可影响心尖冲动，具体如表 2-4 所示。

表 2-4　病理情况下心脏位置的改变

病理因素	心脏位置的改变
心包疾病	心包积液，左侧胸腔积液或肺气肿患者，心尖冲动减弱或消失
	甲状腺功能亢进或发热疾病患者，心尖冲动增强
	粘连性心包炎与周围组织有广泛粘连患者，可呈负性心尖冲动
心脏疾病	左心室增大时，心尖冲动向左下移位
	右心室增大时，心尖冲动向左移位（胸骨左缘第 3～4 肋间或剑突下出现搏动），在第 3、第 4 腰椎（L_3、L_4）处可有明显搏动
	先天性右位心时，心尖冲动位于胸部右侧相应部位
	心肌炎患者心尖冲动较弱且较弥散
胸部疾病	凡能使纵隔和气管移位的胸部疾病，均可使心脏及心尖冲动移位
	肺不张、粘连性胸膜炎时，由于纵隔向患侧移位，心尖冲动亦移向患侧
	胸腔积液、气胸时，心尖冲动移向健侧
腹部疾病	大量腹水、肠胀气、腹腔巨大肿瘤或妊娠等，使腹压增加而导致膈肌位置上移，心尖冲动位置向左上外移位

右心室增大和腹主动脉的搏动：心脏搏动可在剑突下出现。鉴别方法如下：

视诊法——嘱被检查者用胸式呼吸，如在深吸气时剑突下搏动更明显，则为右心室肥大所致；如在深吸气时剑突下搏动减弱，则为腹主动脉搏动所致。

触诊法——嘱被检查者取仰卧位，肌肉放松，平静呼吸，检查者立于其右侧，右手掌面向下平置于被检查者上腹部，各指指端在剑突之下，向下施压，当指端低于剑突后，右手向上稍偏右推移，如感到搏动冲击指尖者为右心室显著肥大，搏动冲击指腹者为腹主动脉搏动；感到搏动后还可嘱被检查者用胸式呼吸，如在深吸气时搏动增强者为右心室肥大，减弱者为腹主动脉搏动。

3. 大血管搏动　升主动脉扩张，主动脉瘤、肺动脉扩张时可在胸骨两侧第 2 肋间处（心底处）或其他相应的部位见到搏动。

为取得良好观察效果，检查者可从多个角度观察并结合触诊进行判断。对于心尖冲动微弱者，检查者的双眼应在被检查者胸廓表面切线方向向上观察，方法与观察胸廓运动相同。

二、触　　诊

1. 体位　被检查者应取坐位、仰卧位或半卧位，身体勿倾斜，以免影响心脏正常位置。

2. 心尖冲动触诊方法　检查者将全手掌置于被检查者的心前区，为更精确地触知搏动的范围，可用右手以手掌尺侧（鱼际部）或用 2～4 指指腹并拢同时触诊，适当调节所用压力以求得到较好效果。触诊心尖冲动的准确位置、强度和有无抬举性。亦可用单一示指指腹最后确认心尖冲动的位置。注意触诊时压力应适中，过大可影响振动的传导和手掌的敏感性（图 2-77）。

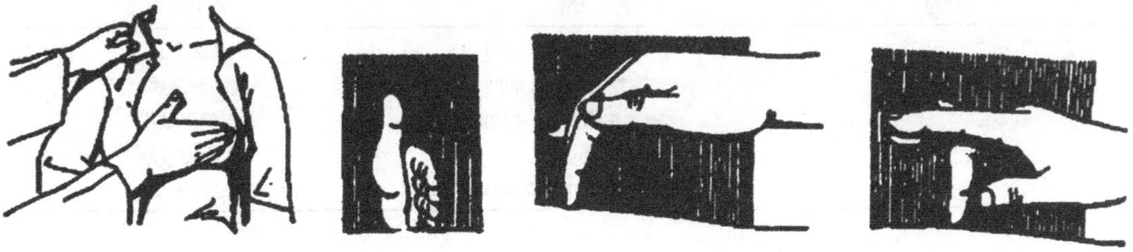

A　　B　　C　　D

图 2-77　心尖冲动触诊方法

A. 以手掌前半部触诊；B. 以掌尺侧缘触诊；C. 以三指尖触诊；D. 以一指尖触诊

（1）心尖冲动及心前区搏动：当视诊看不到心尖冲动时可借助触诊检查，除能了解心尖冲动的部位、范围、强度、速率和节律外，还可确定心音、杂音及震颤出现的时间。

（2）震颤（猫喘）（图 2-78）

1）检查方法：指检查者用右手手掌尺侧缘触诊，其触诊面可与肋间隙紧贴。然后在胸骨左缘第 5 肋间至第 2 肋间以同样方法进行。也可用手指指尖指腹进行触诊，先用第 2～4 指指尖并成一排进行触诊，再用中指指尖垂直地在心尖部位触诊，可以准确定位。如在被检查者心前区用手触知到一种微细的震动感，犹如用手接触睡眠中猫喉部时的感觉，即为震颤，又称为猫喘。触诊顺序：二尖瓣区—肺动脉瓣区—主动脉瓣区—主动脉瓣第二听诊区—三尖瓣区。

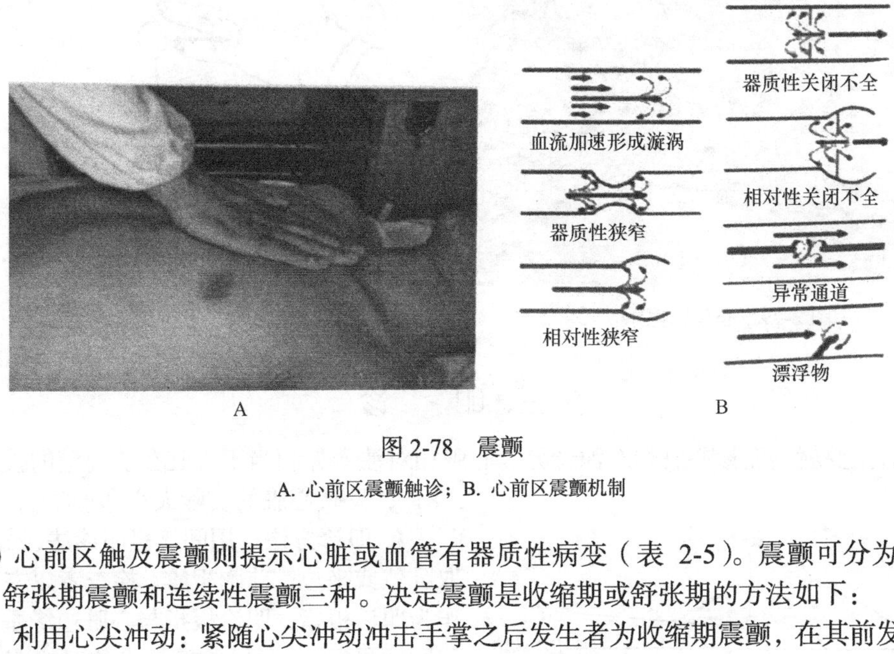

A　　B

图 2-78　震颤

A. 心前区震颤触诊；B. 心前区震颤机制

2）心前区触及震颤则提示心脏或血管有器质性病变（表 2-5）。震颤可分为收缩期震颤、舒张期震颤和连续性震颤三种。决定震颤是收缩期或舒张期的方法如下：

A. 利用心尖冲动：紧随心尖冲动冲击手掌之后发生者为收缩期震颤，在其前发生者为舒张期震颤。

B. 利用颈动脉的搏动：紧随颈动脉跳动后发生者为收缩期震颤，在其前发生者为舒张期震颤。

C. 利用心音听诊：紧随第一心音之后发生者为收缩期震颤，紧随第二心音发生者为舒张期震颤。

表 2-5 心前区触及震颤的临床意义

时期	部位	常见疾病
收缩期	胸骨右缘第 2 肋间	主动脉瓣狭窄
	胸骨左缘第 2 肋间	肺动脉瓣狭窄
	胸骨左缘第 3、4 肋间	室间隔缺损
舒张期	心尖部	二尖瓣狭窄
连续性	左胸部第 2、3 肋间，靠近胸骨左缘处	动脉导管未闭

（3）心包摩擦感：正常人无心包摩擦感。心包摩擦是心包膜纤维素渗出（当心包膜发生炎症时）导致表面变得粗糙，心脏收缩时，脏层和壁层心包膜互相摩擦产生振动传到胸壁所致，即为心包摩擦感，一般可在心前区或胸骨左缘第 3、4 肋间触及。

检查方法：检查者以手掌小鱼际肌置于被检查者的心前区，即可感觉到两层心包膜摩擦的振动。其临床意义同听诊的心包摩擦音。患者取坐位深呼气末更易触诊，收缩期明显，舒张期亦能触及，是心包炎的特征（图 2-79）。

（4）其他搏动触诊（图 2-80）：正常情况下，在心底部或大血管处不能触及或很难触及搏动。应该仔细检查以下区域是否存在搏动：①胸骨上区；②胸锁区域；③主动脉区；④肺动脉区；⑤右室区域；⑥心尖部；⑦上腹部。

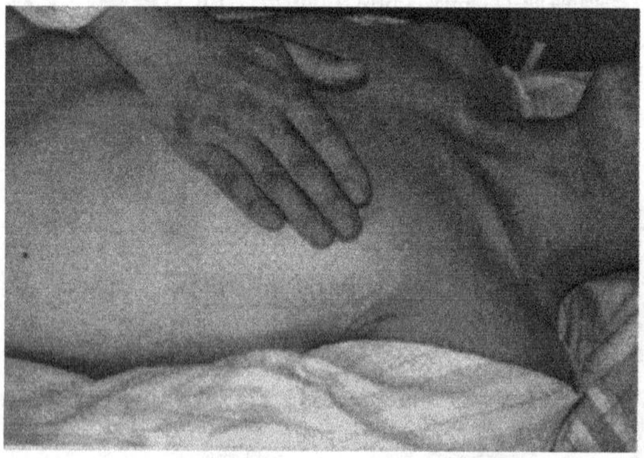

图 2-79 心包摩擦感

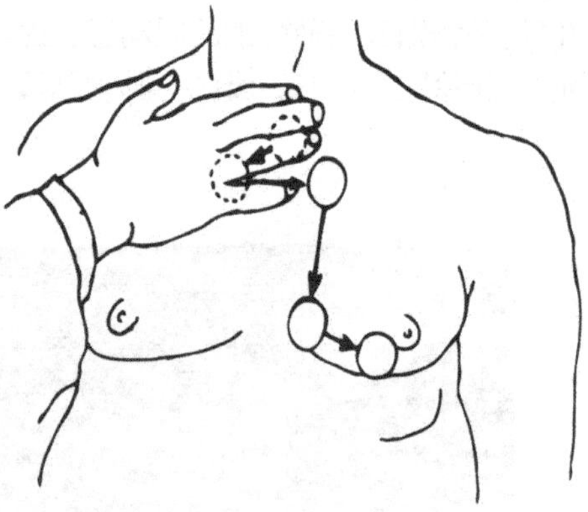

图 2-80 其他搏动触诊

三、叩 诊

叩诊主要就是叩诊心脏相对浊音界。心脏相对浊音界相当于心脏在前胸壁的投影（图 2-81），反映心脏的实际大小和形状。

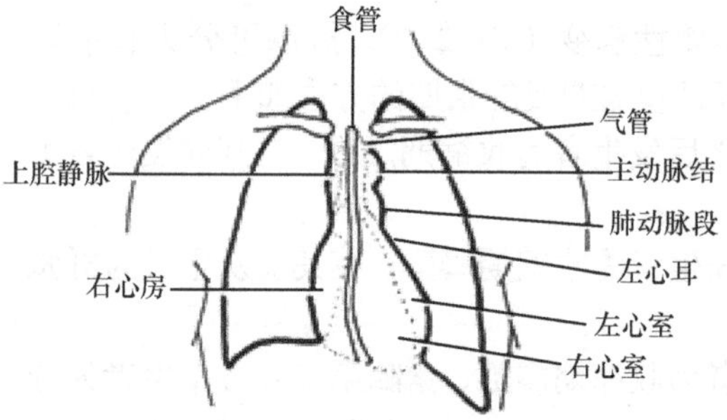

图 2-81 心脏各个部位在胸壁的投影

1. 叩诊方法 用间接轻叩诊法，被检查者取卧位或坐位，前胸袒露。检查者以左手中指作为叩诊板指，叩诊板指与心脏边缘垂直（即与肋间平行），紧贴胸壁。坐位时检查者左手叩诊板指与心缘平行（即与肋间垂直）。先左后右沿肋间由外到内、自下而上的顺序进行叩诊，且用力要均匀。

2. 正常心脏浊音界 心脏叩诊呈实音（绝对浊音），而心脏被肺遮盖的部分叩诊呈相对浊音界（图 2-82）。心脏相对浊音界的叩诊步骤如下：

（1）叩诊心脏左界时，首先找出心尖冲动点，然后在此肋间从腋前线或从心尖冲动外 2～3cm 处自左向右叩击，由清音变浊音时即为心脏左缘，做出标记。上移一肋间，用同样方法叩击，直至第 2 肋间隙。连接叩诊确定的各点，就是心脏的左缘。此为心脏的相对浊音界，表示已达到心脏的边界，反映心脏的实际大小；继续向内叩诊，浊音逐渐变为实音，此为心脏的绝对浊音界，表示已到达心脏不被肺遮盖的部分。

（2）叩心脏的右界时，先沿右锁骨中线处自上而下进行叩诊，叩出肝脏相对浊音界后，在其上方一个肋间，沿肋间隙由右向左叩击。叩诊音由清音变浊音时，即为心脏右缘，以笔记录之。然后依次在上一个肋间继续叩击，直至第 2 肋间隙，把这些点连起来就是心脏右缘的轮廓。

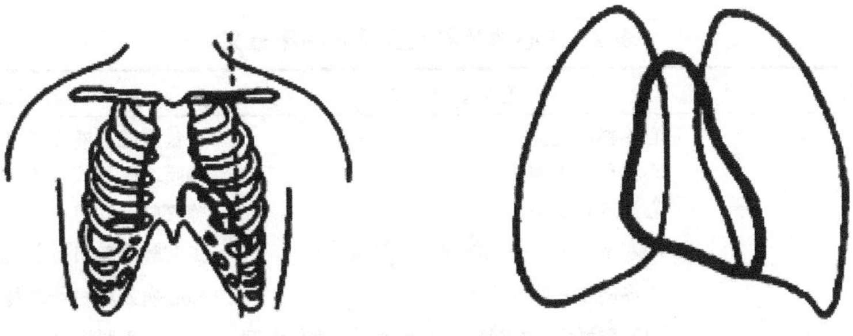

A　　　　B

图 2-82　心脏浊音界

A. 心脏的相对浊音界和绝对浊音界；B. 心脏和肺相互重叠关系示意图

（3）测定锁骨中线到前正中线的距离，一般为 8～10cm。

测量方法：从锁骨胸骨端开始测量，至锁骨肩峰端的距离，在此两点间的直线距离的 1/2 处做一标记，从此标记用直尺向胸廓引出与前正中线平行的纵行直线，即为锁骨中线。测出正中线到锁骨中线的距离，即以直尺测量每一肋间心脏左界、右界距前正中线的距离并填入表格。

结论：正常人心脏左界在第 2 肋间几乎与胸骨左缘一致，第 3 肋间以下心界逐渐形成了一个向外凸起的弧形，在第 5 肋间处距前正中线最远（表 2-6），右界除第 4 肋间处稍偏离胸骨右缘外，其他各肋间几乎与胸骨右缘一致。正常成人左锁骨中线至前正中线的距离为 8～10cm。

表 2-6　心脏相对浊音界在各肋间距前正中线的距离

右（cm）	肋间	左（cm）
2～3	2	2～3
2～3	3	3.5～4.5
3～4	4	5～6
	5	7～9

注：左锁骨中线距前正中线 8～10cm

如在儿童或瘦长体型者，第 5 肋间心脏左界虽小于 9 cm，但大于前正中线距左锁骨中线的距离时，仍属心脏向左扩大。相反，在矮胖体型者，第 5 肋间心脏左界虽大于 9cm，但是超过前正中线与左锁骨中线的距离，心脏属正常人大小。

异常心脏浊音界及其临床意义如图 2-83 和表 2-7 所示。

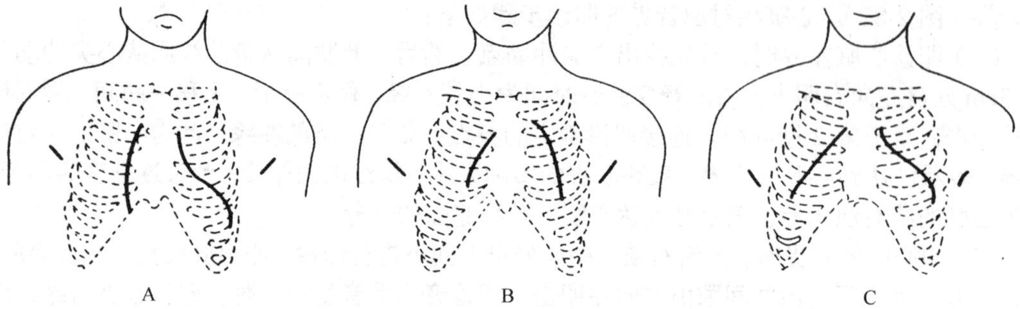

图 2-83　三种常见异常心界效果示意图

A. 靴形心；B. 梨形心；C. 普大形心

表 2-7　心浊音界改变及其临床意义

因素	心浊音界改变	临床意义
心脏移位	心界移向健侧	大量胸腔积液或气胸
	心界移向患侧	胸膜增厚与肺不张
	心浊音界变小	肺气肿
左心室增大	向左下增大，心腰加深，心界似靴形	主动脉瓣关闭不全或高血压性心脏病
右心室增大	心界向左右两侧增大	肺心病或房间隔缺损等
双心室增大	向两侧增大，左界向左下增大，称为普大型	扩张型心肌病等
左心房增大或合并肺动脉段扩大	左心房大；胸骨左缘第 3 肋间心界扩大，心腰消失；合并肺动脉段增大时，心腰更为膨出，心界形如梨形	二尖瓣狭窄
心包积液	向两侧增大，坐位呈三角烧瓶样，卧位底部浊音界增宽	心包积液
主动脉扩张	胸骨右缘第 1、2 肋间浊音界增宽，常伴收缩期搏动	升主动脉瘤等

实验六　心脏听诊及血管的检查

【教学目的和要求】

（1）掌握心脏听诊的内容及方法。

（2）掌握五个瓣膜听诊区的部位及顺序。

（3）掌握第一心音与第二心音的产生机制、鉴别要点，了解其增强或减弱的临床意义。

（4）掌握心率、心律、心音异常的特点及临床意义。

（5）熟悉常见心律失常的特点（心动过速、心动过缓、心房颤动、过早搏动）。

（6）了解血管视诊、触诊、听诊的检查方法。

【教学方法】

了解正常心脏听诊、示教，同学互相检查。填写实验报告，完成实验课后内容。

【教学内容】

一、心脏与大血管在胸壁上的投影

心脏左界第 2 肋间处相当于肺动脉段，第 3 肋间为左心耳，第 4、5 肋间为左心室。

右界第 2 肋间相当于升主动脉和上腔静脉，第 3 肋间以下为右心房。

心上界相当于第 3 肋骨前端下缘水平，其上为心底部浊音区，相当于主动脉、肺动脉段。主动脉与左心室交接处向内凹陷，称为心腰。

心下界由右心室及左心室心尖部组成。

二、听　　诊

听诊在心脏病的诊断中极为重要，也是较难掌握的方法。听诊的内容应该包括心率、节律、心音、额外心音、杂音和心包摩擦音，有期前收缩或心律不齐者必须听诊 1 分钟，计数心率及早搏的次数。

1. 体位　被检查者除可采取坐位或仰卧位外，必要时可使之改变体位以利于听清杂音。如心尖部杂音在左侧卧位时较易听到。有时为了使杂音更易听到，可嘱被检查者进行适当的运动（除心脏功能不全者）后进行听诊，或嘱其深呼气末屏住呼吸再行听诊。

2. 心脏瓣膜听诊区　心脏各瓣膜开放与关闭所产生的声音传导至体表声音最清楚部位称为该瓣膜的听诊区，与其解剖部位不完全一致，传统的有五个听诊区（图 2-84）。

（1）二尖瓣听诊区：位于心尖冲动最强点，又称为心尖区，即位于左锁骨中线内侧第 5 肋间。心脏增大时，心尖向左或左下移位。

（2）肺动脉瓣听诊区：位于胸骨左缘第 2 肋间。

（3）主动脉瓣听诊区：位于胸骨右缘第 2 肋间。

（4）主动脉瓣第二听诊区：位于胸骨左缘第 3 肋间。

（5）三尖瓣听诊区：胸骨体下端左缘，即胸骨左缘第 4、5 肋间。

3. 听诊顺序　规范顺序是按逆时针方向依次听诊。

二尖瓣区 → 肺动脉瓣区 → 主动脉瓣区 → 第二主动脉瓣区→ 三尖瓣区，这种顺序易记忆，为大多数人所采用。如从心底部开始，即肺动脉瓣区 → 主动脉瓣区 → 主动脉瓣第二听诊区 → 二尖瓣区 → 三尖瓣区，这种顺序优点为易区别第一心音与第二心音，但初学者不宜采用。或者按瓣膜病变好发部位的次序进行，即二尖瓣区→ 主动脉瓣区 →

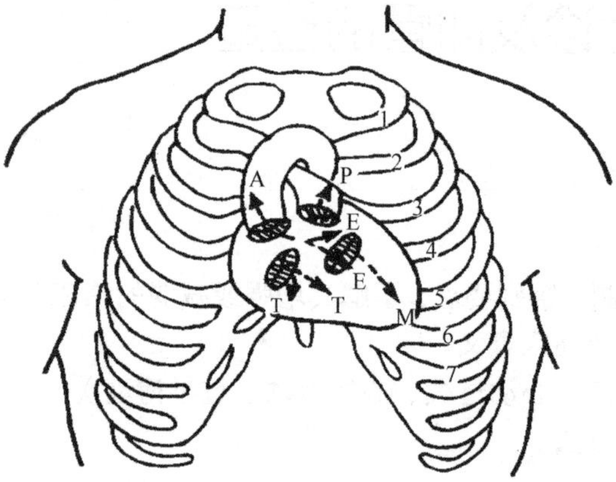

图 2-84 心脏瓣膜解剖部位及瓣膜听诊区

P：肺动脉瓣区；A：主动脉瓣区；E：主动脉瓣区第二听诊区；T：三尖瓣区；M：二尖瓣区

第二主动脉瓣区→ 肺动脉瓣区→ 三尖瓣区。

为使初学者熟练掌握规范的心脏听诊，即从心尖区开始至肺动脉瓣区这种逆时针方向心脏听诊顺序作为诊断学教学规范方法。

4. 听诊器的选择和使用 听诊器包括胸件、连接管、耳件。耳件应适合检查者的外耳孔大小及外耳道的方向。连接管在保证检查者方便并与被检查者有适当距离的前提下应以短为宜。胸件应包括钟型和膜型两种，钟型者易听清低调的心音和杂音。膜型者则易听清高调的杂音和肺部啰音。听取低音调的杂音，应该用钟型胸件，听时轻放在胸壁上，勿加压。如二尖瓣狭窄的隆隆样舒张期杂音；听取高音调的杂音，应该用膜型胸件，听时需紧贴胸壁，如主动脉瓣关闭不全的舒张期杂音。

三、听 诊 内 容

听诊内容包括心率、心律、心音、杂音及心包摩擦音。

1. 心率 指每分钟的心跳次数。计算心率应至少听诊 1 分钟。但在心率较慢或节律不规整时，则应听取 2 ～ 3 分钟内的心脏搏动次数，取其每分钟的平均值作为心率。正常成人心率为 60～100 次/分。女性稍快，3 岁以下儿童多在 100 次/分以上。

（1）窦性心动过速：成人心率超过 100 次/分者（一般不超过 100 次/分），可见于运动后、激动、甲状腺功能亢进或心功能不全的患者。

（2）窦性心动过缓：心率低于 60 次/分（一般在 40 次/分以上），可见于运动员、老年人或颅内压增高、阻塞性黄疸患者。

2. 心律 指心脏跳动的节律。正常人的心律是规整的，但在健康儿童、青年人及部分成年人中，心律可随呼吸运动而出现周期性变化，吸气时心脏搏动加快，呼气时变慢，此变化即为呼吸性窦性心律不齐，一般无临床意义。

（1）期前收缩：是指在规整心律的基础上出现提前心脏收缩，此心脏第一心音明显增强，第二心音减弱或消失，继之有一较长的间歇代偿期。每次窦性心搏后都有一次期前收缩时听诊呈二联律；每两次窦性心搏后都有一次期前收缩时听诊呈三联律。

（2）心房颤动：心律绝对不规则；心音强弱不一致，有些心跳听不到第二心音。第一心音强弱不一致；桡动脉的搏动次数少于心跳次数，此现象称为脉搏短绌。

3. 心音 正常一次心搏的心音，在心音图上记录可有四个成分，依次为第一心音、第二心音、第三心音和第四心音，临床上记录中用 S_1、S_2、S_3、S_4 表示。听诊时一般只能听到 S_1 和 S_2，部分儿童和青少年有 S_3，通常听不到 S_4，如听到 S_4，多数属病理情况。

（1）准确地区分第一心音与第二心音，是心脏听诊最重要的一环，S_1 与 S_2 的区别，主要为：

1）第一心音：标志着心室收缩的开始，其特点叙述如下。

A. 心前区都可听到，但在心尖部最响、最清楚。

B. 音调较低，历时较长，约 0.10s。

C. S_1与心尖冲动撞击胸壁的时间一致，与颈动脉搏动也几乎同时出现。

2）第二心音：标志着心室舒张的开始，其特点叙述如下。

A. 在心底部听得最清楚、最响亮。

B. 心音较高，历时较短，约为 0.08s。

C. S_2则出现在心尖冲动撞击胸壁之后。

正常青少年肺动脉瓣听诊区第二心音较主动脉瓣听诊区第二心音强（$P_2>A_2$），老年人则相反（$A_2>P_2$），中年人两者相等（$A_2=P_2$）。

（2）区别 S_1和 S_2：区别方法有以下三点，①S_1音调低而长，以心尖部最响；S_2音调较高而短，以心底部最响；②S_1与 S_2的间隔（即舒张期）比较长；③S_1与心尖冲动同时出现，与颈动脉搏动几乎同时出现，而 S_2则出现于心尖冲动之后。

正常情况下，心律整齐、心率不快时还比较容易区别 S_1和 S_2。病理状态时，特别有心律不齐和心动过速时区分两者相当困难。

4. 异常心音　注意心音强度改变及心音分裂。

5. 额外心音　舒张期奔马律，二尖瓣开放拍击音，心包叩击音，收缩期喀喇音。

6. 杂音　是心音以外持续时间较长的附加声音，可完全与心音分开或相连续，甚至完全遮盖心音。它对心脏瓣膜病的诊断有重要价值，正常人在心尖区或肺动脉瓣区可听到 1/6～2/6 级柔和、吹风样收缩期杂音，可出现在收缩期或舒张期，也可为双期杂音或连续性杂音。

（1）出现的时间：发生于 S_1与 S_2之间者，称为收缩期杂音；发生于 S_2和下一心动周期的 S_1之间者，称为舒张期杂音；杂音连续出现于收缩期和舒张期，称为连续性杂音。舒张期杂音和连续性杂音均为病理性，收缩期杂音可能属生理性，要结合其特点来确定。

（2）最响的部位：杂音在某瓣膜听诊区最响，就提示病变在该瓣膜区，如杂音在二尖瓣听诊区最响，则提示病变主要在二尖瓣。

（3）性质：可描述为柔和的或粗糙的吹风样，隆隆样或雷鸣样，叹气样或泼水样，机器声样或乐音样等。

（4）传导方向：杂音常沿产生杂音的血流方向传导，也可借周围组织扩散，杂音的最响部位和传导方向有助于判断杂音的来源和病理性质。如果在心前区两个部位听到同性质和同时期的杂音，就可将听诊器从其中的一个瓣膜区逐渐移向另一个瓣膜区。若杂音逐渐减弱，杂音可能来自最响瓣膜区。若先减弱后又增强，则可能两个瓣膜都有病变。

（5）与体位、呼吸、运动的关系，比较坐位和卧位、呼气与吸气对杂音强度的影响，有利于病变部位的确定。运动使杂音加强，听诊更加清楚。

（6）强度：但需参考杂音的性质（粗糙程度等）加以区别。收缩期杂音分为六级（表 2-8），舒张期杂音不分级。

表 2-8　收缩期杂音分级

级别	响度	听诊特点	震颤
1	很轻	很弱，需在安静环境下仔细听诊才能听到，易被忽略	无
2	轻度	较易听到，不太响亮	无
3	中度	明显的杂音，较响亮	无
4	中度	杂音响亮	有
5	响亮	杂音很响，且向四周甚至背部传导	明显
6	响亮	杂音震耳，即使听诊器稍离开胸壁也能听到	强烈

（7）功能性杂音与器质性杂音的鉴别见表2-9。

表2-9 功能性与器质性杂音的鉴别

鉴别点	功能性杂音	器质性杂音
年龄	儿童、青少年多见	不定
部位	肺动脉瓣区和（或）心尖区	不定
性质	柔和、吹风样	粗糙、吹风样，常呈高调
持续时间	短促	较长，常为全收缩期
强度	一般为3/6级以下	常在3/6级以下
震颤	无	3/6级伴有
传导	局限，传导不远	沿血流方向传导较远而广

7. 心包摩擦音 正常人的心包膜两层表面光滑，心脏跳动时，无心包摩擦音。在心包有炎症时，两层心包变粗糙，心脏跳动时互相摩擦，产生心包摩擦音。

四、血管检查

（一）视诊

1. 动脉搏动 颈动脉搏动见于脉压增大时。

胸骨右缘第2肋间及附近或胸骨上窝可见隆起及收缩期搏动，见于升主动脉或主动脉弓动脉瘤。

胸骨左缘第2、3肋间可见收缩期搏动，见于肺动脉扩张及部分正常青年人；腹部搏动见于腹壁薄和腹主动脉及分支动脉瘤。

2. 动脉迂曲 浅表动脉（颞浅动脉、肱动脉、桡动脉等）迂曲见于动脉硬化。

3. 静脉充盈 颈静脉有无怒张和搏动。

（1）颈静脉充盈：卧位时其充盈度超过锁骨上缘至下颌角距离的下2/3处，或立位与坐位时可见明显静脉充盈。其见于右心衰、心包疾病及上腔静脉综合征。

肝-颈静脉回流征：右心功能不全引起肝脏淤血肿大时，用力压迫肝脏可使颈静脉怒张更明显，称为肝-颈静脉回流征阳性，是右心衰竭的重要征象之一。

检查方法：被检查者取平卧位或半卧位，松开领口，头稍向左倾斜。检查者立于其右侧，观察其右侧颈静脉。然后右手放在被检查者的右季肋区，手指置于正中线附近，手掌向下逐渐施加压力，持续30～40s，此时注意观察颈静脉，如出现颈静脉怒张或颈静脉充盈更明显，为肝-颈静脉回流征阳性。

（2）胸腹壁静脉充盈：见于门静脉高压，上腔静脉或下腔静脉阻塞，形成侧支循环。

（3）手背浅静脉充盈状况的检查：对心力衰竭、心包积液、缩窄性心包炎及上腔静脉梗阻等有静脉压升高的患者，观察手背浅静脉充盈状况有一定的参考价值。

检查方法：①被检查者取坐位，右手平伸掌心向下。检查者右手托扶被检查者右手腕处，左手持其手指末端，使此手平于被检查者第4肋软骨水平（相当于右心房水平）停留片刻。检查者观察其手背浅静脉充盈情况。如有明显的浅静脉充盈，检查者托扶其手逐渐上抬至第2肋软骨水平（相当于右心房水平以上）再观察，如静脉充盈消失，提示被检查者静脉压正常。如仍有静脉充盈，继续抬高此手，直到静脉充盈消失为止。此现象提示静脉压升高。②被检查者取仰卧位时，右上肢伸直，掌心向下，检查者立于其右侧，先置被检查者手背平其腋中线，再以肩关节为中轴，抬其右上肢逐渐向上，观察手背静脉充盈情况，如上述。

4. 静脉搏动　动脉搏动比较强劲，为膨胀性，搏动感明显，多见于主动脉瓣关闭不全。

5. 毛细血管搏动　见于脉压增大时，主要见于严重的主动脉瓣关闭不全、严重贫血等。

毛细血管搏动征检查方法如下：

（1）检查者以左手握住被检查者左手或右手腕部，使其手掌向下，观察各指甲床，选择无病变的一个手指，使此指自然屈曲。检查者右手半握拳，以示指的侧面托扶所选的手指末节掌面，以拇指对此手指指甲边缘轻轻施压，直到红色的甲床中出现一个苍白区。仔细观察红色与白色区域的交界处，如苍白区出现有节律的明显的扩大及缩小（即有无红与白交替出现的现象），为毛细血管征搏动征阳性。

（2）检查者以左手托住被检查者头的枕部，令其稍稍张口。右手握持干净的长方形玻片的一端，以玻片的平面轻轻压迫被检查者下口唇黏膜，使红色的口唇黏膜中出现一个苍白区域。观察红色与白色区域的交界处，如苍白区出现有节律的明显的扩大及缩小，为毛细血管搏动征阳性（图 2-85）。

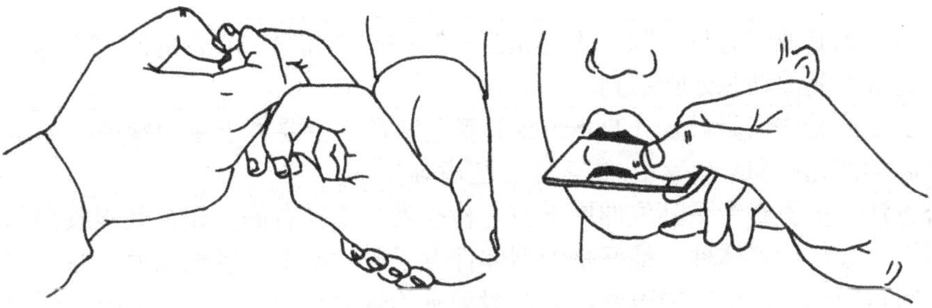

图 2-85　毛细血管搏动征检查方法示意图

（二）血管的触诊

动脉的触诊主要是检查动脉的脉搏，一般选择桡动脉，有时也应检查其他动脉（如颞动脉、颈动脉、股动脉、足背动脉）。可用于血管触诊的浅表动脉有颞浅动脉、股动脉、桡动脉、肱动脉等，但临床上常用的是桡动脉。

检查足背动脉时通常用三个手指（示指、中指、环指）。要注意其节律、速率、紧张度、强弱和动脉壁的情况，也应注意两侧是否相等。

脉搏的紧张度决定于动脉的收缩压，可根据手指按压桡动脉所施加的压力来估计。检查时，以近端手指按压动脉并逐渐用力使远端手指触不到脉搏为度，此时即可根据近端手指所施加压力的大小来估计脉搏的紧张度。脉搏的强度决定于心搏出量、脉压和周围血管的阻力。正常人的动脉，光滑而柔软，且有一定的弹力。动脉硬化时变硬，失去弹性，呈条索状。

1. 节律　节律不规则是心律不齐在脉律上的表现。

2. 脉率　一般与心率一致，但在某些心律失常时，由于心搏提前，心脏充盈不足，排血量过少，使周围血管不能出现脉搏，如同时计数心率及脉率时发现脉率少于心率，称为脉搏短绌。

3. 紧张度　用靠动脉近心端的手指压迫血管，直到在动脉远端的手指触不到脉搏，其实所用的压力大小，即表示脉搏的紧张度，它决定于动脉收缩压的高度。

4. 强弱　即脉搏的大小取决于周围血管阻力和动脉的充盈度，与脉压大小有关。凡有动脉受压，管壁变厚，血栓阻塞时，脉搏可减弱。因此，可进行左、右、上、下脉搏对比。

（1）水冲脉：检查时用整个手握住患者的腕部并使患者手臂抬高过头亦能感到患者脉搏骤起骤降、有力搏动，见于脉压增大时（图 2-86）。

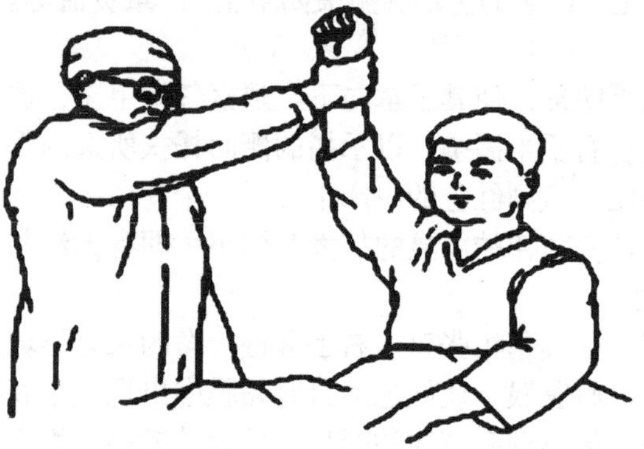

图 2-86　水冲脉检查方法示意图

（2）交替脉：节律规则而脉搏交替出现一强一弱，表示心肌严重损害。

（3）奇脉：吸气时脉搏明显减弱或消失，而在呼气终时增强，见于心包疾病。

（4）无脉：即脉搏消失，可见于严重休克及多发性大动脉炎。

5. 动脉壁状态　以近心的手指压迫动脉阻断血流，以远心的手指检查血管壁状态，动脉硬化时可触及较硬的索状物或有迂曲。左、右、上、下脉搏对比，凡有动脉受压，管壁变厚，血栓阻塞时该侧脉搏可减弱。

（三）听诊

正常在颈动脉或锁骨下动脉可听到相当于第一心音和第二心音的两个声音，称为正常动脉音。此音在其他动脉处听不到。

（1）股动脉枪击音及杜氏（Duroziez）双重杂音：主要见于主动脉关闭不全、严重贫血、甲状腺功能亢进和维生素 B_1 缺乏性心脏病等。

检查方法：被检查者平卧位伸展下肢。检查者立于其右侧，先在其腹股沟部触到股动脉，再以右手握听诊器体件，最好是钟型体件置于股动脉上，轻施压力。在正常人，当股动脉搏起时可听到一声低钝的声音。如在股动脉（较大动脉如肱动脉）处听到与心脏收缩期一致的“嗒嗒”声音清脆似枪声，则为枪击音。再继续施加较大的压力，如在股动脉搏起时和下陷时都可听到一种双期性的吹风样杂音，此杂音称为杜氏双重杂音。

（2）甲状腺功能亢进时颈部连续性血管杂音。

（3）多发性大动脉炎时可在累及动脉处听到收缩期杂音，如两侧锁骨上、颈后三角区或背部、腹部、腰部。

（4）动脉杂音：凡血管丰富的肿物，动脉瘤、动脉狭窄、动静脉瘘可在病变处听到杂音。①在甲状腺功能亢进患者的颈部，可听到连续性杂音，多在甲状腺侧叶，由于局部血流丰富所致；②在多发性大动脉炎患者中，根据病变所在部位，杂音可在两侧锁骨上、颈后三角或背部听到收缩期杂音；③在肾动脉狭窄患者的上腹部或腰背部可听到收缩期杂音；④在外周动静脉瘘患者的病变部位出现连续性杂音；⑤在肺内动静脉瘘患者的胸部相应部位可听到连续性杂音；⑥在冠状动静脉瘘患者的心前区可听到表浅而柔和的连续性杂音或双期杂音，部分以舒张期为著。

（5）静脉：颈静脉“营营”音可为生理性，亦常见于贫血患者。腹壁静脉曲张时在脐周围或上腹部可听到一种连续性的静脉嗡鸣音，见于门静脉高压。

静脉听诊：直立位置（或坐位）时，在右颈静脉上（右锁骨上窝）可以听到“营营”样杂音，此杂音持续而低弱，吸气时比较显著，如果压迫颈部或头转向右侧，则杂音明显增强。正常人可以听到，但贫血患者最易听到。

小结：周围血管征的临床特点包括颈动脉搏动增强，毛细血管搏动、水冲脉、枪击音、杜氏双重杂音等，是因脉压增大所引起，见于甲状腺功能亢进、严重贫血、主动脉瓣关闭不全、动脉导管未闭、动静脉瘘等。

实验七　心脏模拟人听诊

【教学目的和要求】

（1）掌握正常心音、异常心音、心脏杂音、心包摩擦音及心律失常的听诊特点。

（2）掌握第一心音、第二心音的听诊特点与辨别方法。

【教学方法】

教师在教师机准备，两个学生共用一个模拟人进行听诊，在模拟人上指出所要检查的内容和体征及具体的位置。教师教授结束后，学生自己练习，教师巡回指导，上课时间有限，之后在开放实验室反复加强练习。

【教学器材】

心肺听诊模拟人。

【教学内容】

心脏的听诊内容

1. 正常心音听诊　正常第一心音，正常第二心音，生理性第三心音，心音产生机制及第一心音、第二心音的鉴别。

2. 异常心音　强度异常。

第一心音增强常见于心肌肥厚、高热、甲状腺功能亢进、二尖瓣狭窄和完全性房室传导阻滞等疾病。

第二心音增强常见于主动脉高压和肺动脉高压。

第一心音减弱常见于心肌炎。

第二心音减弱常见于主动脉瓣狭窄。

3. 心音性质的改变　胎心律：心率增快时，收缩期与舒张期时限几乎相等时，听诊类似钟摆声，又称为“钟摆律”。

4. 心音分裂　第一心音分裂、第二心音分裂。

5. 额外心音（三音律）　奔马律、开瓣音、喷射音。

6. 心脏杂音

（1）生理性杂音。

（2）二尖瓣杂音（二尖瓣狭窄、二尖瓣关闭不全、二尖瓣狭窄并关闭不全）。

（3）主动脉瓣杂音（主动脉瓣狭窄、主动脉瓣关闭不全、主动脉瓣狭窄并关闭不全）。

（4）先天性心脏病杂音（动脉导管未闭、室间隔缺损）、心包摩擦音、心律失常（窦性心律不齐、期前收缩、二联律、心房颤动）。

心脏听诊是诊断学中的最难点，需要反复练习和临床积累，不可急于求成，书后附件的听诊口诀可以辅助理解和记忆。

思　考　题

1. 何谓脉压？脉压减小常见于哪些临床病症？
2. 心尖区抬举性冲动提示什么？

3. 何谓脉搏短绌？
4. 负性心尖冲动多见于哪些疾病？
5. 请说出心前区触及连续性震颤的临床意义。
6. 为什么不能同时触诊两侧颈动脉？
7. 心前区膨隆常见于什么疾病？
8. 心尖冲动触不到，有什么可能？
9. 什么是梨形心？提示什么病变？
10. 什么是奔马律？说明什么问题？
11. 如何辨别收缩期震颤和舒张期震颤？
12. 不同部位和时期的震颤各有何临床意义？
13. 何谓心包摩擦感？其见于什么情况？
14. 主动脉形心、二尖瓣形心、普大形心的形态特点及其临床意义如何？
15. 心浊音界随体位而变化说明什么？
16. 如何区别第一心音、第二心音？
17. 主动脉瓣区膨隆常提示什么问题？
18. 剑突下搏动常见于哪些情况？右心室搏动与腹主动脉瘤鉴别要点有哪些？
19. 何谓奇脉？其见于哪些情况？
20. 何谓毛细血管搏动征？其主要见于哪些疾病？
21. 何谓射枪音？常见于哪些情况？
22. 水冲脉、重搏脉、交替脉的特点及临床意义如何？
23. 杜氏双重杂音的特点及临床意义是什么？
24. 患者，女性，56 岁。患风湿性心脏病 15 年，心脏超声检查提示二尖瓣狭窄。在体检听诊区时可能有什么杂音？
25. 听到心脏杂音，也一定会触到心脏震颤吗？
26. 心前区常见异常搏动的部位有哪些（在人体上指出其部位）？
27. 临床上凡心前区触到震颤即肯定心脏有器质性病变，对不对？为什么？
28. 疑为心包积液时，心脏叩诊时应注意什么？
29. 心尖区收缩期杂音记录为“3/6”级是什么意思？能否判断有器质性心脏病？
30. 如果心尖区听到舒张期杂音时，听诊时应注意什么？

实验八　正常腹部视诊、听诊、叩诊检查

【教学目的和要求】

（1）熟悉腹部的标志和分区以及腹腔内脏器官的相互关系。

（2）掌握腹部视诊、听诊、叩诊的顺序、方法和内容。

（3）熟悉腹部检查视诊、听诊、叩诊异常体征的临床意义。

【教学方法】

讲解及示范，同学互相练习，观看腹部检查的录像，教师小结。

【教学器材】

热水袋一个（示范振水音及移动性浊音）、软尺、听诊器。

【教学内容】

腹部主要由腹壁、腹腔和腹腔内脏器组成。腹部范围上起横膈，下至骨盆，腹部上以两侧肋弓下缘和胸骨剑突与胸部为界，下至两侧腹股沟韧带和耻骨联合，前面和侧面由腹壁组成，后面为脊柱和腰肌。

一、腹部体表标志、分区及其脏器

1. 腹部体表标志（图 2-87 和图 2-88）

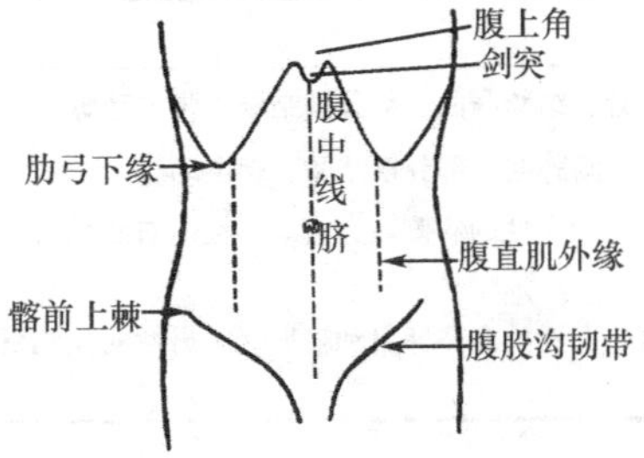

图 2-87　腹部前面体表标志示意图

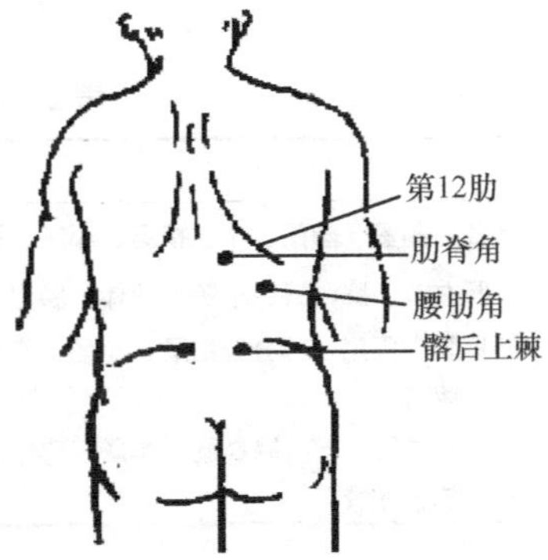

图 2-88　腹部后面体表标志示意图

（1）剑突：是腹部体表的上界。

（2）腹上角：两侧肋弓的交角。

（3）腹中线（腹白线）：为胸骨中线在腹部的延续。

（4）肋弓下缘：由第 8～10 肋软骨连接形成的肋缘和第 11、第 12 浮肋构成，肋弓下缘是腹部体表的上界。其常用于腹部分区，肝、脾的测量和胆囊的定位。

（5）脐：位于腹部中心，向后投影相当于第 3～4 腰椎之间，是腹部四区分法的标志。

（6）腹直肌外缘：相当于锁骨中线在腹部的延续。

（7）肋脊角：两侧背部第 12 肋与脊柱的交角，为肾脏压痛、叩痛的位置。

（8）髂前上棘：是髂嵴前方凸出点，是腹部九分区的标志和骨髓穿刺的部位。

（9）腹股沟韧带：是腹部体表的下界。

（10）耻骨联合：两耻骨间的纤维软骨连接，共同组成腹部体表下界。

2. 腹部分区（图 2-89）**及各区包含的脏器**（表 2-10～表 2-12）

（1）四区法：通过脐部划一水平线与一垂直线，两线相交将腹部分为四区，即左上腹部、右上腹部和左下腹部、右下腹部。

（2）九区法：由两侧肋弓下缘连线和两侧髂前上棘连线为两条水平线，左右髂前上棘至腹中连线的中点为两条垂直线，四线相交将腹部划分为“井”字形九区。

（3）七分法：与九分法相近，即在九分法的基础上，将两侧腹部的三区改为通过脐的水平线分成上下两区，即为左上腹部、左下腹部、上腹部、脐部、下腹部、右上腹部、右下腹部七区。

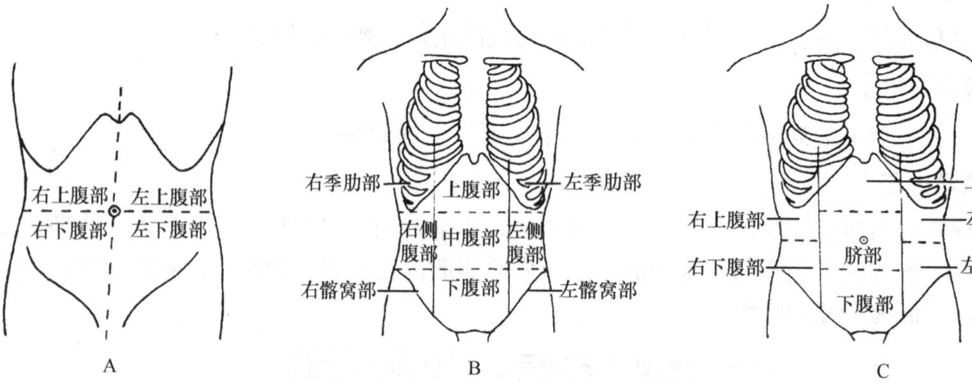

图 2-89　腹部分区法及名称

A. 四分法；B. 九分法；C. 七分法

表 2-10　四分法各区脏器名称

部位	主要脏器
右上腹部	肝、胆囊、幽门、十二指肠、小肠、胰头、右肾上腺、右肾、结肠肝曲、部分横结肠、腹主动脉
左上腹部	肝左叶、脾、胃、小肠、胰体、胰尾、左肾上腺、左肾、结肠脾曲、部分横结肠、腹主动脉
右下腹部	盲肠、阑尾、部分升结肠、小肠、膨胀的膀胱、增大的子宫、女性的右侧输卵管。男性的右侧精索、右侧输尿管
左下腹部	乙状结肠、部分降结肠、小肠、膨胀的膀胱、增大的子宫、女性的左侧卵巢和输卵管、男性的左侧精索、左侧输尿管

表 2-11　九分法各区脏器名称

部位	主要脏器
右季肋部	肝右叶、胆囊、结肠肝曲、右肾、右肾上腺
右侧腹部	升结肠、空肠、右肾
右髂窝部	盲肠、阑尾、回肠下端、女性的右侧输卵管、男性的右侧精索、右侧输卵管
上腹部	肝左叶、胃幽门端、十二指肠、胰头和胰体、横结肠、腹主动脉、大网膜
中腹部	十二指肠下部、空肠、回肠、横结肠、输尿管、腹主动脉、肠系膜及其淋巴结、大网膜
下腹部	回肠、乙状结肠、输尿管、膨胀膀胱或增大的子宫
左季肋部	胃、脾、结肠左曲、胰尾、左肾、左肾上腺
左侧腹部	空肠、回肠、降结肠、左肾
左髂窝部	乙状结肠、女性的左侧输卵管、男性的左侧精索、淋巴结

表 2-12　七分法各区脏器名称

部位	主要脏器
右上腹部	肝右叶、胆囊、右肾上腺、右肾、结肠肝曲
左上腹部	胃幽门端、脾、胰尾、左肾上腺、左肾、结肠脾曲、降结肠
上腹部	胃、肝、左叶、十二指肠、小肠、胰头和胰体、横结肠、腹主动脉
脐部	十二指肠下部、空肠、回肠、横结肠、腹主动脉、肠系膜及其淋巴结、大网膜
下腹部	回肠、乙状结肠、输尿管、膨胀的膀胱、增大的子宫
右下腹部	回盲部、阑尾、女性的右侧输卵管、男性的右侧精索、右侧输卵管
左下腹部	乙状结肠、降结肠、女性的左侧卵巢和输卵管，男性的左侧精索、左侧输尿管

二、腹 部 检 查

（一）视诊

检查室内温暖，光线充足温和，从头部方向或侧面射来。这样有利于观察搏动、蠕动、肿块及某些器官的轮廓。患者取仰卧位，裸露全腹，腹部及全身肌肉松弛，双腿弯起。医师立于患者右侧，自上而下全面视诊；可采取不同角度仔细观察，必要时双眼在患者腹部的同一平面上，自侧面呈切线方向观察。

腹部形态

（1）腹部外形

1）正常腹部外形：正常人外观对称，平坦。腹部平坦是指平卧时，前腹壁大致处于肋缘至耻骨联合同一平面或略为低凹，坐起时脐以下部位稍前凸。

2）病理状态：膨隆和凹陷。

A. 全腹膨隆：即平卧时前腹部明显隆凸于肋缘至耻骨联合的平面水平，外观呈凸起状，见于胃肠胀气、腹水或巨大肿块等。有腹部膨隆者要用软尺测量腹围。

测量方法：让被检查者排尿后，取平卧位，用软尺经脐绕腹一周，所测得周长即为腹围。通常以厘米（cm）为单位。

B. 局部膨隆：由于病变引起腹壁局部隆起，见于肿块及内脏肿大等。

C. 全腹凹陷：仰卧位时前腹壁明显低于肋缘和耻骨联合的平面称为腹壁凹陷，呈舟状腹。其见于显著消瘦、恶病质及严重脱水的患者。

D. 局部凹陷：较少见，多由于手术后腹壁瘢痕收缩所致。

（2）呼吸运动：腹式呼吸运动即正常人腹壁随呼吸上下起伏。呼吸运动受限或消失，见于腹膜炎、剧烈腹痛等。

（3）腹壁静脉：正常人腹壁静脉一般不能看见，较瘦或皮肤较白者腹壁静脉常隐约可见。

（4）腹部皮肤：皮疹、皮纹、瘢痕（图 2-90）、体毛、脐部有无分泌物或疝。

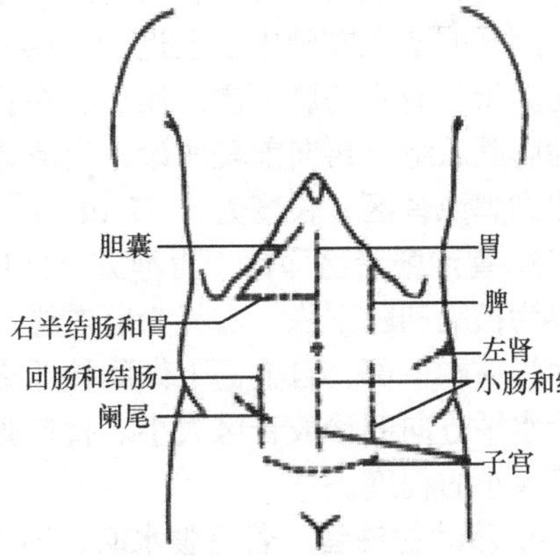

图 2-90　腹部常见手术瘢痕

（5）胃蠕动波及肠型：胃蠕动波（胃型），于上腹部可见自左肋缘下向右运行的较大的蠕动波，至幽门区消失；有时亦可见自右向左的逆蠕动波。此波用手拍击腹壁后易于见到，见于幽门梗阻的患者。肠型：见于肠梗阻的患者，在腹壁上可见肠型和肠蠕动波。

（6）异常搏动：注意部位和强弱。

（二）叩诊

腹部叩诊一般采用间接叩诊法较为可靠。正常情况下，腹部叩诊除肝、脾所在部位呈浊音或实音外，其余部位均呈鼓音。

1. 肝浊音界

（1）肝上界：被检查者取仰卧位或坐位，检查者立于其右侧，在其沿右锁骨中线、右腋中线和右肩胛线上，自上而下轻叩诊，当由清音变为浊音时，即为肝上界，又称为肝相对浊音界。

（2）肝下界：由腹部鼓音区从脐平面开始沿右锁骨中线或前正中线向上叩，由鼓音转为浊音处即为肝下界。或在肝上界再向下叩 1～2 肋间，则浊音变实音，称为肝下界，又称为肝绝对浊音界。正常人肝上界在右侧锁骨中线上第 5 肋间，右腋中线为第 7 肋间，右肩胛线中线为第 10 肋间。肝下界与胃、结肠等重叠，很难用叩诊确定。正常人在右侧锁骨中线的肝上下界之间距离为 9～11cm。

肝区叩击痛的检查方法（图 2-91）：检查者将左手掌平置于右胸下部，右手握空心拳叩击在左手手背上。正常人肝脏无叩击痛，而在肝炎、肝脓肿时肝区可有叩击痛。

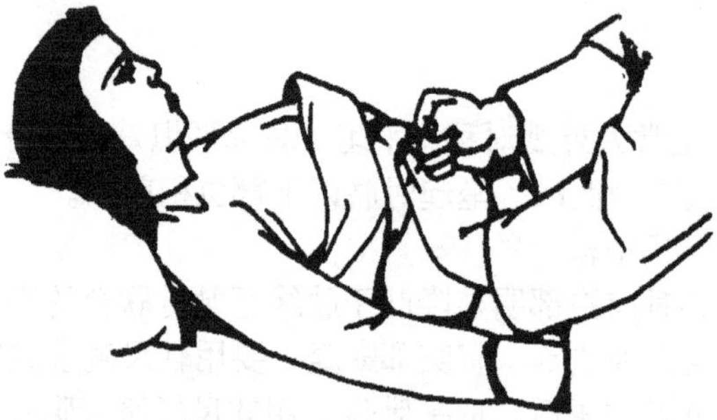

图 2-91　肝区叩击痛

胆囊位于深处，临床上不能用叩诊检查其大小，仅能检查胆囊区有无叩击痛，有叩击痛时，是胆囊炎的重要体征。

2. 脾脏叩诊　采用间接叩诊法。

被检查者取右侧卧位，两上肢放于胸部，或左上肢置于头上，头下垫一低枕，双膝微曲。用轻叩法在左腋中线上进行，由清音转为浊音，即为脾上界，继续向下叩，叩诊音再次变为清音时则为脾下界。然后，在脾之上下界之间腋中线处沿肋间叩，当浊音变为清音时为脾脏后缘。再向前轻叩诊，当清音变为鼓音时为脾之前缘。正常人在第 9～11 肋间可以叩到脾浊音区，长度为 4～7cm，前方不超过腋前线。脾肿大时，脾浊音区相对扩大。

3. 胃泡鼓音区叩诊　胃泡鼓音区位于左前胸下部肋缘以上，为胃底穹隆含气所致，其上界为横膈和肺下缘，右界为肝左缘，左界为脾，下界为肋弓，呈半月形。检查时在左锁骨中线前胸下部，自上而下做间接叩诊，由肺区清音变为鼓音，即为胃泡鼓音区的上界，再沿水平方向叩诊鼓音区大小。胃扩张时此鼓音区扩大，肝肿大时则缩小，可以间接探知肝脾大小的程度。

4. 移动性浊音　若有腹水时，叩诊腹两侧呈浊音，而腹中部因肠管浮起而呈鼓音（图 2-92）。根据腹水的量的不同采取仰卧位、侧卧位和肘膝位。这种因体位不同而出现浊音区变动的现象，称为移动性浊音。这是发现有无腹水的重要检查方法。

如果腹水量少，用以上方法不能查出时，若病情允许可让患者取肘膝位，使脐部处于最低部位。由侧腹部向脐部叩诊，如由鼓音转为浊音，则提示有腹水的可能（即水坑征）（图 2-93）。

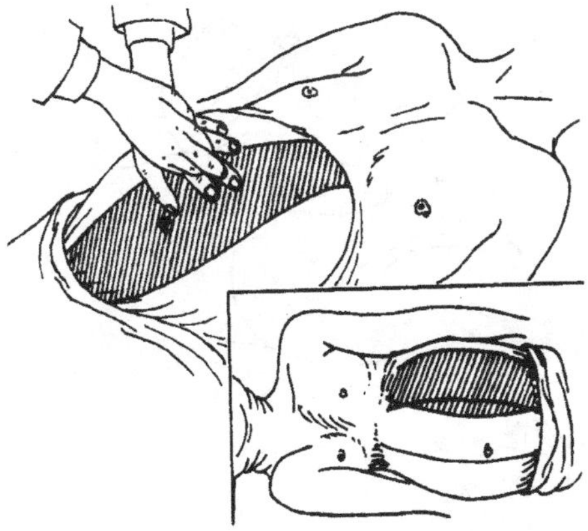

图 2-92　移动性浊音叩诊示意图

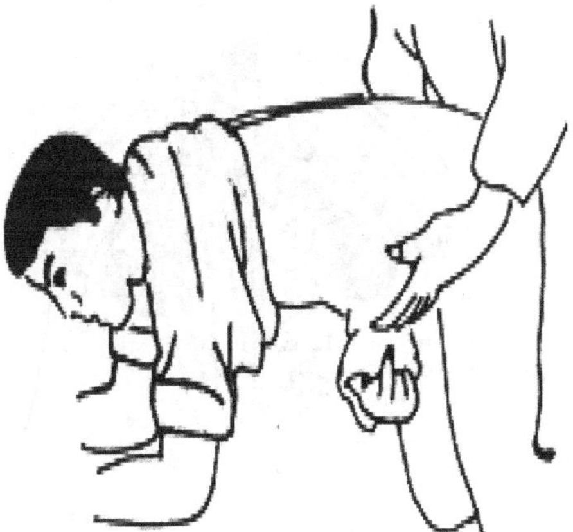

图 2-93　水坑征

正规的叩诊方法：患者取仰卧位，医师立于患者右侧。先从脐部开始，在脐水平面向左侧叩诊，如叩诊音变为浊音，则叩诊板指位置固定（不离开皮肤），嘱患者向右侧卧位，重新叩诊该处，听取音调有无变化，然后向右侧移动叩诊，直到出现浊音，叩诊板指固定位置，嘱患者向左侧卧位，再次叩诊，听取音调有无改变。这种因体位不同而出现浊音区变动的现象，称为移动性浊音阳性。大量腹水：在 1000ml 时，即可查出移动性浊音。

下列情况易误诊为腹水，应注意鉴别：①肠管内有液体潴留；②巨大卵巢囊肿（图 2-94）。

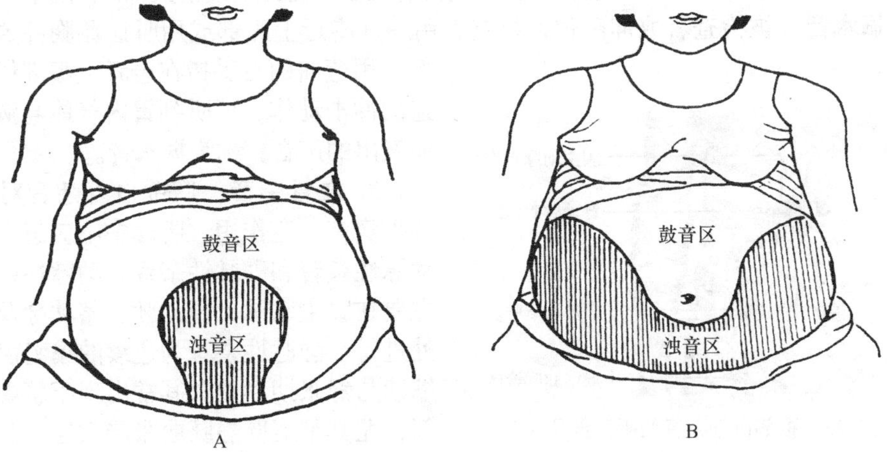

图 2-94　卵巢囊肿与腹水的鉴别

A. 卵巢囊肿；B. 腹水

5. 膀胱叩诊　当膀胱触诊不满意时，可用叩诊来判断膀胱膨胀的程度。患者取仰卧位，从腹正中线脐部向下叩至耻骨联合处。如发现由鼓音变为浊音，且浊音区一直延续到耻骨联合上缘，呈圆弧形浊音区，代表充盈的膀胱，多见于尿潴留患者，但要与妊娠中期以后子宫或卵巢囊肿鉴别。

6. 肾脏叩诊 患者取坐位或侧卧位，检查者用左手掌平放在其脊肋角处（肾区），右手握空心拳用尺侧由轻到中等的力量叩击左手背，称为肋脊角叩痛。正常人无此叩击痛，当有肾脏病变时，肾区有不同程度的叩击痛（图 2-95）。

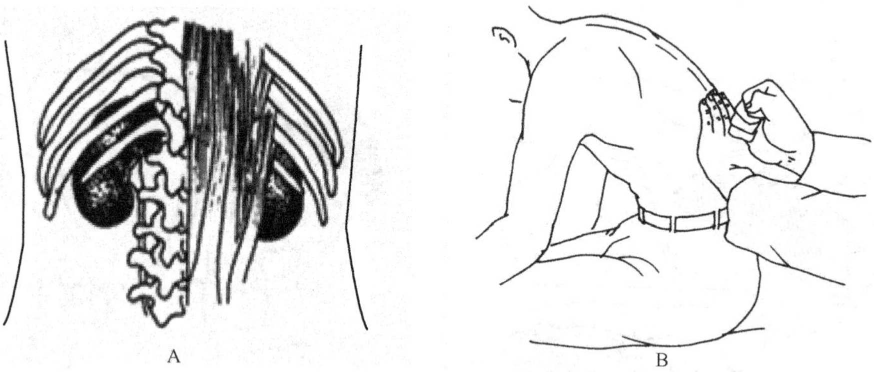

图 2-95 肾叩击痛检查

A. 肾脏的解剖位置；B. 叩击痛手法

（三）听诊

听诊时被检查者取平卧位，检查者将听诊器的胸件置腹壁上，有步骤地在腹部进行全面听诊，主要听诊内容有肠鸣音、振水音、血管杂音。

1. 肠鸣音 肠鸣音的听诊应在触诊、叩诊前进行，可以避免外加因素的刺激使肠蠕动发生变化。当肠蠕动时，肠内气体和液体移动的声音，称为肠鸣音。正常情况下，肠鸣音每分钟 4～5 次。肠鸣音每分钟超过 10 次以上，音调增高，称为肠鸣音活跃，见于饥饿、服用泻药、消化道出血；如肠鸣音高亢呈叮当金属音，称为肠鸣音亢进，见于机械性肠梗阻。持续 3～5 分钟以上才听到一次肠鸣音或听不到者，称为肠鸣音减弱或消失，见于麻痹性肠梗阻。

2. 振水音 被检查者取仰卧位，检查者用一耳凑近上腹部或用听诊器胸件置于上腹部，用弯曲的右手指在患者上腹部做连续迅速的冲击动作，可听到胃内气体与液体撞击而发出的声音，称为振水音。

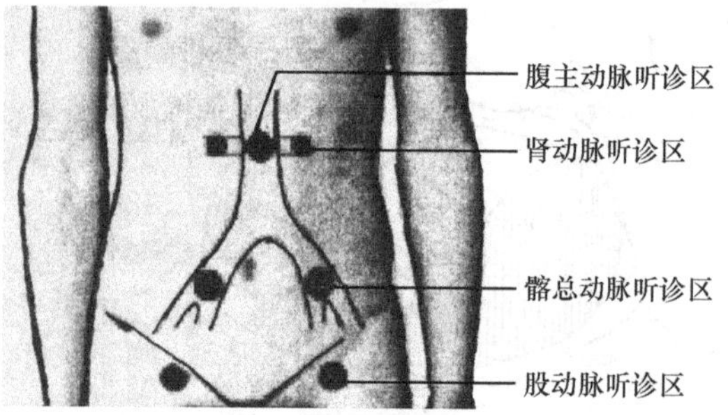

图 2-96 腹部血管杂音的听诊部位

3. 血管杂音 腹部血管杂音对诊断某些疾病有一定作用，听诊中不应忽视。它分动脉性杂音和静脉性杂音。动脉性杂音听诊主要在腹主动脉、肾动脉、髂动脉及股动脉处进行。静脉性杂音为连续的嗡鸣声，无收缩期与舒张期性质。其常出现于脐周或上腹部，尤其是腹壁静脉曲张严重处。此音提示门静脉高压时的侧支循环形成（图 2-96）。

思考题

1. 要求同学反复练习，下次实验前将抽查同学操作腹部检查，其他同学判断其正误，老师对此结果给予评判，及时纠正错误。

2. 结合所学内容，说明易引起误诊的原因。

实验九　腹部触诊

【教学目的和要求】

（1）掌握腹部触诊的各种手法。

（2）重点掌握腹部脏器触诊内容。

【教学方法】

讲解及示范，同学互相检查，进行人体腹部模型体征的检查，观看腹部检查的录像，教师小结。

【教学内容】

在腹部体格检查应用的视诊、触诊、叩诊及听诊四种方法中，尤以触诊最为重要。

被检查者采取仰卧位，两腿半屈，头垫低枕，两手自然放于躯干两侧，使肌肉放松，嘱被检查者做平静腹式呼吸。检查者站立于被检查者右侧，双手温暖，用力柔和。检查肝、脾时，可分别用向左、向右侧卧位；检查肾脏时可用坐位或立位。

检查顺序为由浅入深，由下至上，由不痛到痛的部位。先行浅部触诊法，注意有无压痛及腹肌紧张；再做深部触诊，先从健康部位开始，逐渐移向病变或可疑病变部位，一般先从左下腹开始，逆时针方向触诊。必要时，医师可一边与患者谈话，一边检查，以分散患者的注意力，从而减轻患者自主性的腹肌紧张。

（一）触诊方法分类

1. 浅部触诊　将右手（亦可双手重叠）轻放腹壁上，利用掌指关节及指关节的弹力柔和依次地进行滑动触摸，开始触诊时，常采用此法。其适用于检查腹壁的紧张度，压痛、反跳痛，腹部肿块等。

2. 深部触诊法

（1）深部滑行触诊法：嘱患者张口平静呼吸，医师以并拢的2～4指末端逐渐压向腹后壁脏器或包块，在被触及的脏器或包块上做上下左右的滑动触摸，如为肠管或索条状包块，则应做与长轴垂直方向的滑动触诊。此法有利于检查腹腔深部脏器和胃肠病变的检查。

（2）深压触诊法：以一个或两、三个手指，逐渐按压以明确压痛的部位，如阑尾点压痛、胆囊点压痛等。

（3）双手触诊法：左手将被检查者的部位或脏器托起推向右手，这样除可起固定作用外，同时又可使被检查者脏器或包块更接近体表，右手按滑行触诊法进行，必要时可嘱患者取侧卧位。此法常用于检查肾脏、脾脏及肝脏。

（4）冲击触诊法：又称为浮沉触诊法。检查者用二、三、四并拢的手指并弯曲70°～90°角，置于腹壁上相应的部位，做数次急速而较有力的冲击动作，在冲击时即会触及腹腔内脏器或肿块在指端沉浮。其适用于大量腹水，肿大的肝脾或肿块难以触及时采用。注意此法应避免用力过猛，否则使患者不适。

（二）触诊内容

1. 腹壁触诊　注意血管搏动，注意区分正常和病理性剑突下搏动。

（1）腹部紧张度：正常人腹壁有一定张力，但触之柔软，较易压陷，称为腹壁柔软。

在两侧对称部位进行比较，注意有无柔韧感、板状腹。腹部病变者，全腹腹壁紧张度或局部腹壁紧张度增加，甚至出现板样腹。腹腔内炎症，腹肌呈反射性痉挛，腹壁紧张，有抵抗感。

（2）腹壁静脉曲张及血流方向检查：正常人腹壁静脉一般不能看见，在较瘦或皮肤较白的人腹壁静脉常隐约可见。有的被检查者腹壁静脉充盈或曲张，应检查静脉血流方向。下腔静脉梗阻，脐上或脐下曲张静脉的血流方向均向上；上腔静脉梗阻，脐上或脐下曲张静脉的血流方向均向下；门静脉梗阻时，脐水平线以上的腹壁静脉血流方向为自下而上，而脐以下静脉血流方向为自上而下（图 2-97）。

检查方法：

1）应选择一段上下走行、没有分支的静脉，检查者将一手的示指和中指合并紧压曲张的静脉，然后用一指向上移动，向上排空血液。

2）放松中指，静脉不充盈，说明血流方向是自下而上。

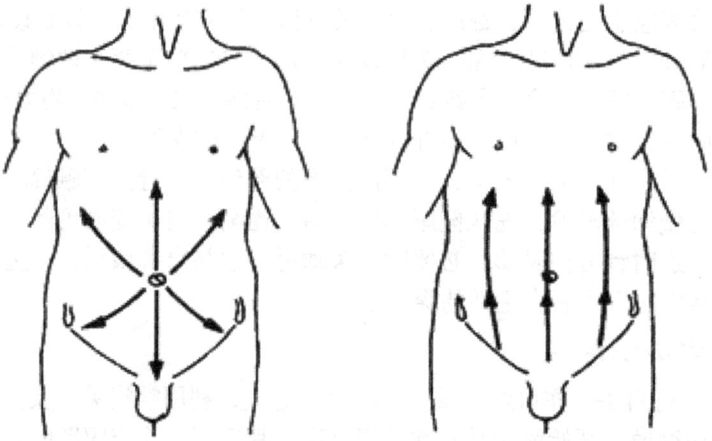

图 2-97　腹壁静脉曲张及血流方向检查

A. 门静脉高压时腹壁浅静脉血流方向；B. 下腔静脉梗阻时腹壁浅静脉血流方向

3）反之，松开示指，如静脉充盈，说明血流方向是由下向上。

2. 压痛和反跳痛　正常人腹部触压时不引起疼痛，重压时仅有一种压迫感。真正的压痛多来自腹壁和腹腔内脏病变。检查者以一个或两、三个手指逐渐按压，腹部出现压痛后，手指仍压于原处稍停片刻，使压痛感觉趋于稳定，然后在深压的基础上迅速将手抬起，如此时被检查者感觉腹痛骤然加重，并常伴有痛苦的表情或呻吟，称为反跳痛（图 2-98）。反跳痛多为腹部脏器病变累及邻近腹膜的征象，是当突然抬手腹膜被牵拉而引起的剧烈疼痛。检查反跳痛时，可同时询问患者是否感觉疼痛加重或观察面部是否出现痛苦表情，代表腹部病变累及壁腹膜，见于急性腹膜炎。

区别压痛来自腹壁或腹腔内的方法：嘱被检查者伸直下肢，做屈颈抬肩动作使腹肌紧张，再做压痛检查，如压痛来自腹壁者，则压痛依旧或出现自发痛；压痛来自腹腔者，因收缩的腹肌将病变与触诊的手隔开，压痛减轻或消失，如阑尾炎时的麦克伯尼（McBurney）点（位于右髂前上棘与脐部所连直线的中外 1/3 交界处）（图 2-99）；胆囊炎时在右侧锁骨中线与肋缘交界处的胆囊点有压痛。

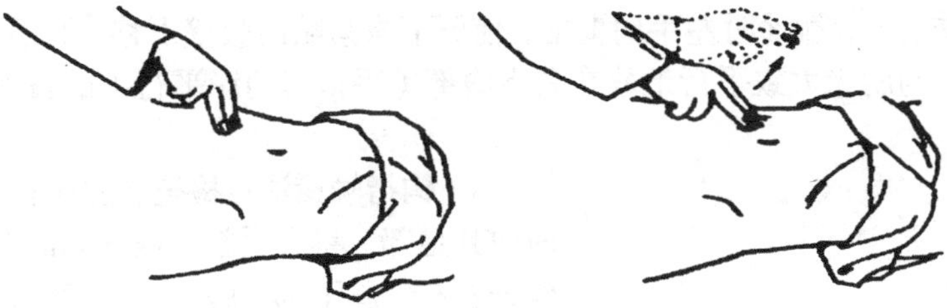

图 2-98 压痛与反跳痛示意图

临床上常检查的压痛点如图 2-100 所示。

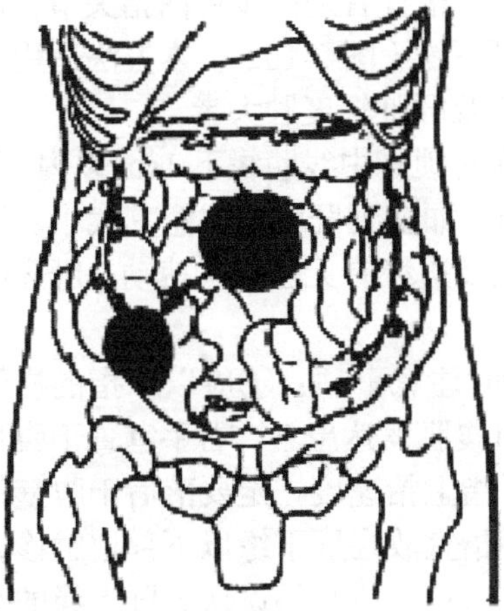

图 2-99 阑尾炎疼痛示意图

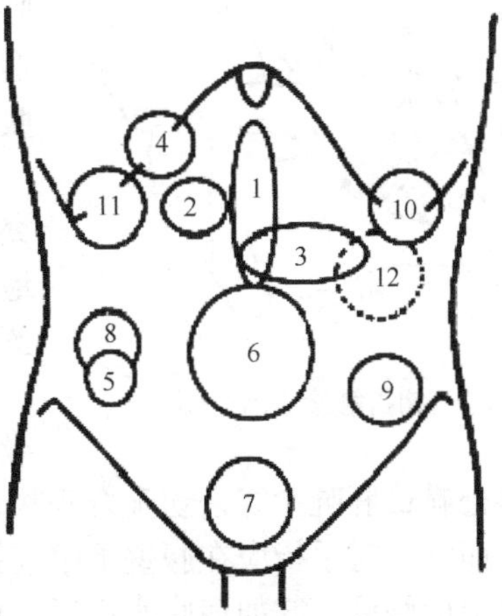

图 2-100 临床上常检查的压痛点

1. 胃炎和溃疡；2. 十二指肠溃疡；3. 胰腺炎或肿瘤；4. 胆囊炎；5. 阑尾炎；6. 小肠疾病；7. 膀胱或子宫病变；8. 回盲部炎症、结核；9. 乙状结肠炎症或肿瘤；10. 脾或结肠脾曲病变；11. 肝或结肠肝曲病变；12. 胰腺炎的腰部压痛点

3. 腹腔脏器触诊 正常腹部可触及的结构见图 2-101。

（1）肝脏触诊：一般用单手滑行触诊法、双手触诊法或钩指触诊法检查。

1）单手滑行触诊法：检查者站在被检查者右侧，面对其头部，右手中间三指并拢，平放于患者右下腹部（手指与肋缘平行）腹直肌外缘，然后嘱患者做较深而均匀的腹式呼吸，右手指紧贴腹壁稍加压力，随腹壁的呼吸运动而起落，吸气时腹壁隆起，触诊的手应落后于腹壁抬高的速度，因吸气时肝脏随膈肌的运动而下降，此时示指桡侧端可触及下移的肝下缘。呼气时，腹壁松弛下陷，触诊的手应加压及时下按，此时可触及肝脏从指腹滑过。然后自下而上，逐渐向肋缘方向滑动，直达肋弓或手指触及肝脏的下缘为止，经复查后，如触及肝下缘，则应继续向两侧移动检查，以确定整个肝下界的位置。其适用于腹壁较厚或有腹水的患者。

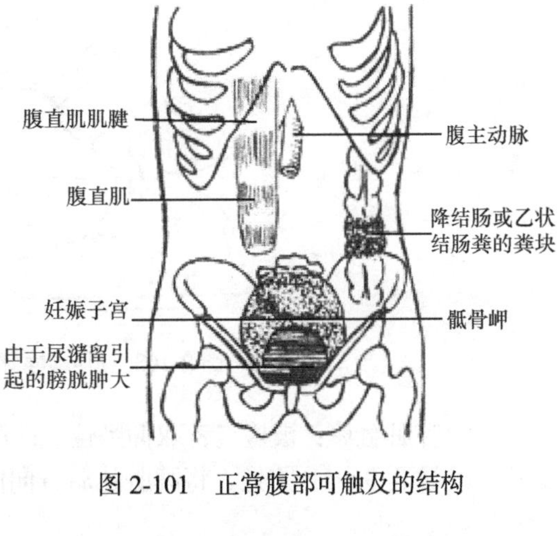

图 2-101 正常腹部可触及的结构

2）双手触诊法：检查者用左手托住被检查者右腰部（相当于第 11～12 肋处），左手

拇指固定于右季肋上，触诊时左手向上推，使肝下缘紧贴前腹壁下移，右手中间三指并拢，掌指关节伸直，与肋缘大致平行地放在右下腹部（手指与肋缘平行）的腹直肌外缘，其余同单手触诊法。

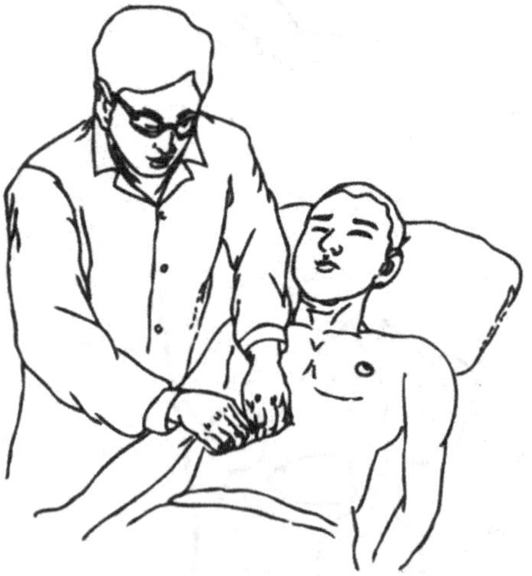

图 2-102 钩指触诊法示意图

3）钩指触诊法：检查者立于被检查者右肩旁，面向其足部，将右手掌（或并列的双手掌）搭在被检查者右前胸下部，腕关节自然伸直，前臂与被检查者前腹壁在同一平面，右手或双手第 2～5 指屈曲成钩状，指端钩压在估计为肝缘所在位置的下方，指腹朝向右季肋缘、嘱被检查者做缓慢的腹式呼吸，在深吸气时，检查者进一步弯曲指关节，以迎触向下移动的肝下缘（图 2-102）。本方法适用于腹壁薄软者、儿童及肝脏轻度肿大者。

正常人肝脏在右锁骨中线肋缘下 1cm 以内，剑突根部下 3～5cm，如触到肝脏要注意其大小、质地、表面状态，以及边缘有无压痛、搏动、肝区摩擦感有肝震颤。

4）肝脏触诊时注意事项：①应以示指的桡侧缘触及肝脏；②对腹肌发达患者，右手宜置于腹直肌外缘稍外处触诊肝脏；③密切配合呼吸动作，吸气时手指上抬速度一定要落后于腹壁的抬起速度，而呼气时手指应在腹壁下陷前提前下压；④手指宜放在肝下缘以下部位触诊，避免在肝脏上面触诊；⑤如遇腹水患者，可应用浮沉触诊法；⑥应与易误认为肝下缘的其他腹腔内脏器鉴别，如横结肠、右肾下极、腹直肌腱化。

5）肝脏触诊的内容：①通常在平静吸气状态下测量并记录肝脏在右锁骨中线肋弓下（简称肋下）及剑突下的大小，以厘米（cm）表示。②质地：质软、中度或坚硬（如唇、鼻尖、前额）。③表面状态：光滑，结节感及结节的大小。④边缘状态，规则或不规则。锐利圆钝、清楚或不清楚等。⑤压痛：轻度、中度，明显压痛或无压痛。⑥肝-颈静脉回流征的检查：检查时仔细观察颈静脉有无怒张及其怒张的程度。然后，将右手掌平放于右肋缘下肝区部位，并逐渐用适当的力度加压 30～60s，如此时颈静脉逐渐充盈、怒张或原有的怒张更加明显，而停止压迫肝区时，颈静脉充盈度复原，即为肝-颈静脉回流征阳性，常见于右心衰竭（图 2-103）。

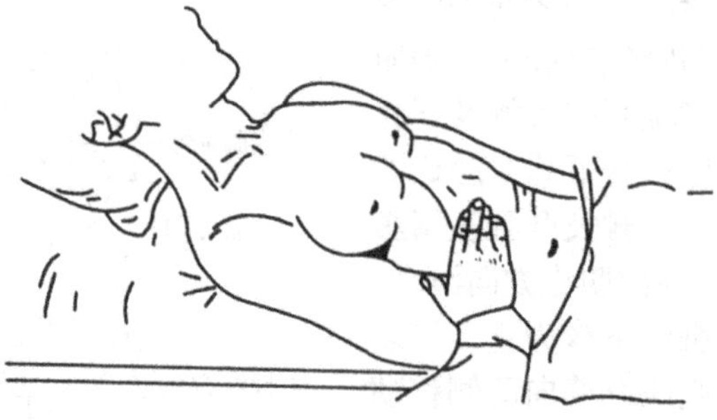

图 2-103 肝-颈静脉回流征检查方法示意图

（2）脾脏触诊：被检查者取仰卧位，两腿稍屈曲，检查者左手绕过患者腹前方，手掌置于其左腰部第 9～11 肋处，将脾脏从后方向前托起，右手掌平放于左下腹部，与肋弓大致成垂直方向，如同触诊肝脏一样，待患者深吸气时向肋弓方向迎触脾脏，随患者呼吸运动自下而上触摸，直至触到脾缘或左肋缘(图 2-104)。

如脾脏轻度肿大而仰卧位不易触到时，可嘱患者取右侧卧位，双下肢屈曲，右手置于右颈部，左臂自然伸展，肌肉放松。检查者立于其右侧，左手掌置于被检查者左后背部第 9～11 肋骨处，手指自然并拢，自后向前推压，右手置于其后肋缘下 3～4cm 处进行触诊，方法同前。

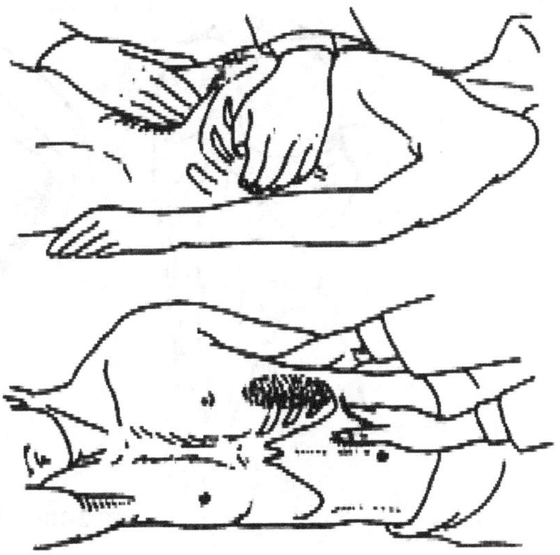

图 2-104 脾脏触诊示意图

脾脏测量：脾脏明显肿大时应用下法测量[以厘米（cm）表示]；临床实际中，常将脾肿大分为轻、中、高三度（图 2-105）。

1）第Ⅰ测量（甲乙线）：指左锁骨中线与左肋缘交界点至脾下缘的距离，脾轻度肿大时只作第Ⅰ线测量。

2）第Ⅱ测量（甲丙线）：指左锁骨中线与左肋缘交点至脾最远点的距离。

3）第Ⅲ测量（丁戊线）：指脾右缘与前正中线的距离，脾右缘超过前正中线时为正值，不及前正中线时为负值。

正常人脾脏不能触及。脾肿大见于败血症、伤寒、肝硬化、白血病及淋巴瘤等。检查脾脏也要注意其大小、边缘、切迹、硬度、压痛及表面状态。

（3）胆囊触诊：一般用单手滑行触诊法或钩指触诊法检查。

正常胆囊触不到，如肿大，在右上腹部腹直肌外缘与肋缘交界处触到卵圆形或梨形、张力较高的肿物，随呼吸上下移动并常有压痛，胆囊肿大常见于胆囊炎。

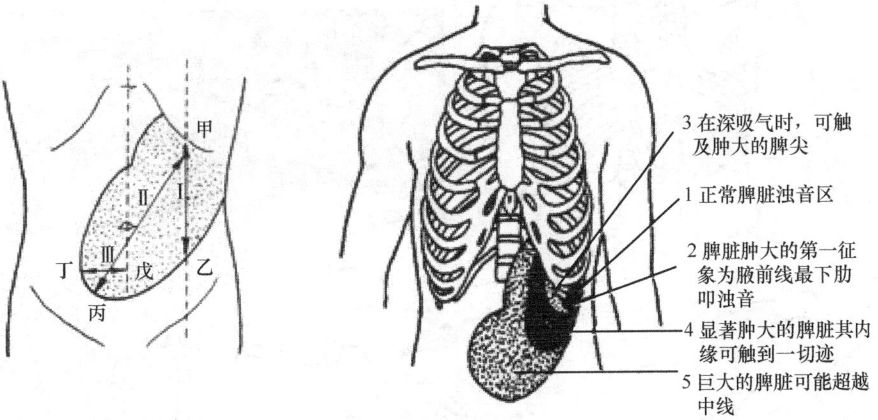

图 2-105 脾肿大的测量示意图

墨菲（Murphy）征：是检查胆囊压痛的方法。检查者以左手掌平放于患者右肋缘部，以左手拇指指腹勾压于胆囊点处，嘱患者缓慢深吸气，如在吸气膈肌下降的过程中，发炎的胆囊下移并触及用手按压的拇指，患者出现疼痛，为胆囊触痛征阳性。如因剧烈疼痛而致患者吸气终止，称为墨菲征阳性；否则为阴性。胆囊的炎症常涉及壁腹膜，引起腹肌张力增加，此时常不易触及肿大的胆囊（图 2-106）。

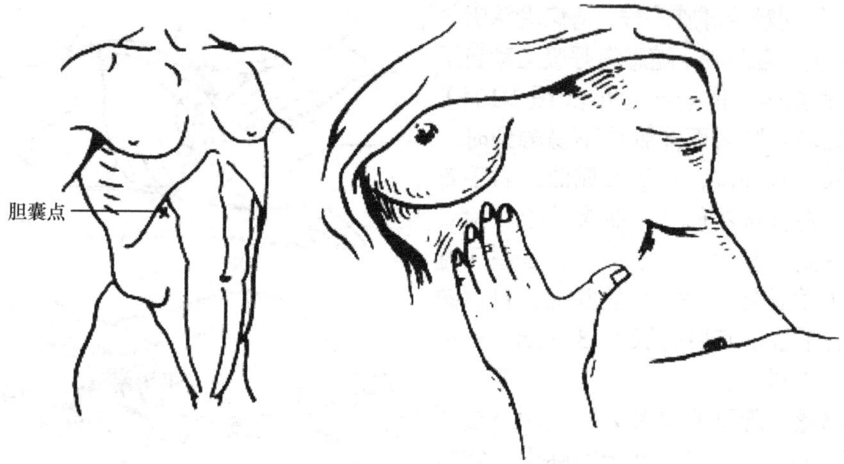

图 2-106　墨菲征检查法

（4）肾脏触诊（图 2-107）：一般采用双手触诊法，被检查者采取平卧位或立位。卧位时，嘱其两腿屈曲，并做较深呼吸，检查者立于其右侧，以左手托住患者右侧后腰部并向上推动，右手掌平放在右上腹部腹直肌外缘，手指方向大致平行于右肋缘而稍横向，随患者呼吸将右手逐渐压向腹腔深部，当患者深吸气时，腹壁明显下陷，此时右手深入压下，使左右两手相对合，如触到光滑钝圆的脏器，可能为右肾下极。若用双手夹触到肾脏时，患者常出现类似酸痛或类似恶心的不适感。触诊左肾时，左手越过患者前方而托住左腰部，右手掌置于患者左上腹部，依前法双手触诊左肾。如卧位未触及肾脏，还可让患者取站立位，检查者位于其侧面做双手触诊法。下垂的肾脏可随呼吸而上下移动。正常人肾脏一般不能触及。瘦弱者有时可触及右肾下端。

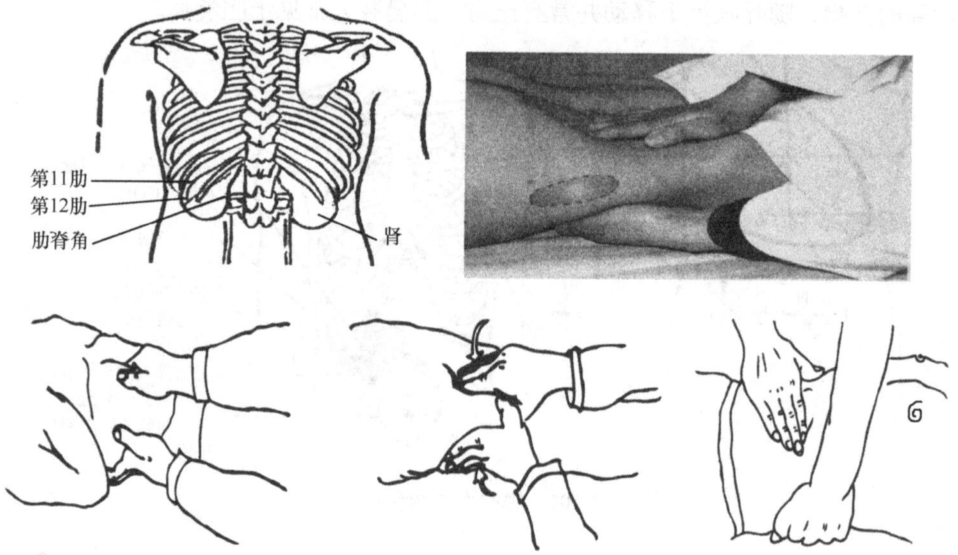

图 2-107　肾脏位置及检查手法

肾脏病变时，应检查以下几个压痛点：

1）季肋点，两侧腹直肌外缘与肋弓交点处。

2）上输尿管点，脐水平线与腹直肌外缘交点处。

3）中输尿管点，髂前上棘水平线与腹直肌外缘交点处。

4）肋脊点，背部第 12 肋与脊柱夹角的顶点。

5）肋腰点，背部第 12 肋与腰肌外缘夹角的顶点（图 2-108）。

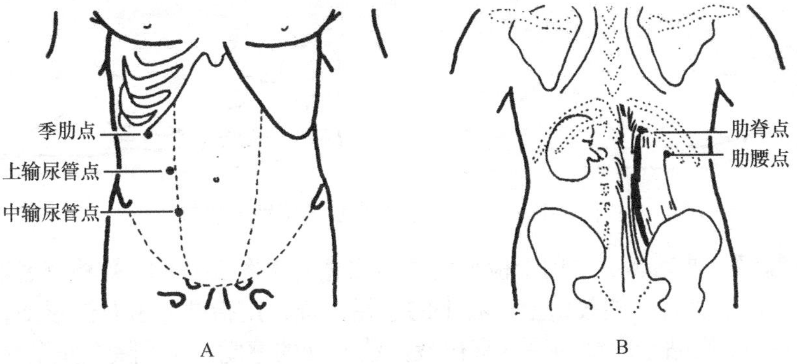

图 2-108　肾脏与输尿管疾病压痛点

A. 腹面；B. 背面

正常腹腔脏器放射疼痛部位见图 2-109。

（5）膀胱触诊：检查时一般采用单手滑行触诊法。被检查者取仰卧屈膝位，检查者以右手自脐开始向耻骨方向触摸。正常膀胱空虚时不易触及。只有当积尿、充盈时才可能触及膀胱，胀大的膀胱多呈扁圆形或圆形，囊性感，按压时有憋胀之尿意。

4. 腹部包块　除以上主要脏器触诊外，腹部还可能触及一些包块。其包括肿大或移位的脏器、炎症包块、囊肿、肿大淋巴结及肿瘤肿块、肠内粪块等。应注意鉴别，注意肿块的部位、大小、形态、质地、移动度和有无搏动。

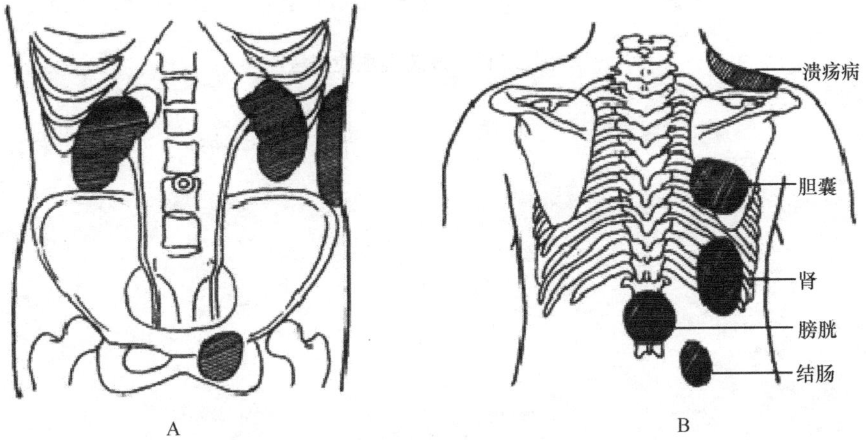

图 2-109　肾绞痛及腹腔脏器放射痛部位示意图

A. 肾绞痛；B. 腹腔脏器放射痛部位

腹腔内包块与腹壁包块的鉴别方法：检查者立于其右侧，被检查者取仰卧位，双下肢伸直，双手置于头的枕部，嘱其屏住呼吸，保持双下肢伸直，做屈颈抬肩动作，包块明显突起的说明在腹壁上，包块消失说明在腹腔内（图 2-110）。

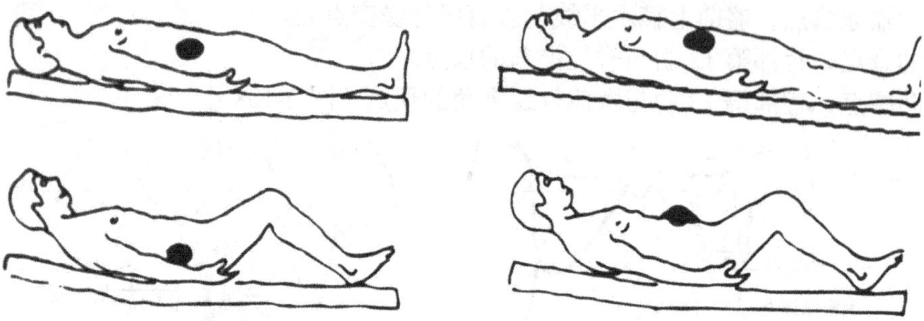

图 2-110　腹壁与腹腔包块的鉴别示意图

5. 液波震颤（波动感）　用于检查大量腹水患者（图 2-111）。被检查者取仰卧位，检查者以左手掌贴于患者一侧腹壁上，右手的手指并拢，用指端叩击对侧腹壁，如腹内有较多的腹水存在时，则贴于腹壁的手掌有被液体波冲动的感觉。为了除去外腹壁本身的震动，可嘱另一人用手掌的尺侧垂直轻压于腹正中线上被检查者脐上中线处，则水波感消失，如仍有波动冲击感则提示有大量腹水（3000～4000ml 以上）。

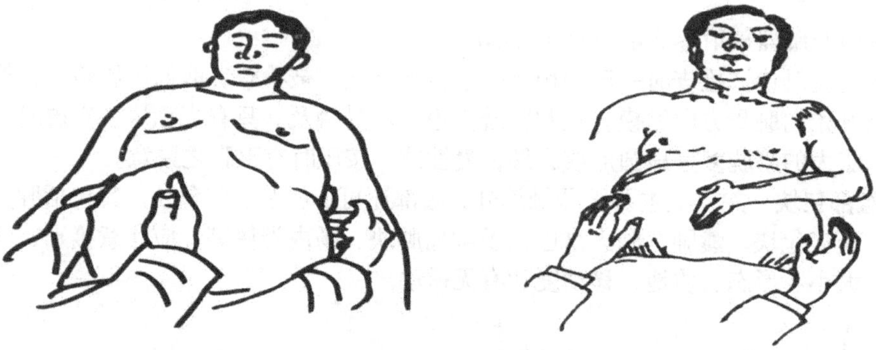

图 2-111　液波震颤检查法

实验十　腹部模拟人触诊

【教学目的和要求】

（1）掌握肝脏、胆囊及脾脏的触诊方法。

（2）掌握腹部压痛点的检查方法。

【教学方法】

教师在教师机准备，两个学生共用一个模拟人进行触诊，在模拟人上指出本次实验的内容和体征。教师教授结束后，学生自己练习，教师巡回指导，上课时间有限，之后在开放实验室反复加强练习。

【教学器材】

肝脾触诊模拟人。

【教学内容】

肝脏触诊、胆囊触诊、脾脏触诊、腹部压痛点的检查。

腹部触诊是腹部检查的重点，因示教病例减少，学生需反复在模拟人上进行练习，但在触诊练习中需要注意以下事项。

（1）检查者要遵守实验室要求，爱护仪器设备。

（2）操作时指甲要剪短，动作要轻柔。

（3）严格按操作规程操作，各体征一定要在腹式呼吸出现之后再进行触诊。

（4）当触及肝、脾或胆囊以后，应将手放在原处，配合呼吸轻轻触诊，以体会边缘、表面和质地等情况。不要加压太重，以免仪器损伤或程序紊乱。

（5）当触及压痛点时，听到仪器提示指令后即停止，不要频繁进行压痛，以免仪器损伤。

思　考　题

1. 何为蛙腹、尖腹、舟状腹？其临床意义是什么？
2. 如何鉴别腹壁肿物与腹腔内脏器肿物？
3. 何为腹部饱满、板状腹及腹壁揉面感？腹壁揉面感有何临床意义？
4. 腹部视诊发现局部条形膨隆常见于哪些疾病？
5. 反跳痛检查如何操作？
6. 右下腹压痛和反跳痛阳性常见于何种疾病？
7. 腹部有局限压痛，应考虑什么？
8. 黄疸进行性加深伴胆囊无痛性的显著肿大，称为什么征阳性？
9. 如果有腹肌紧张和反跳痛，其临床意义是什么？
10. 什么是肝震颤？什么是肝区摩擦感？有何临床意义？
11. 在临床上，常将脾肿大分为轻、中、高三度，请叙述如何分法？
12. 什么时候行侧卧位脾脏触诊？正常脾脏的位置和大小如何？
13. 肝浊音界上移、下移和消失常见于哪些疾病？
14. 正常人腹腔中有液体吗？
15. 请说出肾盂和输尿管起始部在人体体表的投影部位。

16. 如何通过叩诊鉴别大量腹水与巨大卵巢囊肿？

17. 腹部听诊时在中腹部、左右上腹及两侧下腹听及血管杂音有何临床意义？

18. 消化性溃疡患者急性胃穿孔，腹部叩诊检查时发现的重要阳性体征可能是什么？

19. 在肿大肝脏表面听及血管杂音有何意义？

20. 液波震颤检查什么？腹腔内有多少液体可查出液波震颤？

21. 胃泡鼓音区（Traube 区）消失说明什么问题？

22. 如何区别动脉性血管杂音和静脉性血管杂音？动脉性杂音和静脉性杂音常出现的部位是哪里？

23. 腹中线部位听到动脉性血管杂音要考虑什么？如何进一步检查？

24. 腹肌紧张度如何判断？

25. 幽门梗阻所致的振水音如何与大量饮水之后所致的振水音相鉴别？

26. 何谓肠鸣音正常、亢进、消失？

27. 患者，男性，55 岁。半个月来尿量明显减少，明显腹胀和双下肢水肿。既往有慢性乙型肝炎病史 8 余年。该患者腹壁静脉曲张明显，其血流方向如何？

28. 患者，男性，20 岁。午饭后自觉上腹部不适，傍晚出现右下腹隐痛，来院急诊，腹部触诊时应重点注意哪些内容？

实验十一　脊柱、四肢关节检查

【教学目的和要求】

（1）掌握脊柱、四肢的检查方法和内容。

（2）熟悉异常体征的临床意义。

【教学方法】

带教老师正常查体示教，同学互练操作，观看脊柱、四肢检查的录像，学生再次练习，教师巡视纠正存在的问题。填写实验报告，教师小结。

【教学器械】

叩诊锤，棉签（钝头竹签）。

【教学内容】

一、脊柱、四肢检查

脊柱是支持体重，保持正常的立位及坐位姿势的重要支柱。脊柱的椎管可容纳并保护脊髓。脊柱由 7 个颈椎、12 个胸椎、5 个腰椎、5 个骶椎、4 个尾椎组成。脊柱的病变主要表现为疼痛、姿势或形态异常及活动度受限等。检查时应脱去上衣，双足并拢站立，双下肢直立，双手自然下垂。注意其弯曲度及有无畸形、活动是否受限、有无压痛及叩击痛。

脊柱的体表定位：为了确定病变的位置，首先应了解各椎骨体表标志。从枕骨结节向下，第一个触及的是第 2 颈椎棘突；它与第 2 颈椎椎体约在同一水平。第 7 颈椎棘突特别长，颈前屈时更为明显，故又称为隆椎。将双上肢垂于体侧，两肩肩胛冈内端连线通过第 3 胸椎的棘突，棘突下缘约平第 3、4 胸椎间隙。两肩胛下角的连线，通过第 7 胸椎棘突，约平第 8 胸椎椎体。腰肌两侧可触及的最长的横突为第 3 腰椎横突，同第 3 腰椎椎体水平。双侧髂嵴最高点的连线一般通过第 4 腰椎椎体下部或第 4、5 椎体间隙。双侧髂后上棘的连线通过第 5 腰椎与第 1 骶椎棘突之间。剑突平齐胸第 9 椎体。脐平齐腰第 3～4 椎间隙（图 2-112）。

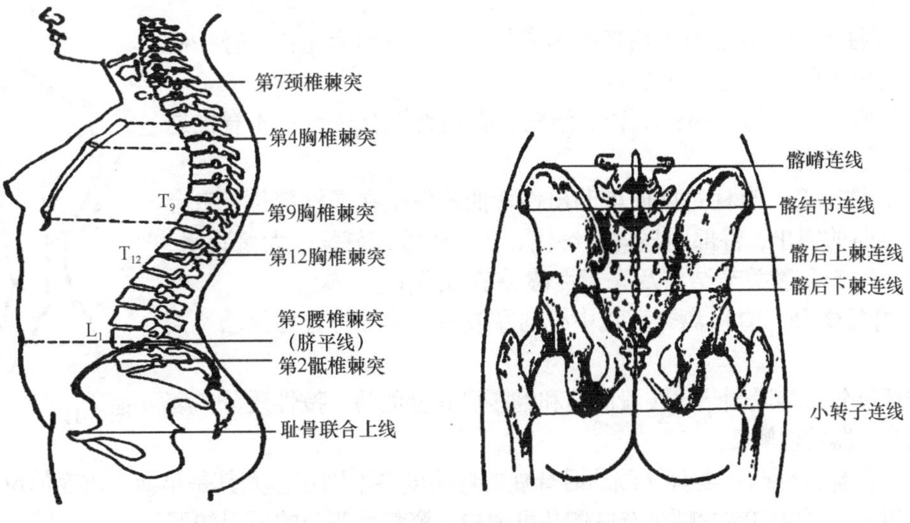

图 2-112　脊柱的棘突与椎体定位

（一）生理弯曲度

立位：

（1）侧面观察：正常人脊柱有四个生理性弯曲，即颈椎稍向前凸，胸椎稍向后凸，腰椎有较明显前凸，骶椎有较大幅度后凸，使脊柱形成“S”形。正常人无过度前凸或后凸现象。

（2）背后观察：无侧弯。

（二）体位

进行脊柱检查时，被检查者可取以下体位。

（1）弯腰坐位：被检查者坐于检查凳上，两腿分开，两肘支膝，向前弯腰。检查者立于其背后。

（2）深鞠躬位：被检查者站立，向前弯腰，两手支膝。检查者立于其背后。此体位检查较方便，观察也清楚。

（3）俯卧位：被检查者俯卧于检查床上，面部侧向一方，双肘弯曲，两前臂相交，腹下垫一软枕或棉被，使腰椎向后凸，放松肌肉。检查者立于被检查者右侧。

（三）检查方法

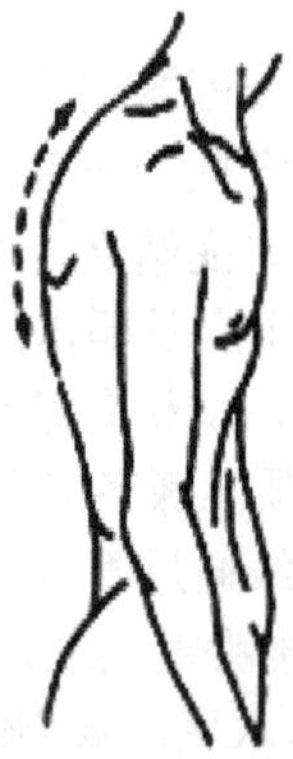

图 2-113　脊柱后凸

1. 视诊　首先于直立位时从侧面观察，再于直立位从背面观察其两肩是否平齐，两肩胛骨下角连线与两髂嵴最高点连线是否平行，两臀皱有无不对称。为显示脊柱的轴线，检查者可用示指或示指指腹置于脊椎棘突，自第6、7颈椎开始，以适当的压力压擦而下直到骶部，划压后皮肤上出现一条轻度充血线，观察此线是否正直，以此判断脊柱有无侧弯。正常人脊柱无侧弯。

2. 触诊　被检查者取上述体位均可，检查者用示指和中指置于脊椎棘突两侧，或用示指、中指、环指三指，中指放在棘突尖，示指和环指置于脊椎棘突两侧，自上而下以适当压力（不使患者感到疼痛）进行滑动触诊。此法可以检查棘突线排列有无偏斜、弯曲、隆起或凹陷，棘突间隙是否大致正常。

（四）病理性变形

1. 脊柱后凸　脊柱过度后弯称为脊柱后凸，也称为驼背、脊柱后凸，多发生于胸段脊柱（图 2-113）。

常见原因：①佝偻病；②脊柱结核；③强直性脊柱炎；④脊椎退行性变；⑤其他。

2. 脊柱前凸　脊柱过度向前凸出性弯曲多发生在腰椎部位，患者腹部明显向前突出，臀部明显向后突出，多见于晚期妊娠、大量腹水、腹腔巨大肿瘤、髋关节结核及先天性髋关节后脱位。

3. 脊柱侧凸　脊柱离开后正中线向左或右偏曲称为脊柱侧凸（图 2-114）。

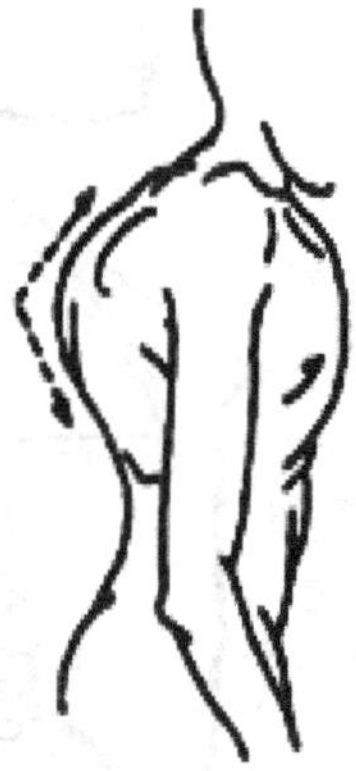

图 2-114　脊柱侧凸

按部位分：胸段侧凸、腰段侧凸和胸腰段联合侧凸。按性质分：姿势性侧凸、器质性侧凸。

（1）姿势性侧凸：姿势性侧凸时脊柱的弯曲度多不固定，尤其是早期，改变体位可使侧凸得以纠正。平卧向前弯腰时脊柱侧凸可消失。姿势性侧凸的原因如下：

1）儿童发育期坐、立姿势经常不端正。

2）一侧下肢明显短于另一侧。

3）椎间盘突出症。

4）脊髓灰质炎后遗症。

（2）器质性侧凸：脊柱器质性侧凸的特点是改变体位不能使侧凸得到纠正。其病因有慢性胸膜增厚、先天性脊柱发育不全、肌肉麻疼、胸膜粘连，肩部或胸廓的畸形。

二、脊柱的活动度

（一）正常活动度

正常人脊柱有一定活动度（表 2-13），颈椎、腰椎活动范围最大（图 2-115 和图 2-116），胸椎段活动范围最小。骶椎和尾椎已融合成骨块状，几乎无活动性。检查脊柱的活动度时应让患者做前屈、后伸、侧弯、旋转等动作，以观察脊柱的活动情况及有无变形。如有外伤骨折或关节脱位时应避免脊柱活动，以免损伤脊髓。

表 2-13　颈椎、胸椎、腰椎及全脊柱活动范围

	前屈	后伸	左右侧弯	旋转度（一侧）
颈椎	35°～45°	35°～45°	45°	60°～80°
胸椎	30°	20°	20°	35°
腰椎	75°～90°	30°	20°～35°	30°
全脊柱	128°	125°	73.5°	115°

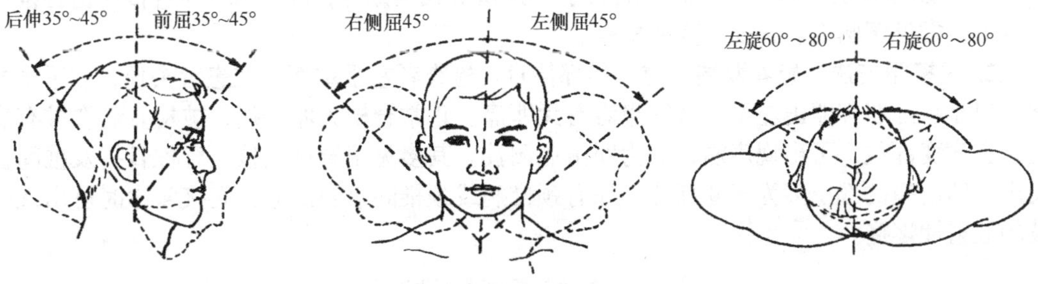

图 2-115　颈椎的活动

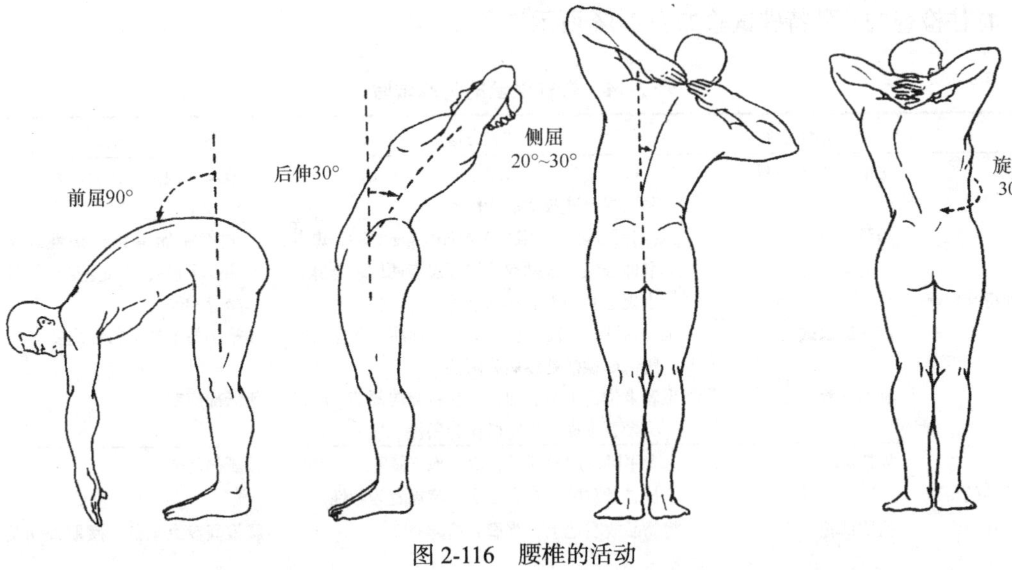

图 2-116　腰椎的活动

（二）活动受限

脊柱颈椎、腰椎段活动受限常见于：

（1）颈部、腰肌筋膜炎及韧带受损。

（2）颈椎病。

（3）颈椎、腰椎结核或肿瘤浸润。

（4）颈椎、腰椎外伤，骨折或关节脱位。

（5）腰椎间盘突出、椎管狭窄。

三、脊柱压痛与叩击痛

（一）压痛

检查方法：患者取弯腰坐位或深鞠躬位，头向前低，检查者以右手拇指自上而下逐个按压脊椎棘突和横突部、椎旁肌肉。正常应不出现压痛，脊椎出现压痛提示病变存在。发现压痛点，常需反复三次加以确认，并根据解剖标志确认压痛点位置。

骨性标志：第 7 颈椎棘突为骨性标志。

脊柱压痛（+）：提示脊椎结核、椎间盘突出及外伤或骨折。

椎旁肌肉压痛（+）：腰肌纤维炎、劳损。

（二）叩击痛

叩击痛的检查方法：

1. 直接叩击法　检查者以屈曲的右手中指指端或叩诊锤，自上而下地直接叩击各椎体的棘突，常见于胸椎、腰椎病变的检查。

2. 间接叩击法　患者取端坐位，颈部伸直。检查者左手掌面放在患者头顶，右手半握拳，以小鱼际肌部叩击左手，观察患者有无叩痛。正常脊椎无叩击痛，被检查者脊椎有病变，在病变部位，可出现疼痛，称为叩击痛阳性。其多见于脊椎结核、脊椎骨折及椎间盘突出。叩击痛的部位多为病变部位，如有颈椎病或颈椎间盘脱出症，间接叩诊时可出现上肢的放射性疼痛。

四、脊柱检查的特殊试验

脊柱检查的几种特殊试验如表 2-14 所示。

表 2-14　脊柱检查的特殊试验

	试验名称	试验方法	临床意义
颈椎特殊检查	Jackson 压头试验	患者取端坐位，医师双手向下加压头部，出现颈痛或上肢放射痛为阳性	颈椎病、颈椎间盘突出症
	压颈试验	也称为颈静脉加压试验、Naffziger 试验，患者取仰卧位，医师双手按压患者两侧颈静脉，出现上肢和下肢疼痛加重，为阳性	上肢疼痛加重见于根性颈椎病，下肢疼痛加重见于根性坐骨神经痛
	前屈旋颈试验	也称为 Fenz 征，患者头颈部前屈，并左右旋转，如颈椎处疼痛为阳性	颈椎小关节的退行性病变
	旋颈试验	患者坐位，头略后仰，并左右旋转颈部，出现头晕、头痛、视物模糊为阳性	腰骶部病变
腰骶椎的特殊检查	摇摆试验	患者平卧，屈膝屈髋，双手抱于膝前。医师收扶患者双膝，左右摇摆，腰痛者为阳性	腰骶部病变
	拾物试验	将物品放在地上，嘱患者拾起	腰椎间盘突出症、腰肌外伤及炎症

续表

试验名称		试验方法	临床意义
腰骶椎的特殊检查	直腿抬高试验	也称为 Lasegue 征。患者仰卧，双下肢平伸，分别做双侧直腿抬高动作，腰与大腿夹角＜70°，并伴下肢放射痛者为阳性	腰椎间盘突出症、单纯性坐骨神经痛
	屈颈试验	也称为 Linder 试验。患者仰卧，医师一手置于患者胸前，另一手置于枕后，上抬患者头部，出现下肢痛为阳性	根肩型腰椎间盘突出症
	股神经牵拉试验	患者俯卧，髋膝关节完全伸直，医师一手将下肢抬起，使髋关节过伸，如大腿前方出现放射痛为阳性	高位腰椎间盘突出症（$L_{2\sim3}$ 或 $L_{3\sim4}$）

五、四肢与关节

患者取坐位、站位或仰卧位，充分暴露双上肢；暴露双下肢。检查时应使被检查的肢体处于功能位或休息位。

检查顺序：

上肢：由远端向近端检查，手-掌指关节-腕关节-前臂-肘关节-上臂-肩关节。

下肢：由近端向远端检查，髋关节-大腿-膝关节-小腿-踝关节-脚-脚趾关节。

检查方法：视诊、触诊和关节活动检查。

四肢及关节的检查常运用视诊与触诊，两者相互配合，观察四肢及其关节的形态，肢体位置、活动度或运动情况等。肩关节是人体活动范围最大的部位（图 2-117）。踝关节的活动范围如图 2-118 所示。

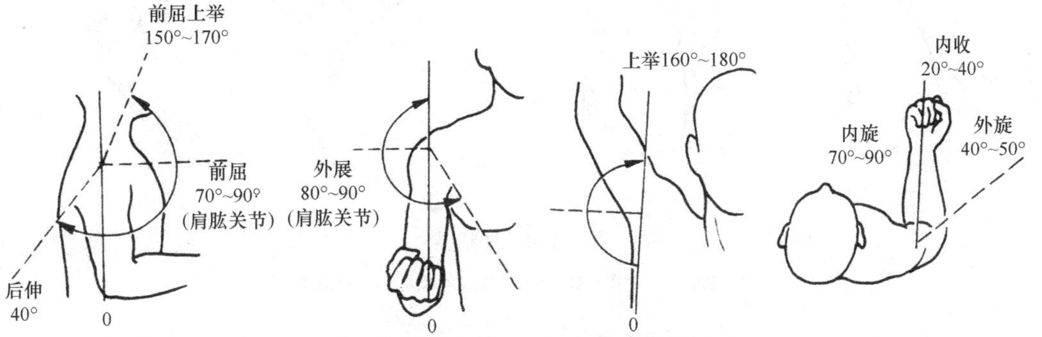

图 2-117　肩关节的活动范围

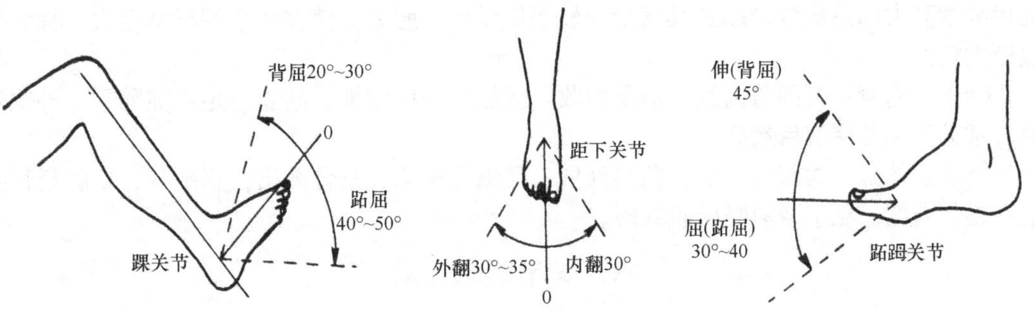

图 2-118　踝关节的活动范围

四肢形态异常：包括匙状甲，杵状指（趾），肢端肥大症，足内、外翻，爪形手，骨折与关节脱位，肌肉萎缩，下肢静脉曲张，水肿双侧肢体的长短、粗细，关节有无红肿、变形及运动障碍等。

腕部手掌的神经、血管、肌腱及骨骼的损伤或先天性因素及外伤等均可引起畸形，常见的有以下 4 种。①腕垂症：桡神经损伤所致；②猿掌：正中神经损伤；③爪形手：手指呈鸟爪样，见于尺神经损伤、进行性肌萎缩、脊髓空洞症和麻风等；④餐叉样畸形：见于柯莱斯（Colles）骨折。

（1）匙状甲：又称为反甲，其特点为指甲中央凹陷，边缘翘起，指甲变薄、表面粗糙、干脆有条纹。常为组织缺铁或某些氨基酸代谢紊乱所致的营养障碍。其多见于缺铁性贫血、高原疾病，偶见于甲癣及风湿热（图 2-119）。

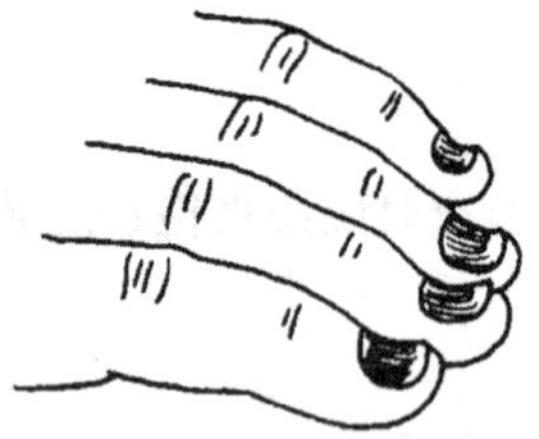

图 2-119　匙状甲

（2）杵状指（趾）：手指或足趾末端增生、肥厚，呈杵状膨大称为杵状指。其特点为末端指（趾）节明显增宽增厚，指（趾）甲从根部到末端呈拱形隆起，使指（趾）端背面的皮肤与指（趾）甲所构成的基底角等于或大于 180°，其机制可能是肢体末端慢性缺氧、代谢障碍、中毒性损伤（图 2-120）。常见病有以下几种，①呼吸系统疾病：支气管肺癌、支气管扩张、肺脓肿、脓胸；②某些心血管疾病：青紫型先天性心脏病、感染性心肌炎、亚急性感染性心内膜炎；③营养障碍性疾病：吸收不良综合征、溃疡性结肠炎、肝硬化。

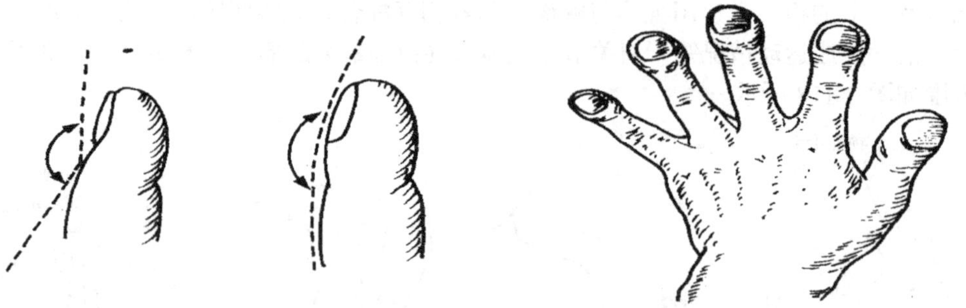

A　　B　　C

图 2-120　杵状指

A. 基底角示意图；B. 杵状指基底角增大；C. 杵状指

（3）肢端肥大症：在青春发育成熟之后（骨髓端已愈合）发生腺垂体功能亢进，如腺垂体嗜酸细胞瘤或腺垂体嗜酸细胞增生等使生长激素分泌增多，因骨骺已愈合、躯体不能变得异常高大而造成骨末端及其韧带等软组织增生、肥大，使肢体末端异常粗大，称为肢端肥大症。

（4）足内翻：为跟骨内旋，前足内收，足纵弓高度增加，站立时足不能踏平，外侧着地，常见于小儿麻痹后遗症。

（5）足外翻：为跟骨外旋，前足外展，足纵弓塌陷，舟骨突出，扁平状，跟腱延长线落在跟骨内侧，见于胫前胫后肌麻痹。

六、关节形态异常

关节是骨骼的间接连接。关节常由关节面、关节软骨、关节囊、关节腔组成，关节腔内有少量滑液，以利于两骨骼间的活动及各种不同范围的运行功能。

病变时表现为红、肿、热、痛，关节明显膨大变形，功能障碍，触之有波动感，提示关节腔积液，膝关节腔积液时检查浮髌试验为阳性。

肢体长度和周径的测量：在骨突处做好标志，两侧同时测量肢体是否存在短缩畸形；选定两下肢相同水平肌肉丰满处做周径测量后进行比较。

1. 腕关节形态异常　①腱鞘滑膜炎：腕关节背面和掌面呈结节状隆起、压痛，如类风湿关节炎、关节结核；②腱鞘囊肿：腕关节背面或横侧面，为圆形无痛性隆起，触之坚韧，推之可沿肌腱的垂直方向稍微移动；③腕关节僵硬：多见于类风湿关节炎。

2. 指关节

（1）近端指间关节梭形肿胀，多见于类风湿关节炎（图 2-121）；远端指间关节可扪及坚硬增生结节（Heberden 结节），多见于骨性关节炎，也出现指关节梭形肿胀（图 2-122）。

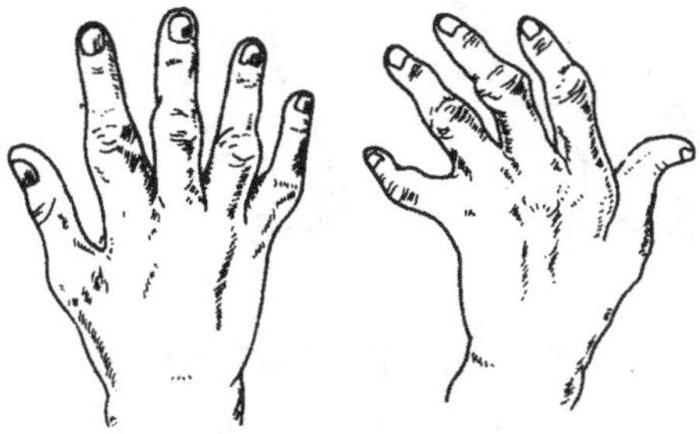

图 2-121　梭形关节

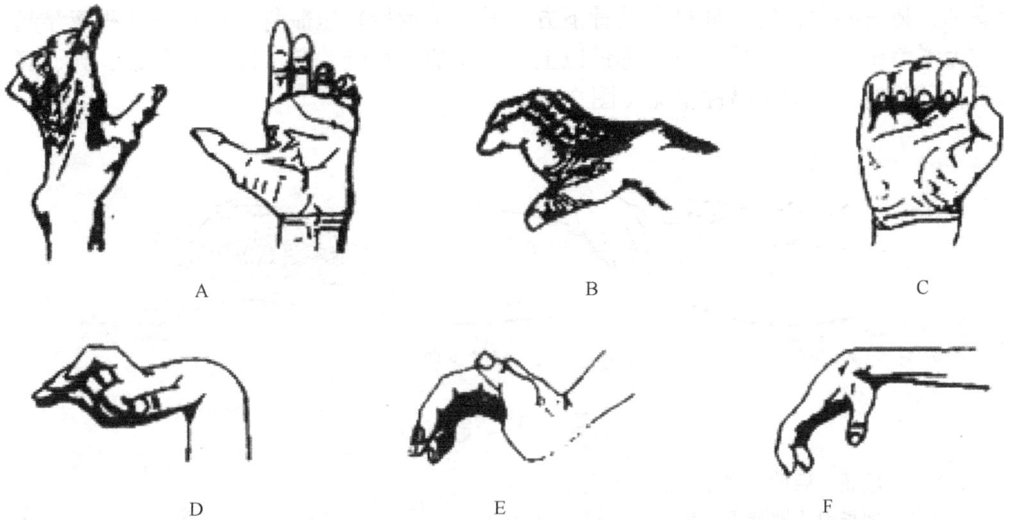

图 2-122　爪形手

A. 尺神经麻痹的爪形手；B. 麻风病的爪形手；C. 脊髓空洞症的爪形手；D. 脊髓灰质炎的爪形手；E. 肥厚性颈脊髓炎的爪形手；F. 前臂缺血性肌痉挛的爪形手

如单个指关节出现梭形肿胀，可能为指骨结核或内生软骨瘤，手指侧副韧带损伤可使指间关节侧方肿胀。

（2）爪形手：手指关节呈鸟爪样变形，多见于尺神经损伤、进行性肌萎缩、脊髓空洞症和麻风等。

3. 膝关节　表现出红、肿、热、痛、功能障碍、积液征时，多见于类风湿关节炎、骨性关节炎、膝关节外伤、膝关节结核；膝内翻、膝外翻见于佝偻病（图 2-123）。

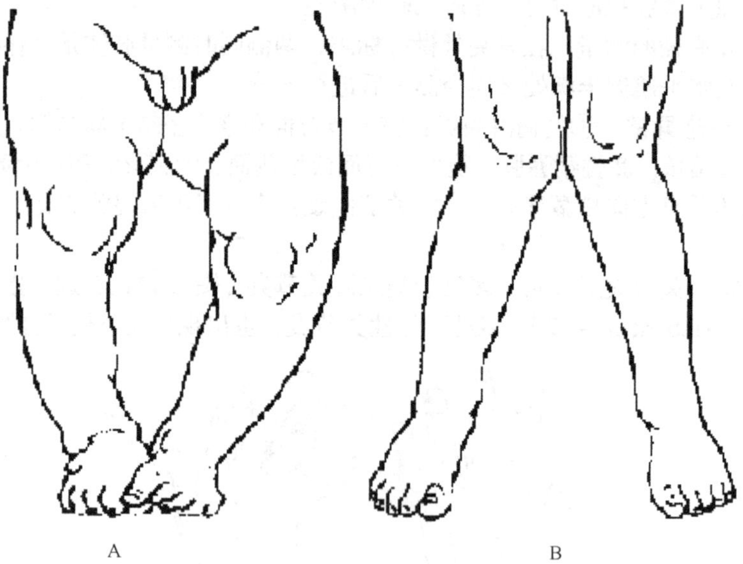

图 2-123　膝内翻和膝外翻

A. 膝内翻；B. 膝外翻

浮髌试验检查方法：被检查者取平卧位，下肢伸直肌肉放松，检查者一手向远端按压髌上囊部，将可能存在的积液挤向髌骨下方，另一手示指轻压髌骨，髌骨有被积液浮起的感觉称为浮髌试验阳性，提示有中等量以上关节积液。踇趾关节、跖趾关节红、肿、痛及痛风石，见于痛风，中年男性多见（图 2-124）。

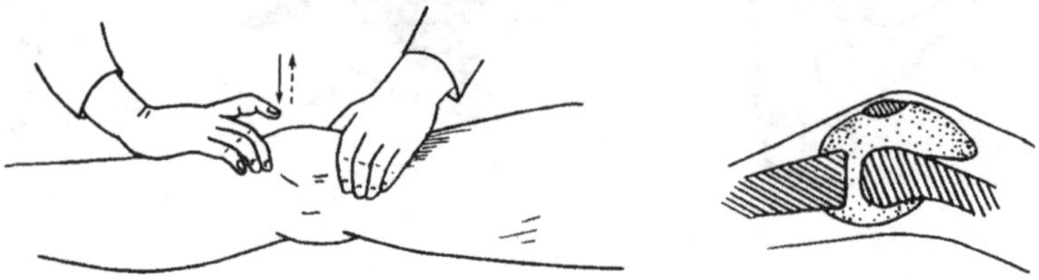

图 2-124　浮髌试验

思 考 题

1. 正常颈椎前屈、后伸分别能达到多少度？
2. 体检时发现指甲为匙状甲（反甲），有什么意义？
3. 体检时第 7 颈椎棘突临床定位价值是什么？
4. 什么情况下应该避免脊柱活动？
5. 浮髌试验阳性表现是什么？
6. 正常成人脊柱有哪几个生理弯曲？ 其凸起方向如何？
7. 四肢骨折与关节脱位可能出现哪些临床表现？
8. 脊柱叩击痛阳性常见于哪些疾病？

实验十二 神经反射检查

【教学目的和要求】

（1）掌握各种神经反射的检查方法及其临床意义。

（2）熟悉病理反射、脑膜刺激征的检查方法及其临床意义。

（3）了解脑神经检查的基本方法及结果判断。

（4）了解神经系统检查的内容和方法（感觉、运动及自主神经功能的检查）。

【教学方法】

带教老师正常查体示教，同学分组互相练习检查，观看神经系统检查的教学录像，填写实验报告，教师小结。

【教学器械】

叩诊锤、棉签（钝头竹签）、大头针、电筒、眼底镜等用具。

【教学内容】

神经系统检查内容包括对脑神经、运动神经、感觉神经、自主神经及神经反射各个方面的检查。但在一般体格检查中则以神经反射的检查为主，其他脑神经、自主神经等由神经专科医师检查。掌握神经系统的基本检查方法，能获取对疾病的定位与定性诊断信息，是医学生临床教学中不可缺少的部分。本章中的许多检查均要在患者意识清晰状态下完成。

一、脑神经检查

脑神经共12对，检查脑神经对颅脑病变的定位诊断极为重要，注意双侧对比。

检查时应按序进行，以免遗漏，“一嗅二视三动眼，四滑五叉六外展，七面八听九舌咽，迷走与副舌下全”，按照功能分为三类：①属感觉神经的有嗅神经、视神经和位听神经。②属运动神经的有动眼神经、滑车神经、展神经、副神经与舌下神经。③属混合神经的有三叉神经、面神经、舌咽神经与迷走神经。

1. 嗅神经 以嗅诊为主，检查前先确定患者是否鼻孔通畅、有无鼻黏膜病变。然后嘱患者闭目，依次检查双侧嗅觉。注意双侧比较。嗅觉功能障碍如能排除鼻黏膜病变，常见于同侧嗅神经损害，如嗅沟病变压迫嗅球、嗅束可引起嗅觉丧失。

2. 视神经 检查包括视力、视野检查和眼底检查。

正常眼底视盘为圆形或卵圆形，边缘清楚，色淡红，颞侧较鼻侧稍淡，中央凹陷，动脉色鲜红，静脉色暗红，动静脉管径为2∶3。许多疾病可引起眼底改变（图2-125）。

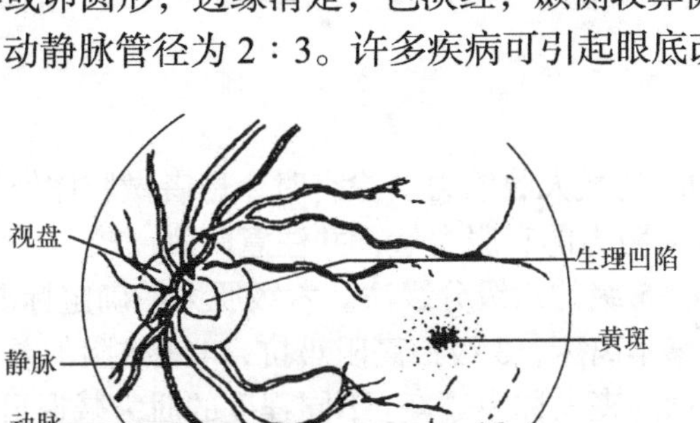

图2-125 左眼眼底示意图

许多疾病可引起眼底改变，几种常见病的眼底改变如表2-15所示。

表2-15 常见疾病的眼底改变

常见疾病	眼底改变
高血压、动脉硬化	早期为视网膜动脉痉挛；硬化期为动脉变细、反光增强，有动静脉交叉压迫现象；晚期视盘周围有火焰状出血、棉絮状渗出物，严重时视盘水肿
颅内压增高	视盘水肿病，可见火焰状出血
慢性肾炎	视盘水肿、火焰状出血、棉絮状渗出物
妊娠高血压综合征	视网膜动脉痉挛、水肿，渗出物增多时可致视网膜剥脱
糖尿病	视网膜静脉扩张迂曲，视网膜有点片状出血甚至剥脱
白血病	视盘边界不清，视网膜血管曲张
原发性视神经萎缩	视盘苍白，边界清楚

3. 动眼神经、滑车神经、展神经 共同支配眼球运动，合称为眼球运动神经，可同时检查。检查中，如发现眼球运动向内、向上及向下活动受限，以及上睑下垂、调节反射消失均提示有动眼神经麻痹。如眼球向下及向外运动减弱，提示滑车神经有损害。眼球向外转动障碍则为展神经受损。

4. 三叉神经 感觉神经纤维分布于面部皮肤、眼、鼻、口腔黏膜；运动神经纤维支配咀嚼肌、颞肌和翼状内外肌。

5. 面神经 主要支配面部表情肌和具有舌前2/3味觉功能。

6. 位听神经 包括前庭及耳蜗两种感觉神经。

7. 舌咽神经、迷走神经 两者在解剖与功能上关系密切，常同时受损。当一侧神经受损时，该侧软腭上抬减弱，腭垂偏向健侧；双侧神经麻痹时，腭垂虽居中，但双侧软腭上抬受限，甚至完全不能上抬。舌后1/3的味觉减退为舌咽神经损害。

8. 副神经 支配胸锁乳突肌及斜方肌。检查时注意肌肉有无萎缩，嘱患者做耸肩及转头运动时，检查者给予一定的阻力，比较两侧肌力。副神经受损时，向对侧转头及同侧耸肩无力或不能，同侧胸锁乳突肌及斜方肌萎缩。

9. 舌下神经 检查时嘱患者伸舌，注意观察有无伸舌偏斜、舌肌萎缩及肌束颤动。单侧舌下神经麻痹时伸舌舌尖偏向患侧，双侧麻痹者则不能伸舌。

二、运动功能检查

运动包括随意运动和不随意运动。前者由锥体束管理，后者由锥体外系和小脑共同管理。

（一）肌力

肌力是指肌肉运动时的最大收缩力。检查时令患者做肢体伸屈动作，检查者从相反方向给予阻力，测试患者对阻力的克服力量，并注意两侧比较。

肌力的记录采用0～5级的六级分级法。六级肌力的确定标准可概括为：0级全瘫，1级收缩无动作，2级平移不离床，3级抬高阻难抗，4级抗阻但差强，5级正常。

临床意义：随意运动的丧失称为瘫痪。不同程度的肌力减退可分别称为完全性瘫痪（重瘫）和不完全性瘫痪（轻瘫）。根据瘫痪的形式和部位不同，具体分类如图2-126所示，还要注意中枢性瘫痪和周围性瘫痪的鉴别（表2-16）。

- 瘫痪
  - 按性质
    - 完全性瘫痪(重瘫)
    - 不完全性瘫痪(轻瘫)
  - 按形式
    - 单瘫：单一肢栓瘫痪(如脊髓灰质炎)
    - 偏瘫：一侧肢体瘫痪(如内囊出血)
    - 交叉瘫：一侧肢体瘫痪及对侧脑神经损害(如脑干受损)
    - 四肢瘫：双侧上下肢瘫痪(颈膨大以上和脊髓损伤)
    - 截瘫：双侧下肢瘫痪(颈膨大以上的脊髓外伤与炎症)
  - 按部位
    - 中枢性瘫痪(上运动神经元瘫痪)
    - 周围瘫痪(下运动神经元瘫痪)

图 2-126　瘫痪的分类及临床意义

表 2-16　中枢性瘫痪和周围性瘫痪的鉴别

鉴别点	中枢性瘫痪	周围性瘫痪
分布	范围较广，累及一个以上的肢瘫	范围教局限，以一个或多个肌群为主
肌张力	过高（痉挛性瘫痪或硬瘫）	过低或缺失（弛缓性瘫痪或软瘫）
深反射	亢进	减弱或消失
病理反射	(+)	(+)
肌萎缩	不明显	较明显
肌束颤动	无	可有
病因	上运动神经元病变（包括中央前回、皮质、内囊、脑干病变，脊髓颈膨大以上损害等）	下运动神经元病变（包括脊髓前角细胞、周围神经、脑神经核及其神经纤维损害等）

（二）肌张力

肌张力是指静息状态下的肌肉紧张度和被动运动时遇到的阻力，其实质是一种牵张反射，即骨骼肌受到外力牵拉时产生的收缩反应，这种收缩是通过反射中枢控制的。检查时嘱患者肌肉放松，检查者根据触摸肌肉的硬度以及伸屈其肢体时感知肌肉对被动伸屈的阻力作判断。

临床意义：正常肌肉有一定张力，肌张力过低或缺失见于周围神经炎、小脑病变等；肌张力过高又可分为折刀样肌张力过高与铅管样肌张力过高，前者因锥体束损害，后者因锥体外系损害。

肌力不同于肌张力，应严格区分开来，两者的比较见表 2-17。

表 2-17　肌力与肌张力的比较

项目	肌力	肌张力
定义	指肌肉随意运动时最大收缩力	指静息状态下的肌肉紧张度
实质	主动运动、意识支配	被动运动、牵张反射
临床意义	肌力分 6 级（0～5 级），根据肌力可确定瘫痪程度	根据肌张力高低，可确定病变部位、性质、程度

（三）共济运动

机体任一动作的完成均依赖于某组肌群协调一致的运动，称共济运动。这种协调主要靠小脑的功能以协调肌肉活动、维持平衡和帮助控制姿势；也需要运动系统的正常肌力，前庭神经系统的平衡功能，眼睛、头、身体动作的协调，以及感觉系统对位置的感觉共同参与作用。这些部位的任何损伤均可出现共济失调。

1. 指鼻试验 嘱患者先以示指接触距其前方 0.5m 检查者的示指，再以示指触自己的鼻尖，由慢到快，先睁眼、后闭眼，重复进行。小脑半球病变时同侧指鼻不准；如睁眼时指鼻准确，闭眼时出现障碍则为感觉性共济失调。

2. 跟-膝-胫试验 嘱患者取仰卧位，上抬一侧下肢，将足跟置于另一下肢膝盖下端，再沿胫骨前缘向下移动，先睁眼、后闭眼重复进行。小脑损害时，动作不稳；感觉性共济失调者则闭眼时足跟难以寻到膝盖（图 2-127）。

3. 其他

（1）快速轮替动作：嘱患者伸直手掌并以前臂做快速旋前旋后动作，或一手用手掌、手背连续交替拍打对侧手掌，共济失调者动作缓慢、不协调（图 2-128）。

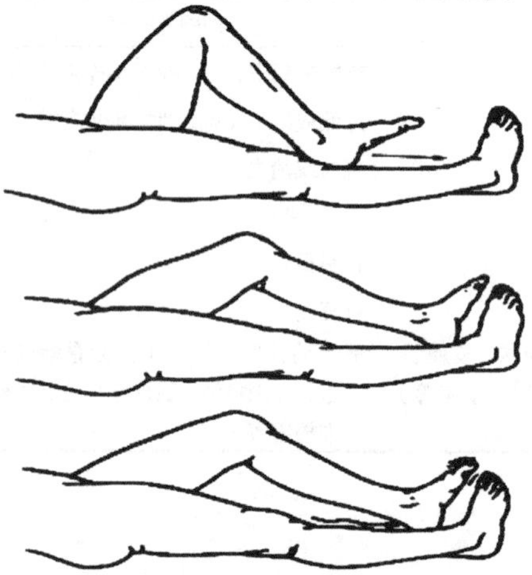

图 2-127 跟-膝-胫试验

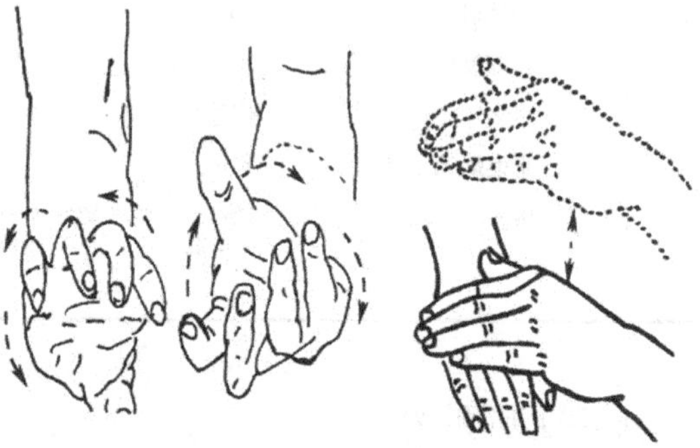

图 2-128 快速轮替动作

（2）闭目难立征：嘱患者足跟并拢站立，闭目，双手向前平伸，若出现身体摇晃或倾斜则为阳性，提示小脑病变。如睁眼时能站稳而闭眼时站立不稳，则为感觉性共济失调。

三、感觉功能检查

（一）浅感觉检查（图 2-129）

1. 痛觉 痛觉障碍见于脊髓丘脑侧束损害。

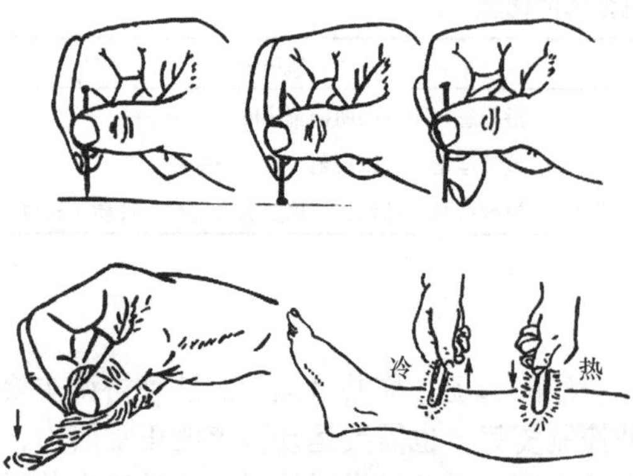

图 2-129 浅感觉检查

2. 触觉 触觉障碍见于脊髓丘脑前束和后索病损。

3. 温度觉 温度觉障碍见于脊髓丘脑侧束损害。

（二）深感觉检查（图 2-130）

1. 运动觉 运动觉障碍见于后索病损。

2. 位置觉 位置觉障碍见于后索病损。

3. 震动觉 震动觉障碍见于后索病损。

（三）复合感觉检查

复合感觉是大脑综合分析的结果，也称为皮质感觉。

1. 皮肤定位觉　该功能障碍见于皮质病变。

2. 两点辨别觉　检查时应注意个体差异，必须两侧对照。当触觉正常而两点辨别觉障碍时则为额叶病变。

3. 实体觉　该功能障碍见于皮质病变。

4. 体表图形觉　如有障碍，常为丘脑水平以上病变。

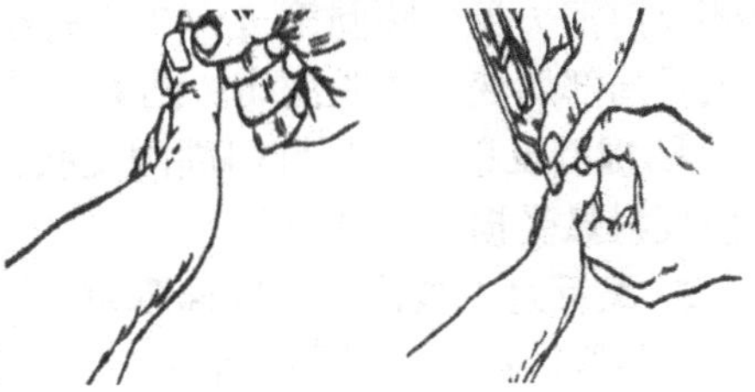

图 2-130　深感觉检查

A. 运动觉；B. 震动觉

四、神经反射检查

神经反射是神经系统活动的一个基本形式。检查各种反射，有助于发现神经系统的病变和判断其损害的部位与障碍程度。有些反射在正常人身上可以引出来，称为生理反射，观察时两侧对比；如出现异常反射称为病理反射，是本次实验重点内容。在检查时，不仅要认真、细致、正确、全面，还要具有相当好的神经系统功能解剖学基础及良好的逻辑思维方法。

反射是通过反射弧完成的，一个反射弧包括：感受器、传入神经元、中枢、传出神经元和效应器等部分。反射弧中任何一部分有病变，都可使反射活动受到影响（减弱或消失）。反射活动受高级中枢控制，如锥体束以上有病变，反射活动失去抑制，因而出现反射亢进。临床上反射依据刺激部位及反射形式的不同而分为浅反射、深反射、病理反射。在神经系统检查中，反射检查最为客观，较少受到被检查者主观状态影响，但仍需要被检查者完全放松，并在温暖、适宜的环境中进行。

（一）浅反射

刺激皮肤或黏膜引起的反应称为浅反射。

1. 角膜反射　被检查者向内上方注视，医师用细棉签毛由角膜外缘轻触患者的角膜。正常时，被检查者眼睑迅速闭合，称为直接角膜反射；刺激一侧角膜，对侧出现眼睑闭合反应称为间接角膜反射。反射弧：三叉神经眼支→脑桥→面神经核→眼轮匝肌做出反应。直接角膜反射与间接角膜反射皆消失→见于患者三叉神经病变（传入障碍）；直接反射消失，间接反射存在，见于患侧面神经瘫痪（传出障碍）；角膜反射完全消失，见于深昏迷患者。

2. 腹壁反射　被检查者取仰卧位，两下肢稍屈并拢，腹壁放松，检查者用竹签自外向内沿肋弓下方、脐平面和腹股沟上方三个部位轻划腹壁皮肤，受刺激的部位可见该侧腹肌收缩，脐孔略向刺激侧偏移。上部腹壁反射消失——定位于胸髓第 7～8 节病损，中部腹壁反射消失——定位于胸髓第 9～10 节病损，下部腹壁反射消失——定位于胸髓第 11～12 节病损，上、中、下腹壁反射消失——见于昏迷或急腹症、肥胖、老年人、经产妇。一侧腹壁反射消失——见于同侧锥体束病损（图 2-131）。

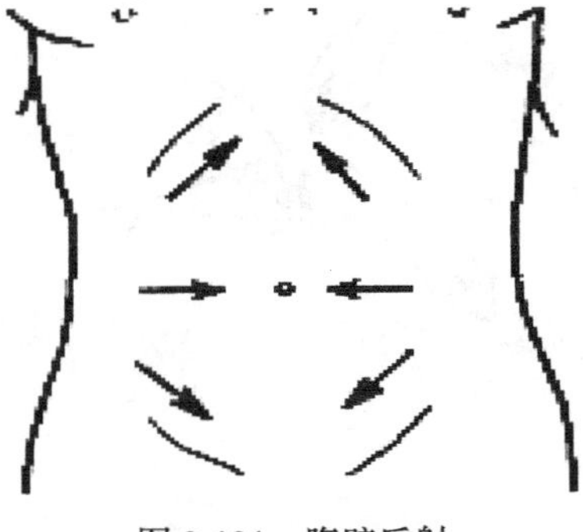

图 2-131　腹壁反射

3. 提睾反射　被检查者取仰卧位，用竹签由下至上轻划股内侧上方皮肤，可引起同侧提睾肌收缩，睾丸上提。

双侧反射消失见于腰髓第 1～2 节病损。一侧反射减弱或消失见于锥体束损害多或少、老年人及局部病变（腹股沟疝、阴囊水肿、睾丸炎）。

4. 提肛反射 轻划肛门周围皮肤，可致肛门外括约肌收缩。反射消失，提示骶髓第 5 节段反射弧受损。

5. 跖反射 被检查者取仰卧位，下肢伸直，检查者手持患者踝部，用竹签轻划足底外侧，由足跟向前至小趾跖关节处转向踇趾侧，正常反应为足跖屈曲（即 Babinski 征阴性）。反射消失为骶髓第 1～2 节病损（图 2-132）。

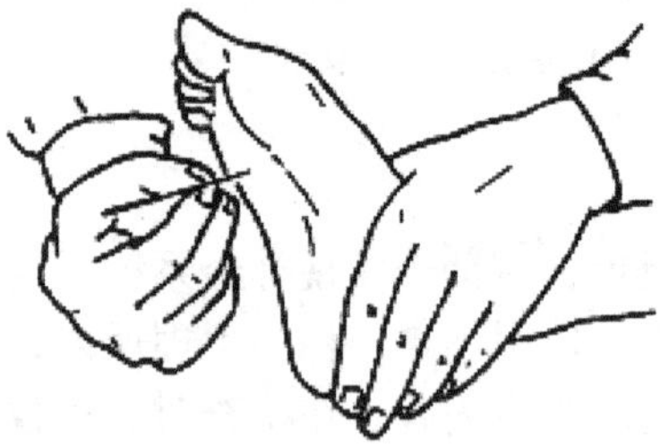

图 2-132 跖反射

（二）深反射

深反射指以叩击骨膜、肌腱的方式而引起相应骨骼肌收缩的牵张反射，通过深部感觉器传入完成。

（1）检查时，两侧肢体肌肉尽量放松，叩击力量应相似并两侧比较。

（2）深反射检查的记录方式一般为：（－）无反应；（+）迟钝或减弱；（++）正常；（+++）亢进；（++++）阵挛。

（3）叩诊锤的使用方法与注意事项

1）检查者用手握住锤柄的末端，以腕关节的活动甩动叩诊锤进行检查，有时可扬起叩诊锤，任其自然落下，击于叩诊部位。

2）持锤不宜太紧，一般仅以拇指、示指、中指着力即可。

3）叩击时动作不可粗暴，应由轻及重准确地叩击在欲检查部位。必要时，检查者可垫以自己的手指，叩在所垫的手指上。

4）叩诊锤的头部应较重、弹性好。叩诊锤头橡胶老化可失去弹性，出现棱角（特别是三角形锤头），易损伤组织或引起疼痛。叩诊锤头应及时更换。

5）叩诊锤头应避免与油类物质接触或受压，以免变形。

（4）深反射的主要检查内容

1）肱二头肌反射（图 2-133）：检查者以左手托扶患者屈曲的肘部，并将拇指置于肱二头肌肌腱上，以叩诊锤叩击拇指，正常时为肱二头肌收缩，前臂快速屈曲。反射中枢在颈髓第 5～6 节。

2）肱三头肌反射：检查者以左手托扶患者的肘部，嘱患者肘部屈曲，以叩诊锤直接叩击鹰嘴突上方的肱三头肌肌腱，正常反应为肱三头肌收缩，前臂稍伸展。反射中枢在颈髓第 7～8 节。

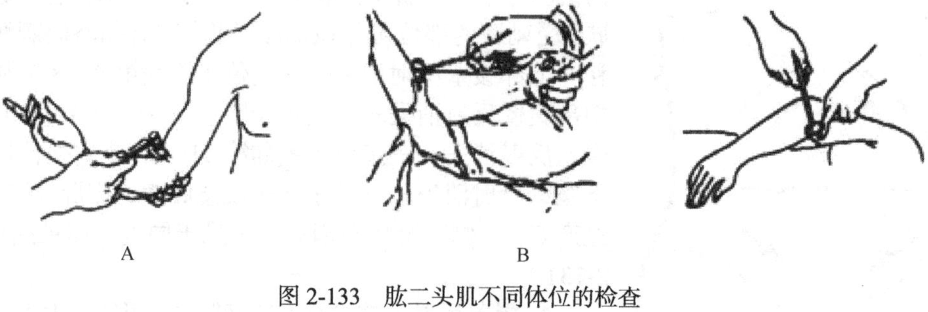

A B

图 2-133 肱二头肌不同体位的检查

A. 坐位检查；B. 卧位检查

3）桡骨骨膜反射：检查者左手轻托腕部，并使腕关节自然下垂，然后以叩诊锤轻叩桡骨茎突，正常反应为前臂旋前、屈肘。反射中枢在颈髓第 5～ 8 节（图 2-134）。

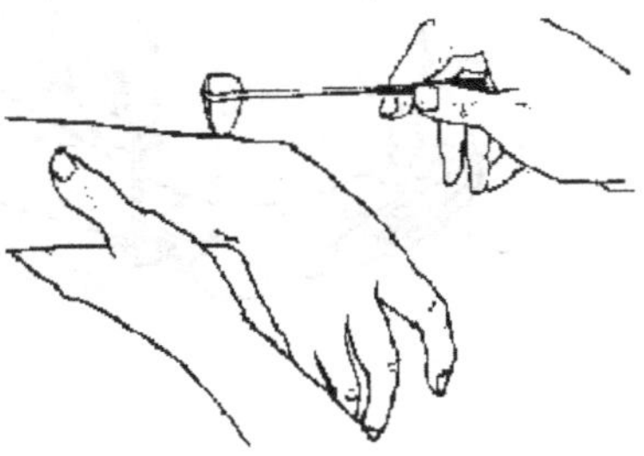

图 2-134　桡骨骨膜反射

4）膝反射：坐位检查时，小腿完全松弛，自然悬垂。卧位时医师用左手在腘窝处托起两下肢，使髋关节、膝关节稍屈，用右手持叩诊锤叩击髌骨下方的股四头肌肌腱。正常反应为小腿伸展。有些患者精神过于紧张、反射引不出，可嘱患者双手扣起，用力拉紧再试即可引出。反射中枢在腰髓第 2～4 节（图 2-135）。

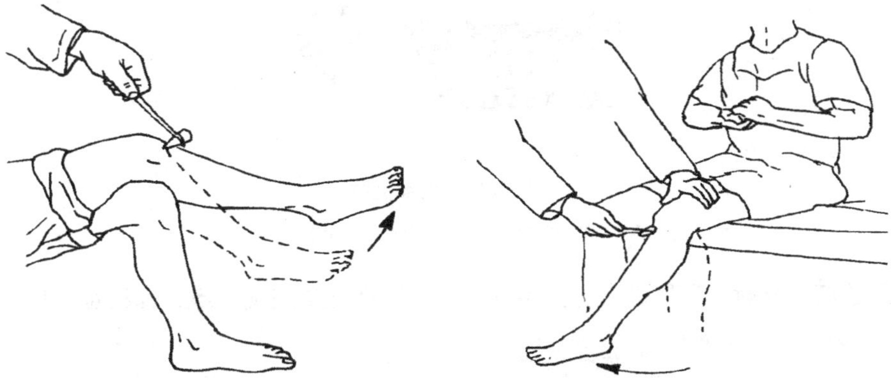

A

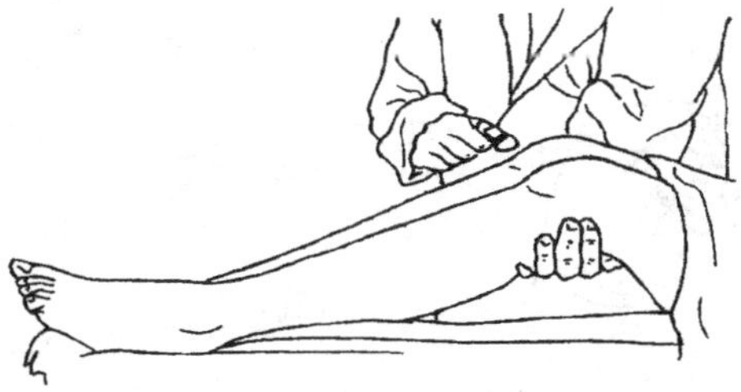

B

图 2-135　膝关节不同体位的检查

A. 坐位；B. 卧位

5）跟腱反射：患者取仰卧位，髋关节、膝关节屈曲，下肢呈外旋外展位，医师用左手托患者足掌，使足呈过伸位，然后以叩诊锤叩击跟腱。反应为腓肠肌收缩，足向跖面屈曲。

临床意义：深反射的减弱或消失多为器质性病变，如末梢神经炎、神经根炎及脊髓前角灰质炎可使反射弧遭受损害（图 2-136）。

（三）病理反射

病理反射指上运动神经元尤其是椎体束受损时，高级中枢对脑干和脊髓的抑制功能削弱，低级中枢功能过度释放而出现的异常反射。<1 岁半的婴幼儿由于锥体束尚未发育完善，可以出现上述反射现象。成人出现则为病理反射。

1. 上肢病理反射　霍夫曼（Hoffmann）征：被检查者取坐位或仰卧位，检查者左手握住被检查者前臂近腕关节处，右手示指和中指夹持被检查者的中指，并向手背方向提拉，使腕部轻度过伸，然后用拇指急速弹刮被检查者中指的指甲，阳性反应表现为其余四指的轻微屈曲反应。其多见于颈髓病变（图 2-137）。

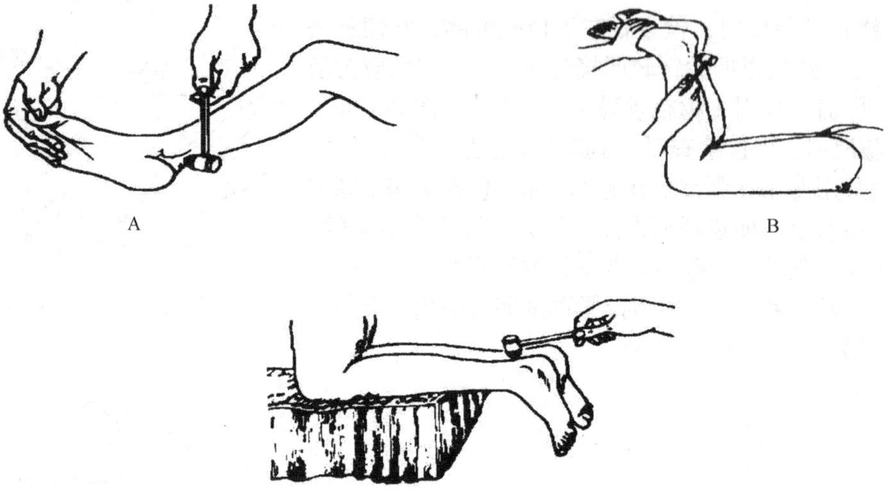

图 2-136 跟腱反射

A. 仰卧位检查；B.俯卧位检查；C. 跪位检查

2. 下肢病理反射 虽然刺激方法不同，但是阳性结果表现一致，即蹞趾背伸，其他四趾呈扇形展开（图 2-138）。

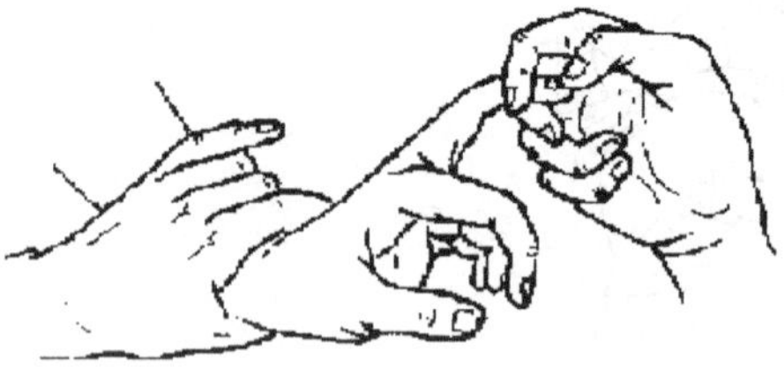

图 2-137 霍夫曼征

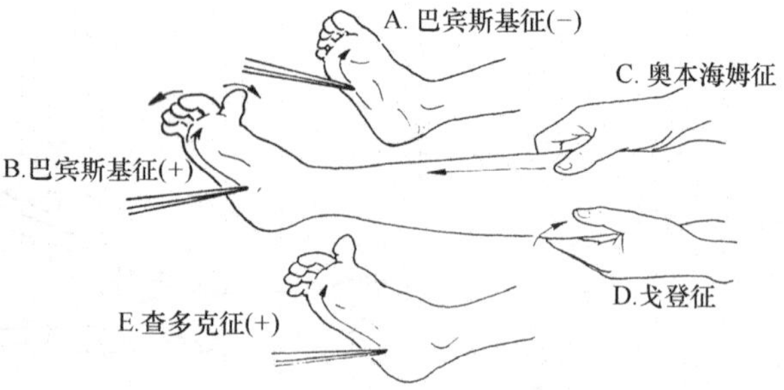

图 2-138 下肢病理反射

（1）巴宾斯基（Babinski）征：被检查者取仰卧位，下肢自然伸直，放松肌肉。检查者用竹签或叩诊锤柄的尖端由足跟开始沿足底外侧由后向前轻划，至小趾跟部再转向蹈趾侧，检查时蹞趾及其他四趾跖屈，称为跖反射，属生理反射，阳性反应时为蹞趾向足背屈曲，其余四趾同时呈扇状散开。此征见于锥体束疾患，亦可在意识不清或深睡时出现。

（2）查多克（Chaddock）征：被检查者取仰卧位，下肢自然伸直，放松肌肉。检查者立于右侧，用竹签在外踝下方足背外缘由后向前划至趾跖关节处，可划数次。有巴宾斯基征反应者为阳性。

（3）奥本海姆（Oppenheim）征：被检查者取仰卧位，下肢自然伸直，放松肌肉。检查者拇指伸开，示指屈曲，以拇指内侧和示指前两关节外侧按压并沿被检查者的胫骨前缘用力自上而下滑推，直至踝关节处。阳性反应与巴宾斯基征相同。

（4）戈登（Gordon）征：被检查者取仰卧位，下肢自然伸直，放松肌肉。检查者立于右侧，用拇指和其他四指分置于腓肠肌两侧捏压，有巴宾斯基征反应者为阳性。

（5）阵挛（clonus）：锥体束以上病变，在深反射亢进时，用一持续力量使被检查者的肌肉处于紧张状态，则该深反射涉及的肌肉就会发生节律性收缩。常见的有踝阵挛和髌阵挛（图 2-139）。

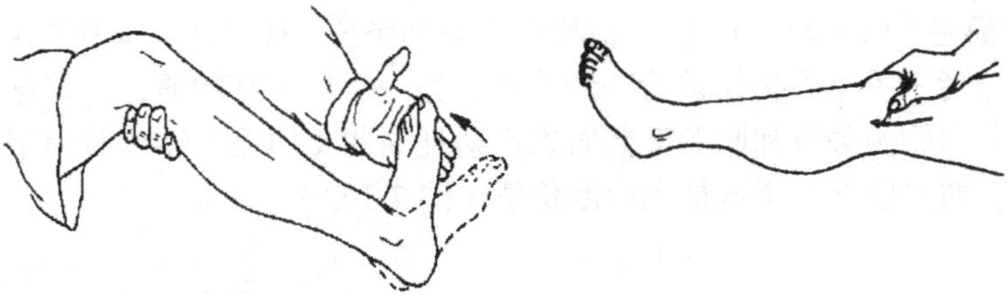

图 2-139 踝阵挛和髌阵挛

1）踝阵挛：患者取仰卧位，髋关节与膝关节稍屈，医师一手持患者小腿，一手持患者足掌前端，突然用力使踝关节背屈并维持之。阳性表现为腓肠肌与比目鱼肌发生连续性节律性收缩，而致足部呈现交替性屈伸动作，系腱反射极度亢进。

2）髌阵挛：患者仰卧，下肢伸直，检查者以拇指与示指控住其髌骨上缘，用力向远端快速连续推动数次后维持推力。阳性反应为股四头肌发生节律性收缩使髌骨上下移动，意义同上。

以上五种体征均要检查对侧，且临床意义相同，以巴宾斯基征价值最大。

（6）直腿抬高试验（Lasègue sign，拉赛格征）：患者取仰卧位，双下肢平伸，检查者一手握患者踝部，一手置于大腿伸侧，分别做双侧直腿抬高动作，腰与大腿正常可达 80°～90°。若抬高不足 70°，且伴有下肢后侧的放射性疼痛，则为阳性。其见于腰椎间盘突出症，也可见于单纯性坐骨神经痛（图 2-140）。

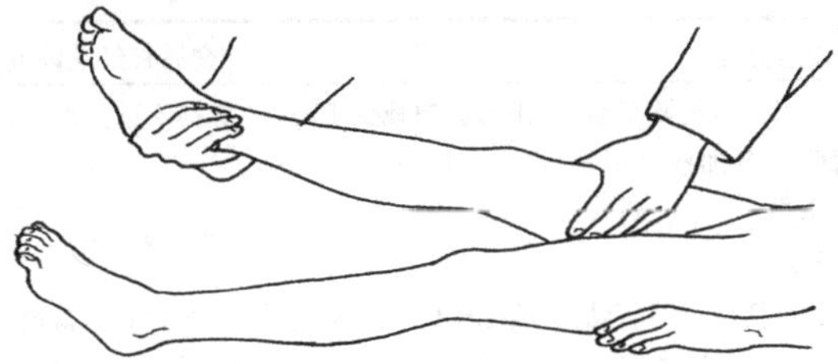

图 2-140 直腿抬高试验

（四）脑膜刺激征

脑膜刺激征为脑膜受激惹的体征，见于脑膜炎、蛛网膜下腔出血和颅内压增高。

1. 颈强直 被检查者取仰卧位，枕低枕，颈部放松，检查者立于右侧，用左手托被检查者枕部，右手按于其胸前做屈颈动作检查。被动屈颈部时如抵抗力增强，下颌不能紧贴至胸骨，伴或不伴痛苦表情，即为颈部阻力升高或颈强直。正常人无抵抗存在（图 2-141）。

2. 凯尔尼格（Kernig）征 被检查者取仰卧位，先将一侧下肢髋关节和膝关节屈曲成直角，然后用力抬高小腿，正常人可将膝关节伸达 135°，如达不到 135°，出现伸膝受限并伴有疼痛和屈肌痉挛者为阳性，即为凯尔尼格征阳性（图 2-142）。

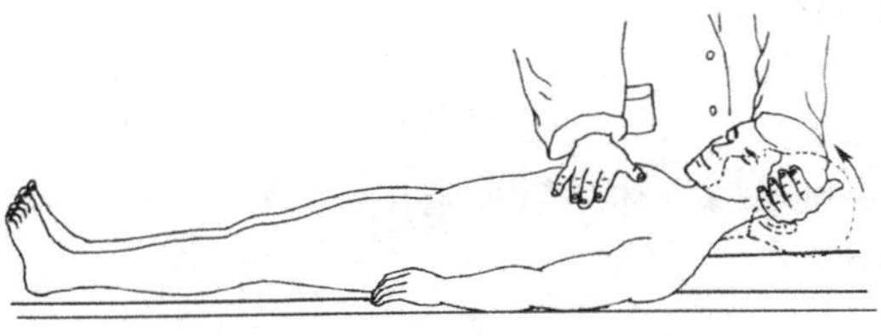

图 2-141 颈强直

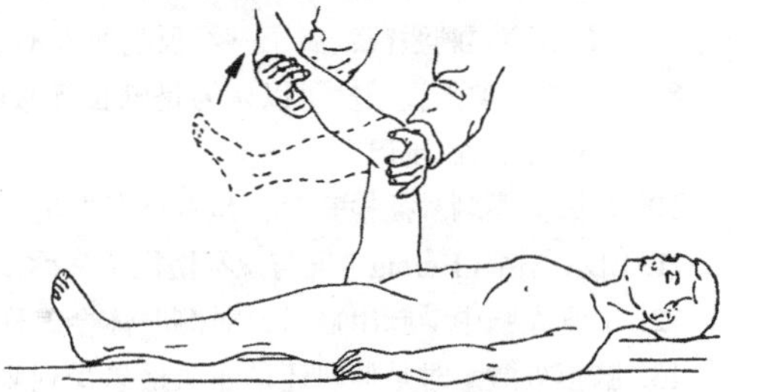

图 2-142 凯尔尼格征

3. 布鲁津斯基（Brudzinski）征 被检查者取仰卧位，枕低枕，全身肌肉放松，两下肢自然伸直，检查者一手用手托住被检查者枕部，另一手按于其胸前，将其颈前屈，使下颌和胸部接近，若双侧髋关节和膝关节同时做反射性屈曲（回缩）动作时为阳性反应，多见于急性脑膜炎。两岁以下儿童该征无诊断价值（图 2-143）。

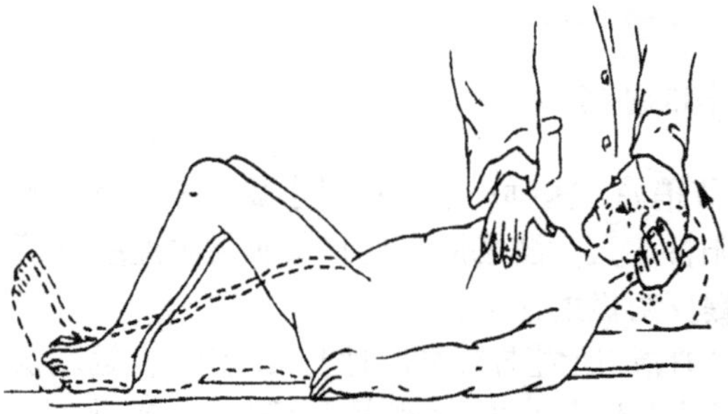

图 2-143 布鲁津斯基征

五、自主神经功能检查

自主神经可分为交感神经与副交感神经两个系统，主要功能是调节内脏、血管与腺体等活动。大部分内脏接受交感神经纤维和副交感神经纤维的双重支配，在大脑皮质的调节下，协调整个机体内环境、外环境的平衡。临床常用检查方法有以下四种：①眼心反射；②卧立位试验；③皮肤划痕试验（表 2-18）；④竖毛反射：竖毛肌由交感神经支配。将冰块置于患者颈后或腋窝，数秒后可见竖毛肌收缩，毛囊处隆起如鸡皮。根据竖毛反射障碍的部位来判断交感神经功能障碍的范围。

表 2-18 三种常见自主神经功能检查方法

自主神经功能检查	检查方法	正常反应	交感神经功能亢进	副交感神经功能亢进
眼心反射	医师左手中指、示指置患者眼球两侧逐渐加压 20～30s，以不痛为限，然后计算脉搏次数	正常脉搏减少 10～12 次/分	脉搏不减少反而加快	脉搏减少>10～12 次/分
卧立位试验	平卧位计脉搏频率，然后站立再计，或相反计脉搏	改变<10～12 次/分	由卧到立脉搏增加>10～12 次/分	由卧到立脉搏增加<10～12 次/分
皮肤划痕试验	用钝竹签在皮肤上适度加压划一条线	先白后红，属正常反应	白痕持久>5s	红痕迅速出现，时间较长并且明显增宽与隆起

思 考 题

1. 直接角膜反射和间接角膜反射均消失常见于哪对脑神经损害？
2. 什么是上运动神经元？什么是下运动神经元？
3. 一侧锥体束征阳性考虑什么？双侧锥体束征阳性考虑什么？
4. 何为深反射？深反射减弱或消失的病因有哪些？
5. 当一侧肢体锥体束征（+）时，还需做什么体征检查？
6. 检查神经反射时应注意哪些事项？
7. 什么是脑膜刺激征？属于神经反射吗？有反射弧吗？
8. 单独的颈项强直阳性可以认为是脑膜刺激征阳性吗？
9. 正常人能否出现巴宾斯基征（+）？
10. 在做脑膜刺激征检查时，是否有必要三项检查都做？
11. 凯尔尼格（Kernig）征与拉赛格征（又称直腿抬高加强试验）体检操作时有什么不同？
12. 一侧大脑中动脉出血时，对侧肢体会怎样？为什么？
13. 脑膜被激惹时是伸肌还是屈肌最易受到刺激？
14. 患者，男性，60 岁。高血压病史 7 年。早晨锻炼时突发剧烈头痛 1h，头颅 CT 示左侧基底核出血。体检时可能有哪些重要神经系统体征？

实验十三　全身体格检查

【教学目的和要求】

（1）熟练掌握全身体格检查的方法和顺序，树立自信，从容面对患者。

（2）熟悉全身体格检查各项目的正常结果，了解常见异常体征的临床意义。

【教学方法】

（1）带教老师全面地把学过的各系统体格检查串讲一遍，主要针对检查方法、顺序及注意事项等逐一进行详细的讲解，强调学生全程应有爱伤意识。

（2）进行全身体格检查的示教，同学间相互练习，老师巡视随时解答提问，最后观片加深印象。

（3）书写实验报告，同时准备复习迎接技能操作考试。

【教学内容】

熟练规范的体格检查是临床工作中的基本功，是临床诊断的基础；也是医师运用自己的感观并借助一些简单的工具，了解身体状况，发现患者阳性体征最基本的检查方法。常用的器具有体温表、血压计、听诊器、叩诊锤、直尺、手电筒、消毒棉签、压舌板、标记笔等。

医学本身是一个特殊职业，既要求有精良的技术，又要求有高尚的医学道德情操。

医师是与人打交道的职业，交流能力应是基本能力之一，但现有的医学教育对此长期忽视，由此造成的医患隔阂严重影响了医患关系并引发医患纠纷。

爱伤意识全解是为了提高医务人员的素质，作为一名人民生命健康的卫士，在工作中一定要对患者爱护和尊重。充分保护患者的利益和照顾到患者的感受，也就是说，即使是模具，也应当作真正的患者来对待，从刚开始学习起就培养学生的爱伤意识！

一、检查要点

检查的内容务求全面系统。由于检查通常是在问诊之后进行，检查者一般对于应重点深入检查的内容已心中有数，所以每例全身体格检查不是机械地重复，而是在全面系统的基础上有所侧重，使检查内容既能涵盖住院病历的要求条目，又能重点深入患病的器官系统。

全身体格检查的顺序以卧位患者为例：一般情况和生命征→头颈部，前、侧胸部（心、肺）→（患者取坐位）后背部（包括肺、脊柱、肾区、骶部）、（卧位）腹部→上肢、下肢→肛门直肠→外生殖器→神经系统（最后站立位）。这样，可以保证分段而集中的体格检查顺利完成。而在此过程中患者仅有一次体位更换。腹部检查采取视、听、叩、触顺序更好。四肢检查中，上肢检查习惯上是由手至肩，而下肢应由近及远进行。

体格检查还要注意具体操作的灵活性。面对具体病例，如急诊、重症病例，可能需要简单体检后即着手抢救或治疗，遗留的内容待病情稳定后补充；不能坐起的患者，背部检查只能侧卧进行。肛门直肠、外生殖器的检查应根据病情需要确定是否检查，如确需检查应特别注意保护患者隐私。

强调边查边想，正确评价；边查边问，核实补充。掌握检查的进度和时间，一般应尽量在 40min 内完成。检查结束时应与患者简单交谈，说明重要发现，患者应注意的事项或下一步的检查计划。

二、全身体格检查的基本项目

全身体格检查基本项目共 186 项，学生经过反复实践才可以熟能生巧，应用自如，面对具体情况也能根据临床工作要求合理取舍。检查的基本项目根据上述要求拟定，遵循这一基本内容和逻辑顺序，有利于初学者养成良好的职业习惯和行为规范。

1. 一般检查/生命征（1）→（9） 准备和清点器械→自我介绍（姓名、职称，并进行简短交谈以融洽医患关系）→观察发育、营养、面容、表情和意识等一般状态→当受检者在场时洗手→测量体温（腋温应测 10min）→触诊桡动脉至少 30s→用双手同时触诊双侧桡动脉，检查其对称性→计数呼吸频率至少 30s→测右上肢血压。

2. 头颈部（10）→（57） 观察头部外形、毛发分布、异常运动等→触诊头颅→视诊双眼及眉毛→分别检查左右眼的近视力（用近视力表）→检查下睑结膜、球结膜和巩膜→检查泪囊→翻转上睑，检查上睑、球结膜和巩膜→检查面神经运动功能（皱额、闭目）→检查眼球运动（检查六个方位）→检查瞳孔直接对光反射→检查瞳孔间接对光反射→检查集合反射→观察双侧外耳及耳后区→触诊双侧外耳及耳后区→触诊颞颌关节及其运动→分别检查双耳听力（摩擦手指）→观察外鼻→触诊外鼻→观察鼻前庭、鼻中隔→分别检查左右鼻道通气状态→检查上颌窦，有无肿胀、压痛、叩痛等→检查额窦，有无肿胀、压痛、叩痛等→检查筛窦，有无压痛→观察口唇、牙、上腭、舌质和舌苔→借助压舌板检查颊黏膜、牙、牙龈、口底→借助压舌板检查口咽部及扁桃体→检查舌下神经（伸舌）→检查面神经运动功能（露齿、鼓腮或吹口哨）→检查三叉神经运动支（触双侧嚼肌或以手对抗张口动作）→检查三叉神经感觉支（上、中、下三支）→暴露颈部→观察颈部外形和皮肤、颈静脉充盈和颈动脉搏动情况→检查颈椎屈曲及左右活动情况→检查副神经（耸肩及对抗头部旋转）→触诊耳前淋巴结→触诊耳后淋巴结→触诊枕后淋巴结→触诊颌下淋巴结→触诊颏下淋巴结→触诊颈前淋巴结浅组→触诊颈后淋巴结→触诊锁骨上淋巴结→触诊甲状软骨→触诊甲状腺峡部（配合吞咽）→触诊甲状腺侧叶（配合吞咽）→分别触诊左右颈动脉→触诊气管位置→听诊颈部（甲状腺、血管）杂音。

3. 前、侧胸部（58）→（82） 暴露胸部→观察胸部外形、对称性、皮肤和呼吸运动等→触诊患者左侧乳房（四个象限及乳头）→触诊患者右侧乳房（四个象限及乳头）→用右手触诊患者左侧腋窝淋巴结→用左手触诊患者右侧腋窝淋巴结→触诊胸壁弹性、有无压痛→检查双侧呼吸动度→检查双侧触觉语颤→检查有无胸膜摩擦感→叩诊双侧肺尖→叩诊双侧前胸和侧胸→听诊双侧肺尖→听诊双侧前胸和侧胸→检查双侧语音共振→观察心尖、心前区搏动，切线方向观察→触诊心尖冲动（两步法）→触诊心前区→叩诊左侧心脏相对浊音界→叩诊右侧心脏相对浊音界→听诊二尖瓣区（频率、节律、心音、杂音、摩擦音）→听诊肺动脉瓣区（心音、杂音、摩擦音）→听诊主动脉瓣区（心音、杂音、摩擦音）→听诊主动脉瓣第二听诊区（心音、杂音、摩擦音）→听诊三尖瓣区（心音、杂音、摩擦音）。上述心脏听诊，先用膜型胸件，再酌情用钟型胸件补充。

4. 背部（83）→（99） 请受检者坐起→充分暴露背部→观察脊柱、胸廓外形及呼吸运动→检查胸廓活动度及其对称性→检查双侧触觉语颤→检查有无胸膜摩擦感→请受检者双上肢交叉→叩诊双侧后胸部→叩诊双侧肺下界→叩诊双侧肺下界移动度（肩胛线）→听诊双侧后胸部→听诊有无胸膜摩擦音→检查双侧语音共振→触诊脊柱有无畸形、压痛→直接叩诊法检查脊柱有无叩击痛→检查双侧肋脊点和肋腰点有无压痛→检查双侧肋脊角有无叩击痛。

5. 腹部（100）→（122） 正确暴露腹部→请受检者屈膝、放松腹肌，双上肢置于躯干两侧→观察腹部外形、对称性、皮肤、脐及腹式呼吸等→听诊肠鸣→听诊腹部有无血管杂音→叩诊全腹→叩诊肝上界→叩诊肝下界→检查肝脏有无叩击痛→检查移动性浊音（经脐平面先左后右）→浅触诊全腹部（自左下腹开始、逆时针）→深触诊全腹部（自左下腹开始、逆时针）→训练患者做加深的腹式呼吸2～3次→在右锁骨中线上单手法触诊肝脏→在右锁骨中线上双手法触诊肝脏→在前正中线上双手法触诊肝脏→检查肝-颈静脉回流征→检查胆囊点有无压痛→双手法触诊脾脏→如未能触及脾脏，嘱受检者取右侧卧位，再触诊脾脏→双手法触诊双侧肾脏→检查腹部触觉（或痛觉）→检查腹壁反射。

6. 上肢（123）→（143） 正确暴露上肢→观察上肢皮肤、关节等→观察双手及指甲→触诊指间关节和掌指关节→检查指关节运动→检查上肢远端肌力→触诊腕关节→检查腕关节运动→触诊双肘鹰嘴和肱骨髁状突→触诊滑车上淋巴结→检查肘关节运动→检查屈肘、伸肘的肌力→暴露肩部→视诊肩部外形→触诊肩关节及其周围→检查肩关节运动→检查上肢触觉（或痛觉）→检查肱二头肌反射→检查肱三头肌反射→检查桡骨骨膜反射→检查Hoffmann征。

7. 下肢（144）→（168） 正确暴露下肢→观察双下肢外形、皮肤、趾甲等→触诊腹股沟区有无肿块、疝等→触诊腹股沟淋巴结横组→触诊腹股沟淋巴结纵组→触诊股动脉搏动，必要时听诊→检查髋关节屈曲、内旋、外旋运动→检查双下肢近端肌力（屈髋）→触诊膝关节和浮髌试验→检查膝关节屈曲运动→触诊踝关节及跟腱→检查有无凹陷性水肿→触诊双足背动脉→检查踝关节背屈、跖屈运动→检查双足背屈、跖屈肌力→检查踝关节内翻、外翻运动→检查屈趾、伸趾运动→检查下肢触觉（或痛觉）→检查膝腱反射→检查跟腱反射→检查巴宾斯基征→检查奥本海姆征→检查凯尔尼格征→检查布鲁津斯基征→检查拉赛格征。

8. 肛门、直肠（仅必要时检查）（169）→（172） 嘱受检者取左侧卧位，右腿屈曲→观察肛门、肛周、会阴区→戴上手套，示指涂以润滑剂行直肠指诊→观察指套有无分泌物。

9. 外生殖器（仅必要时检查）（173）→（174） 解释检查的必要性，注意保护隐私→确认膀胱已排空，受检者取仰卧位。

男性（175）→（178）：视诊阴毛、阴茎、冠状沟、龟头、包皮→视诊尿道外口→视诊阴囊，必要时做提睾反射→触诊双侧睾丸、附睾、精索。

女性（175）→（178）：视诊阴毛、阴阜、大小阴唇、阴蒂→视诊尿道口及阴道口→触诊阴阜、大小阴唇、触诊尿道旁腺、巴氏腺。

10. 共济运动、步态与腰椎运动（179）→（186） 请受检者站立→指鼻试验（睁眼、闭眼）→检查双手快速轮替运动→观察步态→检查屈腰运动→检查伸腰运动→检查腰椎侧弯运动→检查腰椎旋转运动。

以上就是一般体格检查的基本内容和方法，想要熟练地掌握这些内容和方法还需要不断地进行临床实践，在实践中不断积累经验，提高体格检查的准确性。以下就是一次完整的体格检查顺序，同学们课后要多加练习，才能熟练掌握所学内容。

附：全身体格检查的顺序和方法

病房内查体，患者多取仰卧位。医师步入病房，站在患者右侧，向患者问候，并作自我介绍，告之查体注意事项，希望患者予以配合。通过简短的交流，消除其紧张情绪，增强信任感，并了解患者的应答和言语状况。

取体温表，先检查体温表内水银柱是否已甩至35℃以下，然后把体温表放在腋窝深处紧贴皮肤，如有汗液则需擦干后测体温，并嘱患者用上臂将体温表夹紧。检查脉搏时手指并拢，以示指、中指和环指指腹平放在患者右手桡动脉近手腕处，至少计数30s脉搏搏动次数。同时观察患者呼吸，计算胸廓起伏频率，计数30s。

测量右上臂血压前必须在安静环境下休息5～10min。先打开血压计开关，检查水银柱液面是否与“0”点平齐。使患者右上肢裸露，伸直并外展约45°，袖带气囊胶管避开肱动脉，袖带紧贴皮肤缚于上臂，下缘距肘弯横纹上 2～3cm；袖带不宜过紧或过松，一般以能伸进一指为宜。在肘窝肱二头肌肌腱内侧触及肱动脉，将听诊器膜型体件置于肱动脉上，不宜将体件塞在袖带下，并使测量点与腋中线处于同一水平。右手以均匀节奏向气袖内注气，待动脉搏动消失，再升高 20～30mmHg（2.6～4.0kPa）。然后缓缓放气，使水银柱缓慢下降，以每秒 2mm 速度下降为宜。两眼平视水银柱平面，听到的第一个搏动声为收缩压，水银柱继续下降至声音突然变低沉直至消失，此时所示压力值为舒张压。同样的方法测定两次，间歇 1min 左右，取最低值为血压值。解下袖带，整理好后放入血压计内。向右侧倾斜血压计约 45°，使水银柱内水银进入水银槽内后关闭开关。

取出体温表，观察刻度后甩下水银，将体温表放入托盘内。分别记录每分钟脉搏、呼吸次数、血压和体温。

观察被检查者发育、营养、体型、面容、表情和体位。观察头发、头颅外形。用双手拨开头发，检查整个头颅有无压痛、包块、损伤等。

观察眉毛分布有无脱落，眼睑有无下垂、水肿。嘱被检查者眼向下视，用右手示指和拇指捏住左上眼睑中部的边缘，轻轻向前牵拉，然后示指向下压，并与拇指配合将睑缘向上捻转，翻转上眼睑。观察眼睑结膜和穹窿结膜。提起上眼睑皮肤，使眼睑翻转复原。按同样方法检查右上眼睑。用双手拇指置于下眼睑中部，请受检者向上看，同时向下牵拉睑边缘，观察下眼睑结膜、穹窿结膜、球结膜及巩膜。

观察眼球的外形有无突出或下陷，双侧瞳孔是否等大等圆。取手电筒、聚光圈后检查对光反射。先查左瞳孔，手电光由外向内移动，直接照射瞳孔，并观察左瞳孔是否缩小。移开光源后，用手隔开双眼，再次用手电光直接照射左瞳孔并观察右侧瞳孔的动态反应。用同样的方法检查右侧瞳孔的直接对光反射和间接对光反射。

检查者伸右臂，竖示指，距受检者左眼前 30～40cm。嘱被检查者注视示指的移动，并告之勿转动头部，可用左手固定被检查者头部。示指按水平向外→外上→外下→水平向内→内上→内下共六个方向进行。检查每个方向时均从中位开始，观察有无眼球运动障碍和眼球震颤。同法检查右侧眼球运动。

嘱被检查者注视 1m 以外的示指，然后将示指较快地向鼻梁方向移动至距眼球约 20cm 处，观察两侧瞳孔变化，即调节反射。再将 1m 外的示指缓慢移近，观察两侧眼球的内聚，称为辐辏反射。

角膜反射检查时，嘱被检查者向对侧上方注视，用棉签毛由眼角外向内轻触被检查者的角膜边缘，同时观察两侧眼睑闭合反应。先查左侧，后查右侧。清醒患者可不查角膜反射。

检查耳郭有无畸形、结节或触痛。请被检查者头部转向右侧，将左手拇指放在左耳屏前向前牵拉，右手中指和环指将耳郭向后上方牵拉，拇指和示指持手电筒，观察外耳道的皮肤及有无溢液。检查乳突有无压痛。先左后右。

观察鼻部皮肤和外形。左手拇指将鼻尖上推，借助手电光观察鼻前庭和鼻腔。检查者用手指压闭一侧鼻翼，请受检者呼吸，以判断通气状态。同样方法检查另一侧。

检查额窦、筛窦和上颌窦有无压痛。用双手固定于患者的两颞侧。将拇指置于眶上缘内侧同时向后按压，询问有无压痛，两侧有无差别。将手下移，先用右拇指置于被检查者鼻根部与眼内眦之间，向后内方按压，询问有无压痛；再将两手下移，拇指置于颧部，同时向后按压，询问有无疼痛，两侧有无差别。

观察口唇色泽，有无疱疹、口角糜烂等。取手电筒和消毒压舌板，观察口腔黏膜、牙齿、牙龈。轻轻压迫牙龈，注意有无出血和溢脓。嘱患者张大口并发“啊”音，手持压舌板的后 1/3，在舌前 2/3 与舌后 1/3 交界处迅速下压，借助手电光观察软腭、软腭弓、腭垂、扁桃体和咽后壁。注意有无黏膜充血、红肿、淋巴滤泡增生。如果扁桃体增大，则需分度。请被检查者伸舌，观察舌体、舌苔和伸舌运动、鼓腮、示齿动作。

解开衣领，充分暴露颈部。观察颈部皮肤，有无颈静脉怒张、颈动脉搏动和颈静脉搏动，先左后右。观察甲状腺是否突出，是否对称。

按顺序由浅入深触诊颈部淋巴结。用双手指滑动触诊耳前、耳后（乳突区淋巴结）。请被检查者将头转向右侧，用右手指触诊枕骨下区的枕后淋巴结。头部还原，检查者双手指尖在颈后三角沿斜方肌前缘和胸锁乳突肌后缘触诊；翻掌，用双手指尖在颈前三角区，先沿胸锁乳突肌前缘触诊，然后让被检查者头稍低向左侧，检查者左手扶住头部，右手指尖分别触摸颌下淋巴结和颏下淋巴结。同法触摸右侧颌下淋巴结。请被检查者头部稍前屈，用双手指尖在锁骨上窝内由浅部逐渐触摸至锁骨后深部，检查锁骨上淋巴结。如触摸到淋巴结时，应注意部位、大小、数目、硬度、压痛、活动度，有无粘连，局部皮肤有无红肿、瘢痕、瘘管等。

双手触诊法检查甲状腺，右手拇指在胸骨上切迹向上触摸甲状腺峡部在气管前有无增厚，请受检者做吞咽动作，判断有无肿大或肿块。然后用左手拇指在甲状软骨下气管右侧向对侧轻推，右手示指、中指和环指在左胸锁乳突肌后缘，右手拇指在气管旁，使甲状腺左叶在此四指间，以拇指滑动触摸来确定甲状腺的轮廓大小及表面情况，有无肿块和震颤。请被检查者吞咽，肿大的甲状腺可随吞咽运动上下移动。同法检查甲状腺右叶。

将示指与环指分别放在两侧胸锁关节上，将中指置于气管之上，观察中指与示指、环指间距离，判断有否气管移位。

听诊颈部大血管区血管性杂音，先左后右。如果有甲状腺肿大，则将听诊器放在肿大的甲状腺上，注意有无连续性静脉“嗡鸣音”或收缩期动脉杂音。甲状腺无肿大则无须听诊。

揭开被子，取枕，嘱被检查者下肢自然伸直，颈部放松，检查者左手托住被检查者枕部，右手放在其胸前固定位置。左手使被检查者头部前屈做被动屈颈动作，测试颈肌抵抗力，有无颈项强直；再次快速屈颈数次，观察两膝关节和髋关节的活动，如有屈曲则为 Brudzinski 征阳性。

解开衣服，充分暴露前胸部。视诊皮肤，观察呼吸运动是否均衡，节律是否规整，两侧是否对称；肋间隙宽度，胸壁静脉有无曲张。蹲下观察并比较胸廓的前后径与左右径，注意胸廓外形的异常改变，如桶状胸、佝偻病胸或局部隆起。视诊两侧乳房对称性和乳房皮肤有无异常，乳头的位置、大小和对称性，男性有无乳房增生。

触诊腋窝淋巴结。检查者左手扶着被检查者左前臂，屈肘外展抬高约 45°，右手指并拢，掌面贴近胸壁向上直达腋窝顶部，将被检查者手臂放下靠拢身体，由浅入深滑动触诊。然后依次触诊腋窝后壁、内侧壁、前壁。触诊腋窝前壁时，注意拇指和四指的配合。再翻掌向外，触诊腋窝外侧壁。左手检查右侧腋窝淋巴结，方法同前。注意事项同颈部淋巴结的触诊。

用手掌前部分别触压胸廓左右上、中、下三部位，检查有无皮下气肿，并询问被检查者有无胸壁压痛。双手按压胸廓两侧，检查胸廓的弹性。用拇指按压胸骨柄及胸骨体的中、下部，询问被检查者有无压痛。女性则常规触诊乳房，先查健侧，后查患侧。左乳房检查按内上、外上、尾部、内下、外下顺序由浅入深触诊，最后触诊乳头。检查者的手指和手掌平置在乳房上，用指腹轻轻施加压力，旋转滑动触诊，一般以能触及肋骨而不引起疼痛为度，注意乳房有无红肿热痛和包块。触诊乳晕和乳头，则用拇指和示指同时轻压乳头两侧对应部位，注意有无硬结和分泌物。

检查胸廓扩张度，两手掌及伸展的手指置于胸廓前下部的对称位置，左右拇指分别沿两侧肋缘指向剑突，两拇指间距约 2cm。然后嘱被检查者做深呼吸动作，比较两手的动度是否一致。

将双手掌置于被检查者胸部的对称位置，嘱其以同等强度发“yī”长音，并双手作一次交换，以排除两手感觉的误差。检查上、中、下三部位，比较两侧相应部位语音震颤的异同，注意有无增强或减弱。

双手掌置于被检查者胸廓下侧部，嘱其深吸气，触诊有无胸膜摩擦感。

检查胸部叩诊音分布，以胸骨角为标志，确定肋间隙。板指与肋骨平行，由第 1 肋间至第 4 肋间，按由外向内、自上而下、两侧对照的原则叩诊。注意叩诊音改变及板指的震动感。

肺下界叩诊时按右锁骨中线、左腋中线、右腋中线顺序叩三条线。被检查者平静呼吸，检查者板指贴于肋间隙，自上而下，由清音叩到实音时翻转板指，取板指中部用标记笔做标记，数肋间隙并做记录。

肺部按锁骨中线、腋前线和腋中线三条线，上、中、下部左右对称部位进行听诊。比较两侧的呼吸音有无异常变化，是否有呼吸音以外的附加音（干啰音、湿啰音），必要时嘱被检查者做深吸气动作。

检查语音共振。听诊器体件位置同语音震颤检查的上、中、下三个部位，由内到外。嘱被检查者以一般的声音强度重复发“yī”长音，做两侧对比，有无增强或减弱。嘱被检查者深吸气，在前下侧胸壁听诊有无胸膜摩擦音。

检查者下蹲，以切线方向观察心前区是否隆起，观察心尖冲动的位置、强弱和范围及心前区有无异常搏动。

手掌置于心前区，注意心尖冲动的位置和有无震颤。示指和中指并拢，用指腹确定心尖冲动的位置、范围，是否弥散，有无抬举性搏动，确定心前区异常搏动（包括剑突下搏动）。用手掌在心底部和胸骨左缘第 3、4 肋间触诊，注意有无震颤及心包摩擦感。必要时用手掌尺侧（小鱼际）确定震颤的具体位置，判定是收缩期还是舒张期。

心脏叩诊先叩左界，从心尖冲动最强点外 2～3cm 处开始，沿肋间由外向内叩诊。叩诊音由清变浊时，翻转板指，在板指中点用标记笔做标记。如此自下而上，叩至第 2 肋间。叩右界则先沿右锁骨中线，自上而下，叩诊音由清变浊时为肝上界，于其上一肋间（一般为第 4 肋间）由外向内叩出浊音界，上移一个肋间，于第 3、第 2 肋间由外向内叩出浊音界并分别做标记。然后标出前正中线和左锁骨中线，用直尺测量左右心浊音界各标记点距前正中线的垂直距离和左锁骨中线与前正中线间的距离并记录。

心脏听诊先将听诊器体件置心尖冲动最强的部位。听诊心率（1 分钟）、心律、心音（强度改变、心音分裂、额外心音）、杂音。然后依次在肺动脉瓣区（胸骨左缘第 2 肋间）、主动脉瓣区（胸骨右缘第 2 肋间）、主动脉瓣第二听诊区（胸骨左缘第 3 肋间）、三尖瓣区（胸骨左缘第 4、5 肋间）听诊。注意 A_2 与 P_2 的强度比较，心音分裂与呼吸的关系。如听到杂音，应认真辨别其最响的部位、时期、性质、传导、强度及与体位、呼吸、运动的关系。在胸骨左缘第 3、4 肋间听诊心包摩擦音。

嘱被检查者坐起，两手抱膝，暴露背部，视诊皮肤。双拇指在第 10 肋水平，对称性地把手掌放在背部两侧，两拇指间距约 2cm，两手向脊柱方向推挤，使皮肤松弛致双手大拇指掌侧缘平行。然后嘱被检查者做深呼吸动作，比较两手的动度是否一致。

检查者两手掌置肩胛下区对称部位，请被检查者发“yī”音，然后两手交换，请被检查者以相等强度重复发“yī”音，比较两侧语音震颤是否相等。

背部叩诊肩胛间区脊柱两侧上下共四个部位，左右腋后线、肩胛线上下共四点，先左后右。比较叩诊音的分布是否正常。

请被检查者上臂自然下垂贴于胸侧壁，检查者握其肘，稍做内收外展动作，另一手触摸肩胛下角，在上臂自然下垂时确定肩胛下角位置，通过此角的垂线为肩胛线。沿肩胛线自上而下叩出平静呼吸时的肺下界。嘱被检查者做深吸气后屏住呼吸，迅速沿左肩胛线自上而下叩至浊音区，翻转板指，在其中点做一标记。恢复平静呼吸，再嘱其深呼气后屏气，迅速沿左肩胛线自上而下叩出浊音区，翻转板指，再做标记，嘱被检查者恢复正常呼吸。数肋间，用直尺测量两个标记间的距离，即肺下界移动范围。再叩右肩胛线处肺下界及深吸气末、深呼气末的肺下界，数肋间，测量右肺下界移动范围并记录。

听诊肩胛间区脊柱两侧上下共四个部位，左右腋后线、肩胛线上下共四点，注意双侧对称部位的呼吸音是否异常，有无干啰音、湿啰音。嘱被检查者以相同的声音强度发“yī”长音，在肩胛间区脊柱两侧和肩胛下区左右共四点对比两侧语音共振有无增强或减弱。

用双拇指按压背部第 12 肋与脊柱夹角的顶点（即肋脊点）和第 12 肋与腰肌外缘的夹角顶点（即肋腰点），同时询问被检查者有无疼痛。用左手掌平放在左肋脊角处，右手握拳用轻到中等的力量叩击左手背，询问有无疼痛，即肾区叩击痛。然后检查右侧有无叩击痛。

请被检查者前后左右活动颈部及腰部，观察脊柱的活动度，有无活动受限。检查者用手指沿脊柱的棘突以适当的压力从上向下划，观察划压后皮肤出现的红色充血线，判断脊柱有无侧弯。检查者用拇指自上而下逐个按压脊柱棘突及椎旁肌肉直至骶部，询问有无压痛。先用间接叩击法，嘱被检查者坐正，将左手掌置于被检查者头顶部，右手半握拳叩击左手背。观察被检查者有无疼痛，疼痛部位多示病变位置。然后用叩诊锤直接叩击胸椎和腰椎体的棘突，询问有无叩击痛。如有压痛或叩击痛，则以第 7 颈椎棘突为骨性标记，计数病变椎体位置。

嘱被检查者躺下取仰卧位，充分暴露腹部。蹲下平视腹部外形是否平坦。视诊腹部皮肤，呼吸运动是否存在或有无异常，有无腹壁静脉曲张、胃肠型或蠕动波等。

请被检查者屈膝并稍分开，以使腹肌松弛。以全手掌放于腹壁上部，感受腹肌紧张度，并使患者适应片刻。然后轻柔地进行腹部浅触诊，先触诊未诉病痛的部位，一般自左下腹开始滑行触诊，然后沿逆时针方向移动，同时观察被检查者的反应及表情。注意腹壁的紧张度、抵抗感、表浅的压痛、包块、搏动和腹壁上的肿物。用指尖深压位于脐与髂前上棘连线中外 1/3 交界处的麦克伯尼（McBurney）点，停留片刻后突然将手抬起，以检查有无反跳痛。再做深触诊，左手与右手重叠，以并拢的手指末端逐渐加压触摸深部脏器。同浅触诊，一般自左下腹开始，按逆时针方向进行。如果触及肿物或包块，需注意其位置、大小、形态、质地、压痛、搏动、移动度及与腹壁的关系。

双手触诊法检查肝脏。嘱被检查者张口，检查者用左手拇指置于右季肋部，其余四指置于背部，以限制右下胸扩张，增加膈下移的幅度。右手三指并拢，掌指关节伸直，与肋缘大致平行地放在右髂窝，沿右锁骨中线，患者呼气时手指压向腹深部，吸气时手指向前迎触下移的肝缘。如此反复进行中，手指逐渐向肋缘滑行移动，直至触及肝缘或肋缘。注意吸气时手指上抬的速度要落后于腹壁的抬起。如果肋下触及肝脏，必要时宜在右锁骨中线叩出肝上界并测量肝脏的上下径，以排除肝脏下移。然后在前正中线触诊肝脏，一般从脐部开始，自下向上滑行移动，与呼吸运动配合，测量肝缘与剑突根部间的距离。触及肝脏除测量肝脏的大小外，还应注意其质地、表面、边缘、压痛、搏动感等。肝脏肿大者做肝-颈静脉回流征检查，即用手掌压迫右上腹，观察颈静脉，如出现颈静脉怒张更加明显，则为肝-颈静脉回流征阳性。

脾脏双手触诊法，左手掌置于被检查者左腰部第 7～10 肋处，试从后向前托起脾脏，右手掌平放于腹壁，与肋弓大致呈垂直方向。一般从脐部开始，两手配合，随呼吸运动深部滑行向肋弓方向触诊脾脏，直至触及脾缘或左肋缘。触诊不满意时，可嘱被检查者取右侧卧位，右下肢伸直，左下肢屈曲使腹部皮肤松弛，再做触诊。如脾脏肿大，则测量甲乙线、甲丙线和丁戊线；除大小外，还应注意脾脏的质地、表面情况，有无压痛及摩擦感等。

被检查者仍取仰卧位，两腿屈起稍分开。墨菲征检查以左手掌平放于被检查者右季肋区下部，以拇指指腹勾压腹直肌外缘与肋弓交界处，其余四指与肋骨交叉。然后嘱做深吸气，同时注意被检查者的面部表情，询问有无疼痛。因疼痛而突然终止吸气动作，为墨菲征阳性。

双手拇指依次深压两侧肋弓第 10 肋下缘偏内（即季肋点）、脐水平腹直肌外缘（上输尿管点）和髂前上棘水平腹直肌外缘（中输尿管点），注意有无压痛。检查肝区叩击痛，用左手掌平放在右季肋区，右手握拳用轻到中等力量叩击左手背，询问叩击时有无疼痛。

液波震颤检查时，检查者左手掌轻贴被检查者右侧腹壁，右手四指并拢屈曲，用右手指指腹部叩击左侧腹壁。如左手掌有波动感，为排除腹壁本身振动的传导，则请被检查者或助手用右手掌尺侧缘压在脐部腹正中线上，再叩击对侧腹壁，如贴于右腹壁的手掌仍有被液体冲击的感觉，则为液波震颤阳性。

检查者左耳凑近被检查者上腹部，右手示指、中指、环指三指并拢置于上腹部，手指与腹壁成 70°角做数次急速有力的冲击动作，如闻及气体和液体相撞击的声音即为振水音。

腹部叩诊音分布检查同浅触诊，从左下腹开始，以逆时针方向叩诊，以发现有无异常的浊音或实音。

移动性浊音的叩诊先从脐部开始，沿脐水平向左侧方向移动。当叩诊音由鼓音变为浊音时，板指位置固定，嘱被检查者取右侧卧位，稍停片刻，重新叩诊该处，听取音调是否变为鼓音。然后向右侧移动叩诊，板指移动不便时可改变指尖方向，继续叩诊直达浊音区。叩诊板指固定位置，嘱被检查者向左侧翻身 180°，取左侧卧位，停留片刻后再次叩诊，听取叩诊音的变化。如出现浊音区随体位移动而变动的现象，则为移动性浊音阳性。

右下腹听诊肠鸣音（1 分钟）。在脐部和脐上两侧听诊有无血管杂音。鉴于腹部触诊和叩诊可能影响肠鸣音的活跃程度，可根据专科情况，腹部检查改为视、听、触、叩的顺序进行。

双手触摸两侧腹股沟淋巴结。比较两侧股动脉的搏动是否存在，搏动强度是否一致，并将听诊器体件置于股动脉搏动处，听诊有无射枪音；稍加用力，注意有无杜氏双重杂音。

取棉签分别沿肋弓、脐水平、腹股沟由外向内轻划刺激腹壁，先左后右，左右对比，检查上、中、下腹壁反射是否引出。

盖好被子，视诊上肢皮肤、关节、手指及指甲。检查上臂内侧肘上 3～4cm 处皮肤弹性。触诊左滑车上淋巴结时，用左手扶托被检查者左前臂，并屈肘约 90°，以右手小指固定在被检查者的肱骨内上髁，示指、中指及环指并拢，在其上 2～3cm 处肱二头肌、肱三头肌之间的肌沟中，纵行、横行滑动触摸滑车上淋巴结。同法检查右上臂皮肤弹性和右滑车上淋巴结。

比较双侧桡动脉搏动是否一致，有无交替脉。请被检查者深吸气，检查有无奇脉。左手指掌侧紧握被检查者右手腕桡动脉处，将被检查者前臂抬高过头，感觉桡动脉的搏动，判断有无水冲脉。用手指轻压被检查者指甲末端，观察有无红白交替现象，即毛细血管征。

请被检查者活动上肢，观察有无运动功能障碍或异常。右手置被检查者上臂内侧，嘱被检查者做屈肘动作；右手置被检查者前臂外侧，嘱其做伸肘运动，观察肌肉克服阻力的力量，即肌力。相同方法测试右前臂肌力，并与左侧作比较。请被检查者双手紧握检查者示指、中指和环指，检查者用力回抽，以比较双侧握力。

以左手托被检查者屈曲的肘部，将大拇指置于肱二头肌肌腱上，然后以叩诊锤叩击拇指指甲，观察前臂的屈曲动作，即肱二头肌反射。用叩诊锤直接叩击鹰嘴突上方的肱三头肌肌腱，观察前臂的伸展运动，即肱三头肌反射。使被检查者腕部桡侧面向上，并使腕关节自然下垂，用叩诊锤叩击桡骨茎突上方，观察前臂前旋、屈肘动作，为桡骨膜反射。检查者左手握住被检查者腕关节上方，右手以中指及示指夹持被检查者中指，稍向上提，使腕部处于过伸位，然后以拇指迅速弹刮患者中指指甲，如果其余四指有轻微的掌屈动作，则为霍夫曼征阳性。同样的方法检查右侧。

暴露下肢，视诊双下肢皮肤、下肢静脉、关节、踝部及趾甲。使被检查者屈膝，触摸腘窝淋巴结，触压胫骨前缘内侧有无压陷性水肿，先检查左下肢，后查右下肢。双手同时触摸两侧第 1、2 趾骨间足背动脉并作比较。

请被检查者活动下肢，观察有无运动功能障碍。用手握住小腿下部，嘱被检查者做屈腿动作；用手置于被检查者胫骨下方并施加压力，请被检查者对抗阻力做伸膝动作，检查肌力并两侧对比。

用左手在腘窝处托起下肢，使髋关节、膝关节稍屈，然后用叩诊锤叩击髌骨下方的股四头肌肌腱，观察小腿伸展动作，先查左侧、后查右侧膝反射。使被检查者髋关节、膝关节稍屈，下肢外旋外展位，用左手使足掌背屈呈过伸位，然后以叩诊锤叩击跟键，观察足向跖面屈曲运动。同样方法检查右侧跟腱反射。

用手托住被检查者左踝部，用叩诊锤柄或钝竹签沿足底外侧缘，由后向前划至小趾掌关节处再转向大蹋趾侧，正常表现为足趾跖屈，为巴宾斯基征阴性。再检查右侧巴宾斯基征。用拇指和示指或示指和中指沿被检查者胫骨前缘用力由上向下滑压，阳性表现为蹋趾缓缓背伸，其他四趾呈扇形展开，称为奥本海姆征阳性。将膝部稍抬起，右手拇指及其他四指捏压腓肠肌，称为戈登征，阳性表现同巴宾斯基征和奥本海姆征。这些检查均先查左侧，后查右侧。

先使被检查者一侧髋关节、膝关节屈曲成直角，左手置于膝关节上，右手置踝部并抬高小腿，Kernig 征阳性者伸膝受限伴有疼痛，而且对侧膝关节屈曲。该检查先查左侧，后查右侧。

盖好被子，收拾完毕后，感谢被检查者的配合并道别。

思 考 题

一、爱伤意识主要是在长期的职业活动中，经过自己学习、认识和亲身体验，觉得怎样做是对的，怎样做是不对的，假设如果自己遇到这样的情况应该怎样做？

1. 一医师未经患者同意和知情，就在患者胸上做心浊音界的叩诊，还用记号笔画上标记，走后也不跟患者解释和道歉，也不擦掉笔迹，患者虽然不高兴，但是没有表露，如你是医师，你的看法是（　　）

A. 医师应该就病情出发，尽量避免做这种检查

B. 做检查是医师的权利，不用跟患者说

C. 事前应跟患者解释，取得患者对检查的耐受能力

D. 医师为了达到目的，可以不顾一切

2. 一名女性患者去医院就诊，接诊者为一男医师。患者自觉这几天大便有出血症状。医师问了她几个问题后，按照正常步骤是要进行直肠指诊。以下引用医师原话："要进行肛门检查，你跟我到里面去吧。"女患者："医师，我妈妈在外面，要不要一起去。"这时候应（　　）

A. 叫女患者等一下，等有女医师来时叫女医师给她检查

B. 多叫几个医师来一起检查

C. 自己一个人给她检查

D. 自己一个人给她检查，并叫她母亲在旁边

二、根据主诉，分析需要进行哪些体格检查？

1. 冬季，男孩，5 岁。高热、头痛 3 天伴呕吐急诊，作为首诊医师，体格检查时应重点检查哪些内容？

2. 夏季，女孩，7 岁。发热 4 天伴嗜睡来急诊。体格检查时重点检查哪些项目？

第三部分　心电图检查

实验十四　心电图（一）

【教学目的和要求】

（1）了解心电图的概念及临床应用范围。

（2）掌握心电图机的正确操作（包括导联连接方法、操作步骤和注意事项）。

（3）正常心电图分析。

【教学方法】

教师示教心电图机的正确使用方法，讲解注意事项、操作步骤，在教师带教下同学间相互做心电图检查，学生独立阅读及测量正常或大致正常心电图，并写出报告交教师批阅。

【教学器材】

心电图机。

【教学内容】

一、心电图的概念

心脏在机械收缩之前，心肌先发生电激动。心肌的电激动影响着全身各部位，使身体体表不同部位的表面发生了电位差。心电图就是利用心电图机把身体表面变动的心电活动记录下来，结合临床资料，给予适当的解释，以辅助临床诊断的一门科学。

二、心电图的临床应用

（1）心律失常。

（2）心肌梗死。

（3）心绞痛。

（4）心房肥大、心室肥大。

（5）心包炎、心肌炎。

（6）血钾、血钙等电解质紊乱。

（7）洋地黄等药物中毒等。

三、心电图的操作程序

（一）检查方面的准备

（1）在进行描记前，告之患者心电图检查无痛苦，对身体无损害，打消其顾虑，使其肌肉放松，消除情绪紧张。

（2）让被检查者静卧数分钟，使全身肌肉松弛，冬天应在比较温暖的环境中进行，这样可以减少因肌肉震颤而引起的干扰。

（3）被检查者一般采取卧位，宜用木床。使身体不与其他任何金属导电体接触，可在床上垫上橡皮或塑料布，亦不能与墙壁和地面接触，以免受到干扰。

（二）心电图机的操作步骤

（1）接通交流电源：打开电源开关，接好地线。定准电压设定为 10mm=1mV，走纸速度设定为 25mm/s。

（2）将受检者的双侧腕部及两侧内踝上部和胸部暴露，并用乙醇或盐水纱布擦洗脱脂。将电极板按照右上肢→红线、左上肢→黄线、左下肢→绿线、右下肢→黑线（此线与地线相通）、胸前→相应的电极，要求位置准确。

（3）按导联顺序依次记录Ⅰ、Ⅱ、Ⅲ、aVR、aVL、aVF、V_1、V_2、V_3、V_4、V_5、V_6十二个导联的心电图。节律整齐时记录 3～4 个心电搏动，若有心律失常加长时间描记。心肌梗死患者要加做 V_{3R}、V_{4R}、V_{5R} 右胸导联及 V_7、V_8、V_9 背部导联。

（4）检查完后再核对导联是否完整、是否有干扰伪差等，并在心电图上标好导联名称，以及受检查者姓名、性别、年龄和检查时间。

实验十五　心 电 图（二）

【教学目的和要求】

（1）熟悉心电图各种参数的测量方法、报告的书写。

（2）熟悉心电图各波段的定义及正常值。

【教学内容】

一、讲解分析心电图的方法

（1）首先检查该份心电图描记质量是否完好，有无遗漏及伪差，然后阅读心电图申请单，了解患者一般情况、临床诊断、检查项目等。

（2）对心电图各导联的波段、波形进行仔细测量，并观察其形态特点。

1）首先测量P—R间期、QRS波时限、Q—T间期、心电轴，选择P—P间隔或R—R间隔确定心率。若R—R间隔不相等，可求平均值。

2）依据P波形态特点，确定基本心律是窦性的或是异位的。测量P波的振幅及时限，并观察P波形态是否高尖、双峰等。

3）测量R—R间期是否相等，依次描述各导联QRS波群形态（如qR、Rs、rS等型）及QRS波形态是否有切迹、顿挫等。观察各导联电压是否正常（低电压或高电压）。

4）分析ST段形态（如上斜型、下斜型、水平型等）及抬高或压低的幅度（mV），观察各导联T波形态，如直立、倒置、双向、低平。

5）心电图各波段测量方法示教。

6）总结以上心电图特点，写出心电图诊断意见，一般包括三方面：①窦性心律（或异位心律）；②心电轴偏移的度数；③心电图结论一般分为四类，即正常心电图、大致正常心电图、可疑心电图、异常心电图。

例如：

1）窦性心律

心电轴不偏（+52°）

正常心电图

2）窦性心动过速（115次/分）

心电轴不偏（+36°）

大致正常心电图

3）心房颤动

心电轴右偏（+102°）

右心室肥厚

异常心电图

4）窦性心律

心电轴不偏（+42°）

频发室性期前收缩

一度房室传导阻滞

异常心电图

二、心电图的波形及各部分的意义

P 波：代表左右心房除极的电位变化，正常人 P 波顶部圆滑，方向在Ⅰ、Ⅱ、aVF、V_4～V_6导联中均直立，aVR 导联倒置，其余导联呈双向、倒置、低平均可；P 波时间小于 0.12s，振幅在肢导联小于 0.25mV，胸导联小于 0.2mV。P 波振幅、时限异常提示心房病变（心房扩大、心房阻滞等）。

P—R 间期：从 P 波的起点至 QRS 波群的起点，代表心房开始除极至心室开始除极的时间，正常成年人数值为 0.12～0.20s。P—R 间期延长常提示房室传导阻滞等。

J 点：QRS 波群的终末与 ST 段起始的交接点。J 点抬高可形成 J 波。高大 J 波临床可见于神经系统疾病、低温、高钙血症等。

QRS 波群：代表心室肌除极的电位变化，Q 波是 QRS 波群中第一个向下的波，R 波是 QRS 波群中第一个向上的波，S 波是随着 R 波之后的向下的波，三个波组成在一起，形成 QRS 波群，此外 qR、qRs、Rs 或 R 型等亦均称为 QRS 波群。正常值为 0.06～0.10s，最宽不超过 0.11s。QRS 波振幅异常升高与心室肥厚有关，QRS 波时限延长与心室阻滞有关。在标准导联中，每个导联的 QRS 波群振幅的绝对值相加若＜0.5mV 则称为 QRS 波低电压。胸导联每个导联 QRS 波振幅绝对值相加＜0.8mV，也是 QRS 波低电压表现。临床常见于肺心病、心包积液、水肿等及正常人。

ST 段：起自 QRS 波群的终点至 T 波的起点，代表心室缓慢复极过程。ST 段可在等电位线，但可稍抬高或压低，压低一般不超过 0.05mV，抬高不超过 0.1mV，但在 V_1、V_2导联中向上偏移可达 0.3mV。

T 波：代表心室激动后复原时的电位变化（心室复极波）。正常情况下，在 aVR 导联 T 波倒置，其他导联 T 波总是直立的，但Ⅲ、aVL、V_1导联也可以倒置。儿童 V_1～V_3（V_4）导联倒置为正常现象。T 波的振幅在肢导联一般是 0.2～0.6mV，在胸导联可能高达 1.2～1.5mV，估计 T 波振幅大小时，应同时注意 QRS 波群振幅的大小，如 QRS 波群振幅小，T 波也小；如 QRS 波群振幅大，T 波也大。一般 T 波的振幅应不小于同导联 R 波的 1/10。

ST 段及 T 波异常改变的意义需结合临床资料加以解释，一般可见于各种器质性心脏病的心肌病变、药物作用、电解质紊乱或其他病理生理因素所致。

Q—T 间期：从 QRS 波群的起点至 T 波终点，代表心室肌除极和复极全过程所需的时间。其长短与心率有关，心率在 60～100 次/分时，Q—T 间期的正常范围应为 0.32～0.44s。Q—T 间期可随心率变化而改变。心率快，Q—T 间期相对短；而心率慢，Q—T 间期相对长。Q—T 间期延长可见于心肌病变、药物作用、电解质紊乱或其他因素所致。

U 波：是在 T 波之后的一个较低的波，形成机制尚不甚明了。目前多认为此波代表心室传导纤维的复极，故亦有人称之为浦肯野纤维的 T 波。一般方向与 T 波一致，应较 T 波为低，通常不超过 0.05mV，但 V_3 导联的 U 波有时可达 0.3mV。高大 U 波临床常见于低血钾。

实验十六 心 电 图（三）

【教学目的和要求】

（1）了解常见异常心电图的特点及临床意义。

（2）主要内容为心房扩大、心室肥厚、心肌梗死、期前收缩、阵发性室性心动过速、阵发性室上性心动过速、心房扑动、心房颤动、房室传导阻滞、束支传导阻滞。

【教学内容】

一、心房扩大、心室肥厚的心电图表现

1. 右心房扩大 P 波高尖，振幅≥0.25mV，以Ⅱ、Ⅲ、aVF 导联表现明显，V_1、V_2 导联≥0.20mV。临床多见于肺心病或肺部疾病，又称为“肺型 P 波”（图 3-1）。

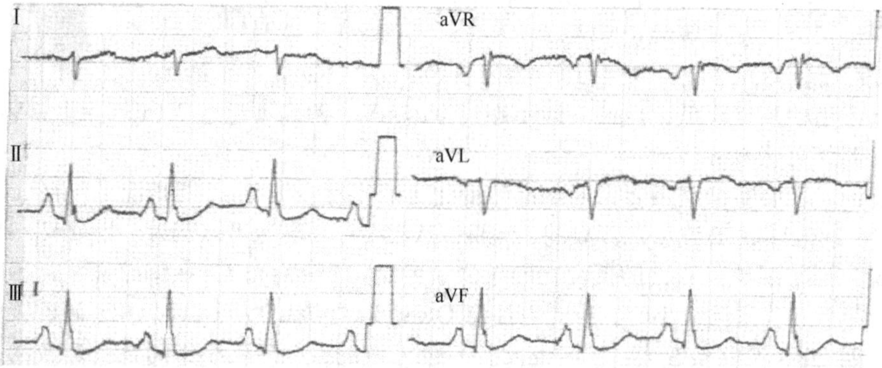

图 3-1 右心房扩大

2. 左心房扩大 P 波宽≥0.11s，常呈双峰，两峰间距≥0.04s，又称为“二尖瓣型 P 波”。Ptf_{V_1}：P 波终末电势，是导联负相 P 波振幅与时间的乘积。左心房扩大时，Ptf_{V_1}≥0.04mm·s（图 3-2）。

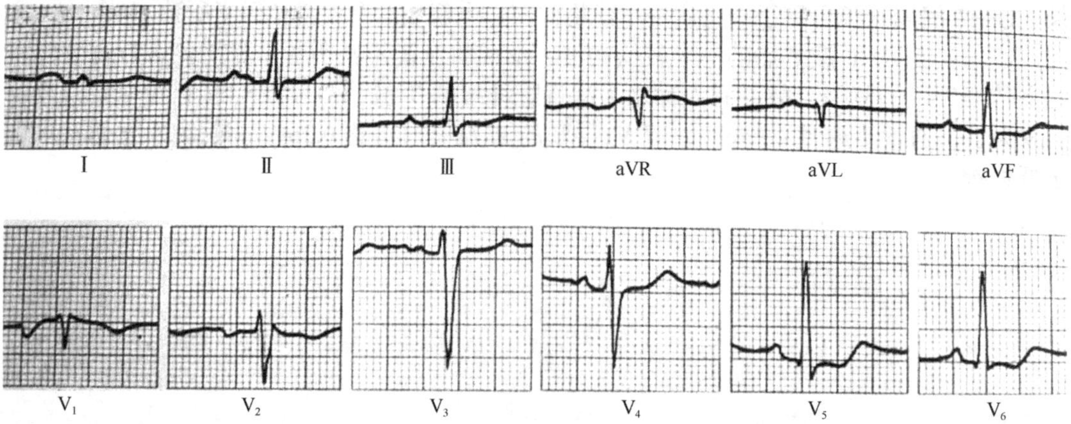

图 3-2 左心房扩大

3. 左心室肥厚　①QRS 波群电压升高，V_5或 V_6导联的 R 波＞2.5mV，或 V_5的 R 波+V_1的 S 波＞4.0mV（男性）或＞3.5mV（女性）。肢体导联：Ⅰ导联的 R 波＞1.5mV，aVL 导联的 R 波＞1.2mV，aVF 导联的 R 波＞2.0mV，或Ⅰ导联的 R 波+Ⅲ导联的 S 波＞2.5mV。②电轴左偏。③QRS 波群时间延长到 0.10～0.11s，但一般＜0.12s。④伴继发性 ST-T 改变（图 3-3）。

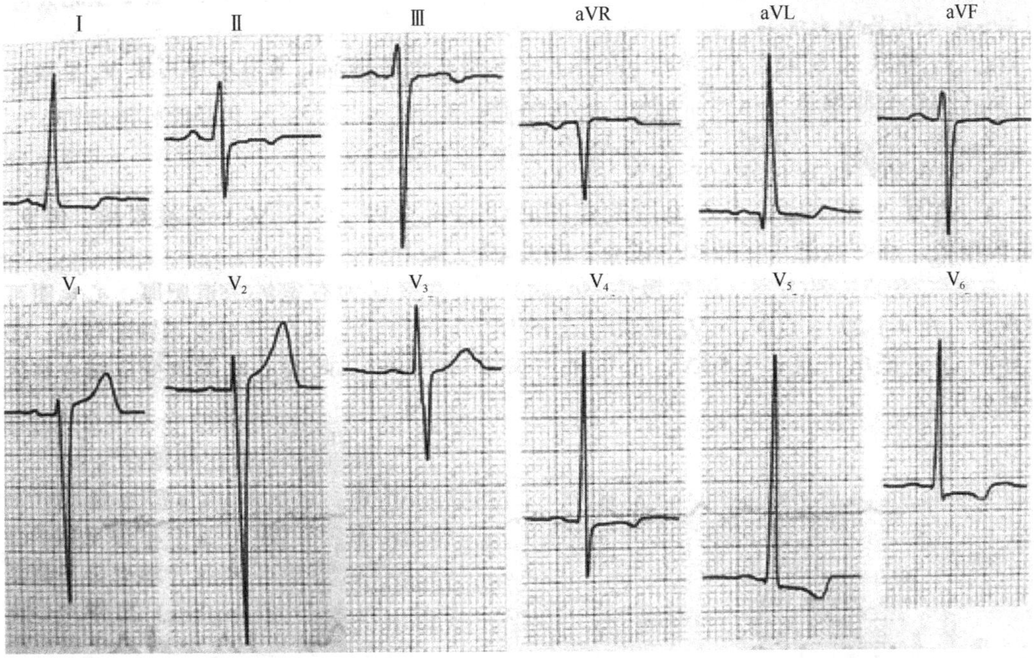

图 3-3　左心室肥厚

4. 右心室肥厚　①V_1导联 R/S≥1，V_5导联 R/S≤1；②V_1导联的 R 波+V_5导联的 S 波＞1.2mV；③心电轴右偏≥+90°。

5. 双心室肥厚　①大致正常心电图，因双侧心室电压同时升高，互相抵消；②只表现出一侧心室肥厚；③均有左右心室肥厚的表现。

心电图诊断心房扩大及心室肥厚是一种辅助性检查，其结论并不十分准确，必须要结合临床资料进行分析，有相关的病史诊断较为可靠。诊断指标越多，可靠性越强。明确的诊断需依据超声心动图检查。

二、心 肌 梗 死

1. 基本图形　①病理性 Q 波（宽≥0.03s，深≥R 的 1/4）或 QS 波；②ST 段弓背向上抬高；③对称性 T 波倒置。

2. 分期

（1）早期（超急性期）：T 波高大，以后迅速出现 ST 段斜型抬高，与高耸直立 T 波相连，持续数分钟至数小时。其 QRS 波通常无病理性 Q 波。

（2）急性期：高耸 T 波开始降低后出现病理性 Q 波，ST 段弓背向上抬高，抬高显著者可形成单向曲线，继而逐渐下降；T 波由直立变倒置并逐渐加深。此期持续数小时或数周。

（3）近期（亚急性期）：病理性 Q 波持续，ST 段回到等电位线，T 波由倒置较深逐渐变浅，持续数周或数月。

（4）陈旧期（愈合期）：ST 段和 T 波恢复正常或 T 波持续倒置、低平，趋于恒定不变，仅留下病理性 Q 波，持续 3～6 个月或更长。

3. 心肌梗死定位 前间壁：V_1、V_2、V_3；前壁：V_3、V_4；广泛前壁：V_1～V_6、（Ⅰ、aVL）；前侧壁：V_4、V_5、V_6、Ⅰ、aVL；下壁：Ⅱ、Ⅲ、aVF；高侧壁：Ⅰ、aVL；后壁：V_7、V_8、V_9。

心电图诊断急性心肌梗死是一项独立的指标，但要结合临床症状及心肌酶学改变。心电图诊断早期心肌梗死十分重要，对临床治疗及患者预后有非常重要的意义。目前，将心肌梗死分类为 ST 段抬高性心肌梗死（可有病理性 Q 波或无）和非 ST 段抬高性心肌梗死（可无病理性 Q 波或有），也是为了早期诊断心肌梗死（图 3-4）。

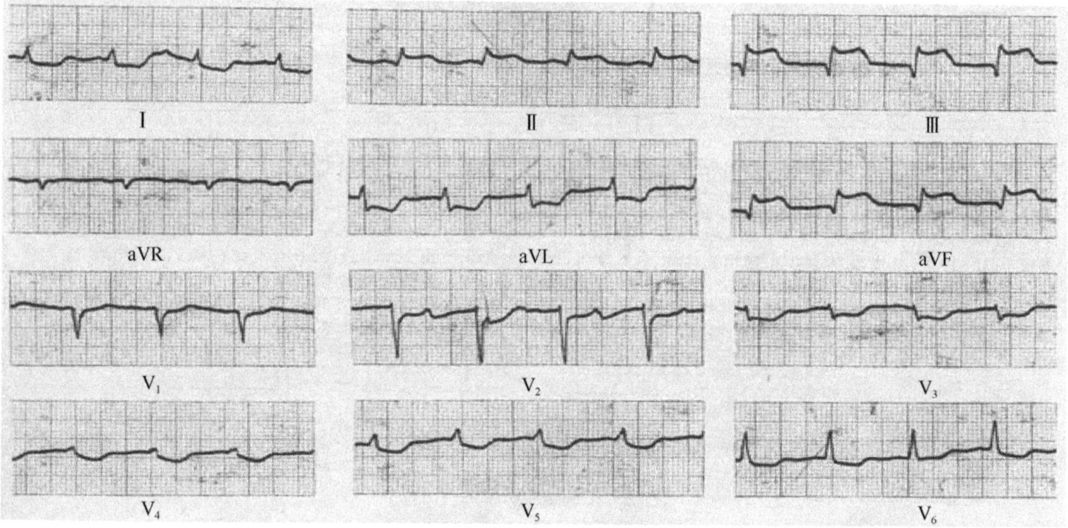

图 3-4 急性下壁心肌梗死

三、窦性心律及心律失常

1. 正常窦性心律

（1）P 波规则地出现，成人心率 60～100 次/分。

（2）P 波在Ⅱ、Ⅲ、aVF 直立，在 aVR 倒置。

（3）P—R 间期在 0.12～0.20s。

（4）P—P 间隔相等或不齐，但间差＜0.12s。

2. 窦性心律不齐

（1）窦性心律，P—P 间隔不等，相互间差＞0.12s 以上。

（2）其余诊断条件同正常窦性心律。

窦性心律不齐临床意义：由于窦房结发出的激动不均匀所致，一般无临床意义。常与窦性心动过缓同时存在，一般不出现临床症状，明显的窦性心律不齐偶尔可有心悸或头晕。

3. 窦性心动过缓

（1）窦性心律，成人心率＜60 次/分。

（2）R—R 间隔相等或不齐。

（3）其余心电图诊断依据同正常窦性心律（图 3-5）。

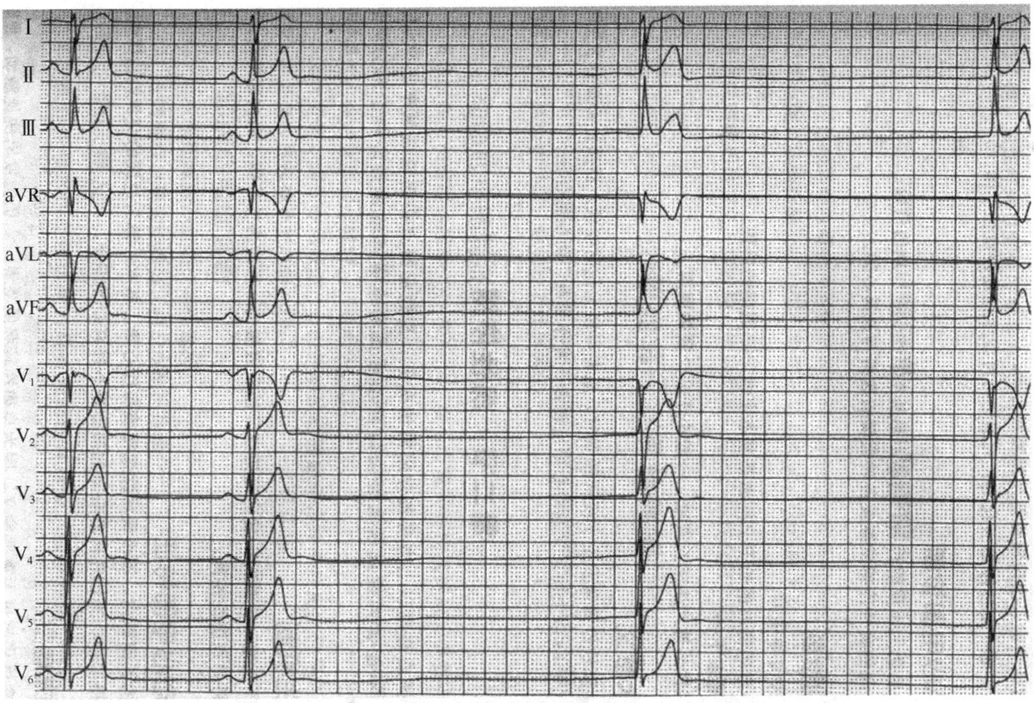

图 3-5　窦性心动过缓，窦性停搏，过缓的交界性逸搏

窦性心动过缓临床意义：可见于健康人群，尤其是运动员、体力劳动者。如果心率不低于 50 次/分，窦性心动过缓一般没有临床意义。也可见于颅内压增高、β 受体拮抗剂使用、心肌炎、心肌病等。

4. 窦性心动过速

（1）窦性心律，成人心率＞100 次/分。

（2）其余心电图诊断依据同正常窦性心律（图 3-6）。

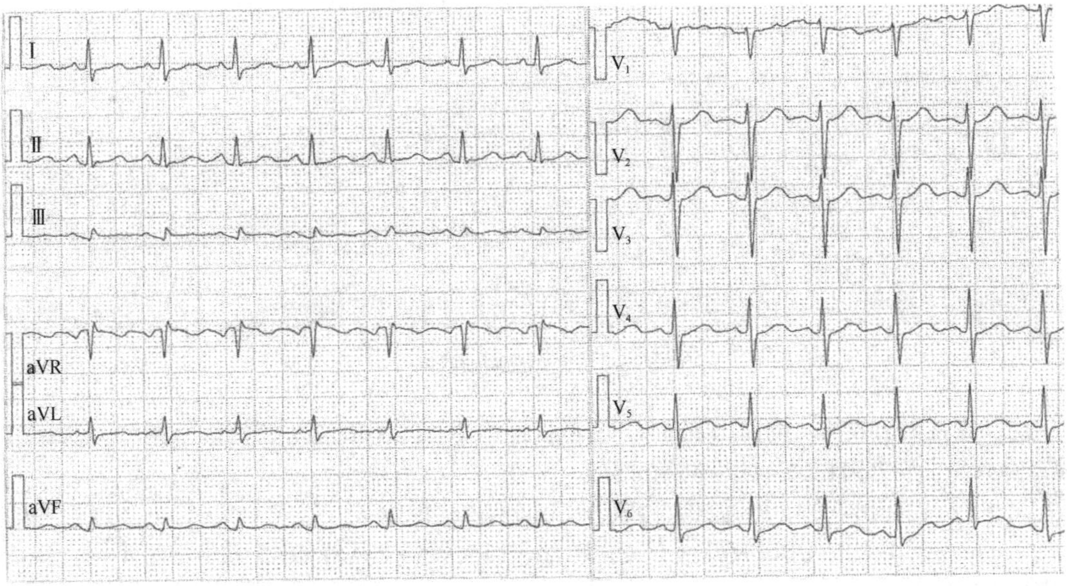

图 3-6　窦性心动过速

窦性心动过速临床意义：窦性心动过速一般是在机体耗氧量增加时，心脏增加心排血量的一种代偿性反应，主要与交感神经兴奋及迷走神经张力降低有关。正常人在体力活动、情绪激动、饮酒、喝浓茶、喝咖啡时均可发生，主要病因有发热、感染、休克、贫血、急性心肌炎、缺氧等。

四、期 前 收 缩

1. 房性期前收缩 期前出现的异位 P′波，P′—R 间期＞0.12s，代偿间歇不完全。

（1）有提前发生的 P′波，其形态与正常窦性 P 波可有一定的差别。

（2）前期发生的 P′波后，其 QRS-T 波群的形态多常与同导联其他 QRS-T 波群相同；有时 QRS 波群增宽变形，称为房性期前收缩伴室内差异传导。

（3）P—R 间期＞0.12s。

（4）代偿间歇不完全，小于 2 倍的 P—P 间期（图 3-7）。

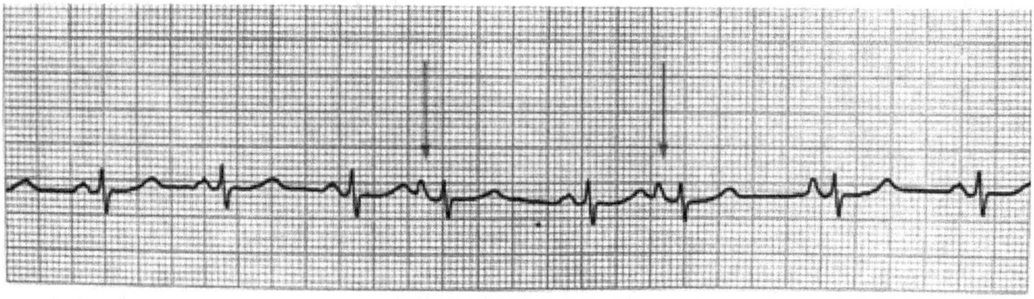

图 3-7 房性期前收缩

2. 交界性期前收缩 期前出现的 QRS-T 波，形态与窦性 QRS 相同；可有逆性 P′波，代偿间歇一般完全。

（1）有提早出现的 QRS 波群，其形态与同导联窦性 QRS 基本一致，若形态不同，称为交界性期前收期缩伴室内差异性传导。

（2）异位 QRS 波群前、后可有逆行 P′波，或无 P′波。

（3）代偿间歇常完全（图 3-8）。

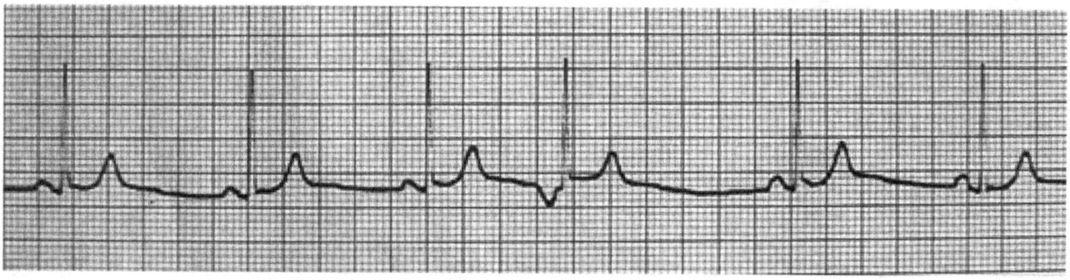

图 3-8 交界性期前收缩

3. 室性期前收缩 期前出现的 QRS-T 波前无 P 波；QRS 宽大畸形，时限＞0.12s；T 波与 QRS 主波方向相反，代偿间歇完全。

（1）有提前出现的 QRS 波群，其前面无期前发生的 P 波。

（2）期前出现的 QRS 波群形态宽大畸形，与同导联上其他 QRS 波群波型不同，QRS 时限多在 0.12s。

（3）期前收缩可为偶发的，亦可多发，有时每一个或每两个窦性搏动后即发生一个期前收缩，形成“二联律”或“三联律”。

（4）代偿间歇完全，等于 2 倍 R—R 间期。无代偿间歇者称为间位性期前收缩。

（5）ST-T 有继发性改变，ST 段下移、T 波倒置（图 3-9）。

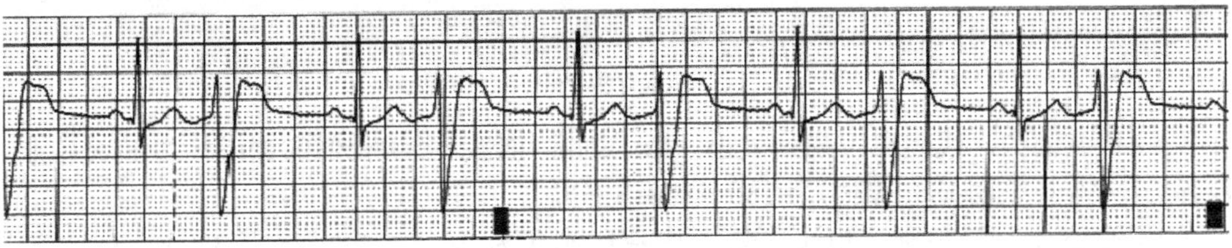

图 3-9 室性期前收缩

期前收缩临床意义：临床极为多见，可见于健康人，尤其是自主神经失调时，如劳累，紧张，过量的酒、茶、咖啡等的摄入。亦见于病理性因素，如冠心病、肺源性心脏病、病毒性心肌炎等。

五、阵发性室性心动过速

室性期前收缩连续三次或三次以上，频率 140～200 次/分。若能发现 P 波，P 波频率小于 QRS 波频率，存在房室分离现象。

（1）连续三次或持续快速的宽大畸形的 QRS 波群。

（2）QRS 时限延长≥0.12s。

（3）心室律基本匀齐，频率为 140～200 次/分（图 3-10）。

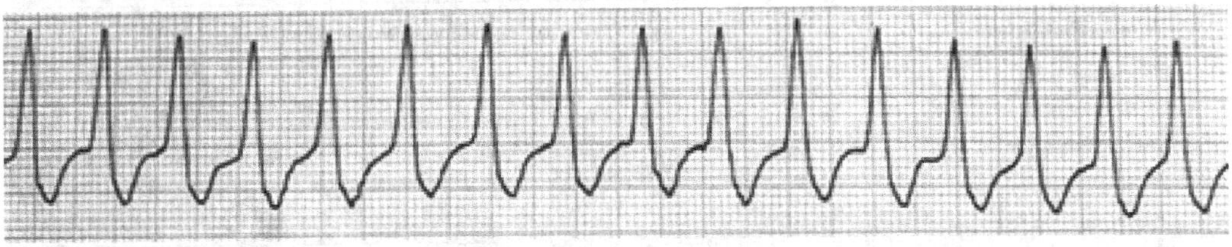

图 3-10 室性心动过速

阵发性室性心动过速临床意义：室性心动过速属于一种严重的心律失常，偶见正常健康人，但大多数发生于器质性心脏病患者。其主要病因为冠心病、高血压性心脏病、急性心肌炎、电解质紊乱、洋地黄中毒等。

六、阵发性室上性心动过速

阵发性室上性期前收缩连续三次或三次以上，突发突止，频率为 160～250 次/分，节律规则，QRS 波形态一般正常。

（1）持续快速的 QRS 波群，QRS 波形态正常，<0.12s。

（2）频率为 150～240 次/分。

（3）心室律整齐（R—R 间隔相等）（图 3-11）。

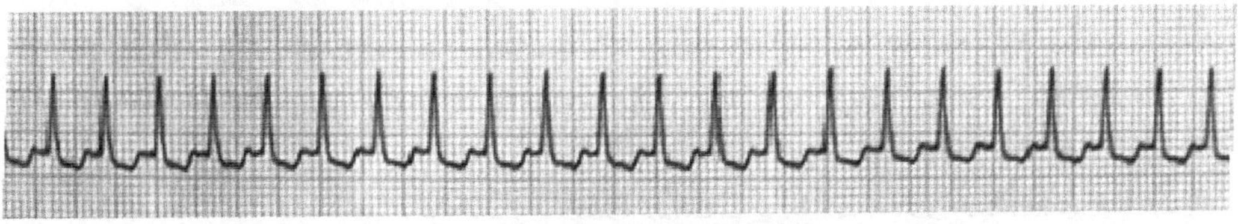

图 3-11 阵发性室上性心动过速

阵发性室上性心动过速涉及多种发生机制（房室结折返性心动过速、房室折返性心动过速、心房自律性增高等），经典的室上性心动过速表现为窄 QRS 波心动过速，节律匀齐。若伴有传导异常（室内差异传导、束支阻滞等），QRS 波形态也可宽大，需与室性心动过速鉴别。

七、心房扑动

（1）P 波消失，代之以一系列大小一致、间隔均匀、形状相似的锯齿状的 F 波（Ⅱ、Ⅲ、aVF、V_1 导联明显），频率为 250～350 次/分。

（2）心室律一般规则，也可不等，房室比例多为 2∶1，也可出现 3∶1、4∶1 传导（图 3-12）。

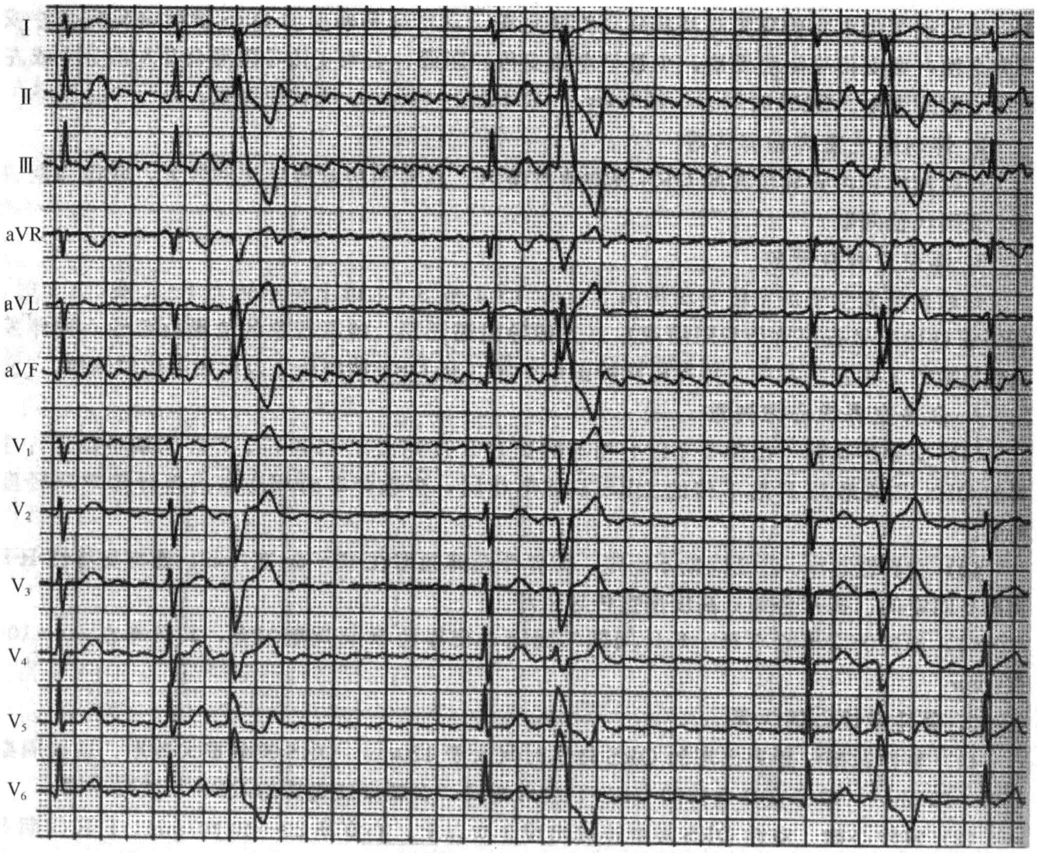

图 3-12　心房扑动伴室早二联律

心房扑动的临床意义：心房扑动临床少见，正常人很少发生，尤其是持续的心房扑动总是提示心脏器质性病变。风湿性心脏病、冠心病和高血压性心脏病是引起心房扑动的最常见的病因。

八、心房颤动

（1）P 波消失，出现间隔不等，大小、形状不同的 f 波（心房颤动波），频率为 350～600 分/次，f 波在 V_1 导联显示明显。

（2）R—R 间隔不匀齐，QRS 形态正常或宽大（图 3-13）。

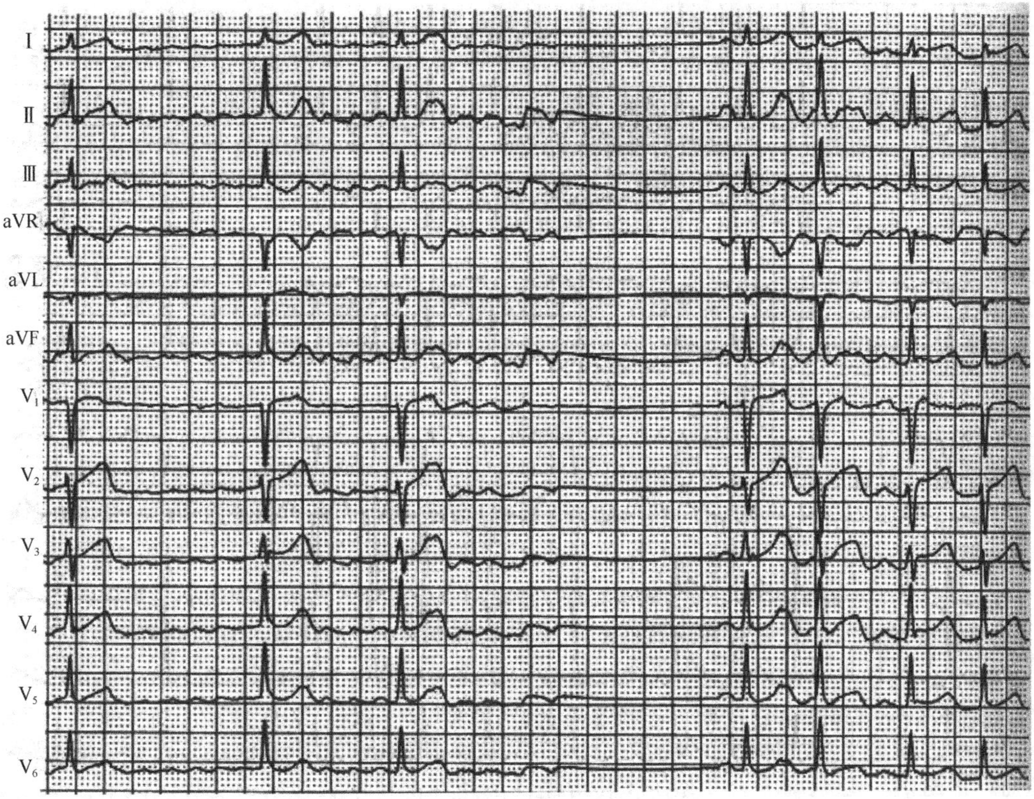

图 3-13　心房颤动

心房颤动的临床意义：心房颤动临床多见，随着年龄的增长，发病率也升高，最常见于风湿性心脏病、冠心病、高血压性心脏病等。几乎均伴有窦房结的损害、缺血及心房肌病理性改变，以及存在心房负荷过重，房内传导迟缓或左心房扩大。心房颤动患者心室率缓而匀齐，提示可能存在房室传导阻滞或已恢复窦性心律，如果心室率＞200 次/分时，则要提示合并预激综合征的可能性。

九、房室传导阻滞

1. 一度房室传导阻滞　窦性心律，P—R 间期固定延长大于 0.20s（超过心率的正常高限）。一度房室传导阻滞的临床意义：一度房室传导阻滞可见于健康人，但更多见于心脏病患者，如风湿性心脏病、急性心肌炎、风湿热等。一度房室传导阻滞趋于稳定，一般无重要的临床意义。

2. 二度房室传导阻滞

（1）二度Ⅰ型房室传导阻滞（文氏型）

1）P—R 间期逐次延长，直至 P 波后有 QRS 波群脱漏，呈周期性。

2）R—R 间距逐次缩短，阻滞后长 R—R 间隔小于基础 R—R 间隔 2 倍。

（2）二度Ⅱ型房室传导阻滞

1）P—P 间期相等，P—R 间期恒定（正常或延长）。

2）P 波后有 QRS 波群脱漏（图 3-14）。

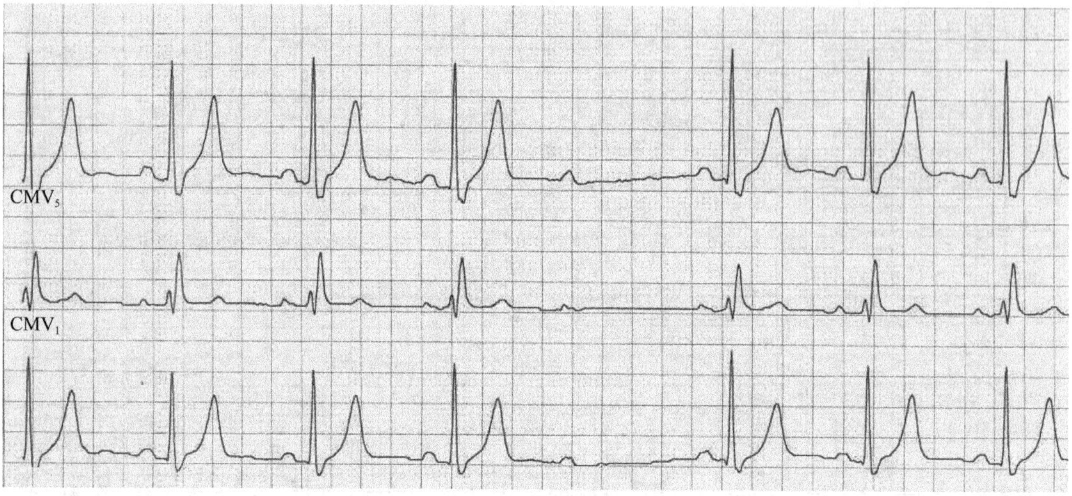

图 3-14　二度Ⅱ型房室传导阻滞

二度房室传导阻滞的临床意义：

二度Ⅰ型房室传导阻滞较为常见，可以由生理因素所致，如迷走神经兴奋、心房率明显增快，多为暂时性，很少引起症状。亦可由洋地黄过量、急性感染等所致，多为一过性表现，预后良好。

二度Ⅱ型房室传导阻滞临床多为器质性心脏病所致，可见于急性心肌梗死、冠心病、高血压心脏病、心肌病等。Ⅱ型房室传导阻滞的阻滞部位多数在房室交界区以下，与双侧束支阻滞有关，常为高度或三度房室传导阻滞的先兆。

3. 三度房室传导阻滞

（1）P 与 QRS 无关，P—R 间期不固定（完全性房室分离）。

（2）P—P 间距＞R—R 间距（心房率快于心室率）。

（3）心室律慢而规则，心率为 20～60 次/分（交界性或室性逸搏心律）（图 3-15）。

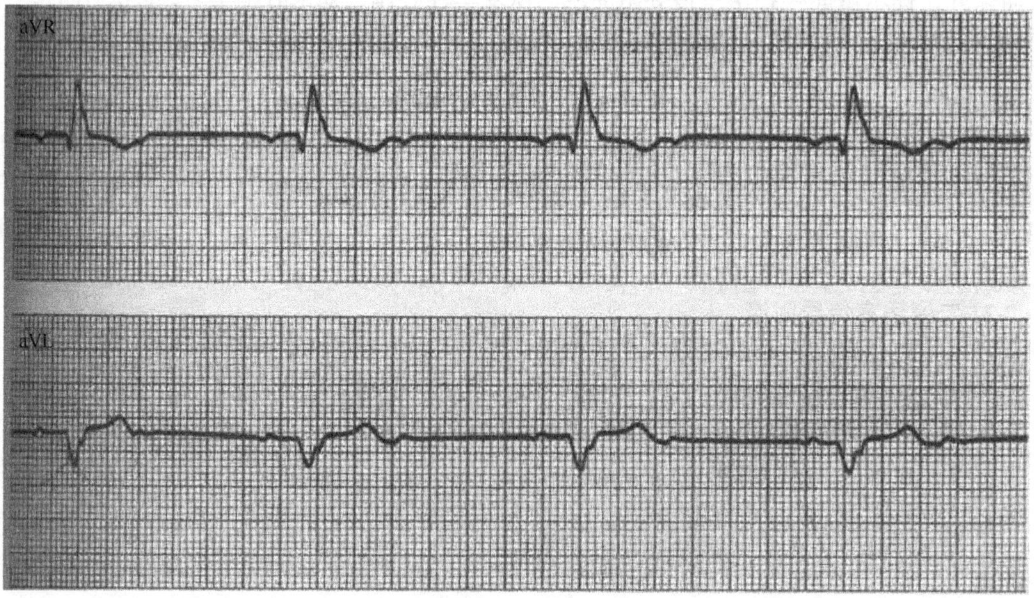

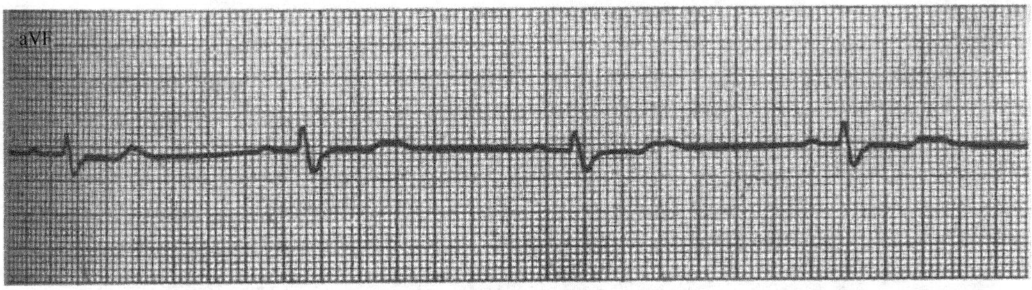

图 3-15　三度房室传导阻滞

三度房室传导阻滞的临床意义：三度房室传导阻滞是一种较为严重的心律失常，常见病因有冠心病、心肌病、心肌炎及各种原发性心脏传导系统阻滞。预后主要取决于基础病因及阻滞部位。阻滞部位高者，预后较好。

十、室内传导阻滞

（1）完全性右束支传导阻滞

1）QRS 波群时限≥0.12s。

2）V_1、V_2 导联呈 rSR 型或呈宽大而有切迹的 R 波，以 R 波为主的导联（V_5、V_6、Ⅰ、Ⅱ、aVL）常有粗钝的 S 波。

3）V_1、V_2 导联 ST 段压低，T 波倒置。

右束支传导阻滞临床意义：右束支细长，容易发生阻滞，临床较为常见，可见于正常人，以不完全性右束支传导阻滞多见。完全性右束支传导阻滞常见于先天性心脏病、冠心病、风湿性心脏病等。

（2）完全性左束支传导阻滞

1）QRS 波群时限≥0.12s。

2）V_5、V_6 导联呈粗钝或有切迹的 R 波，无 q 波；V_1、V_2 导联呈 rS 型（其 r 波极小，S 波明显加深增宽）或呈宽而深的 QS 波。

3）心电轴正常或左偏。

4）ST-T 方向与 QRS 主波方向相反（图 3-16）。

左束支传导阻滞临床意义：左束支传导阻滞临床远较右束支传导阻滞少见，几乎均有器质性心脏病。常见病因是冠心病、急性心肌梗死、高血压性心脏病等。

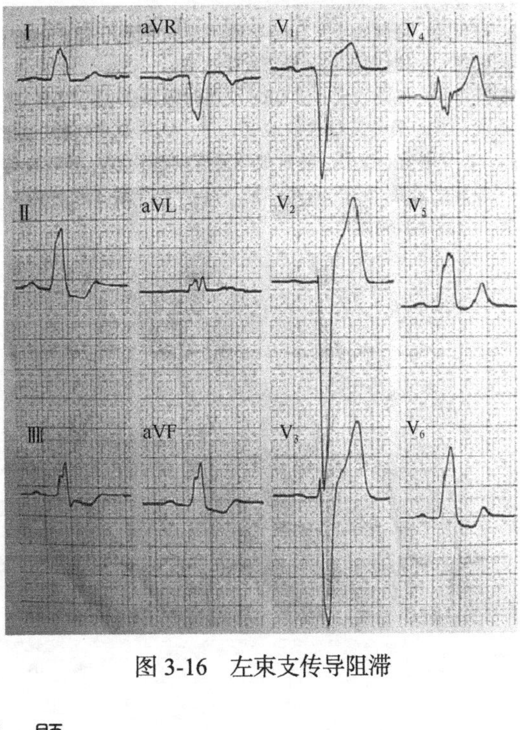

图 3-16　左束支传导阻滞

思　考　题

分析以下各图并按要求填写在实验报告上，请写出诊断及依据。

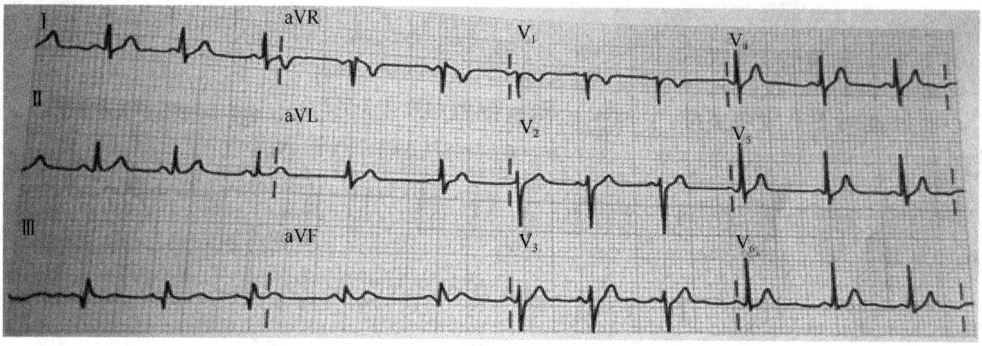
I
aVR
V_1
V_4
II
aVL
V_2
V_5
III
aVF
V_3
V_6

图一

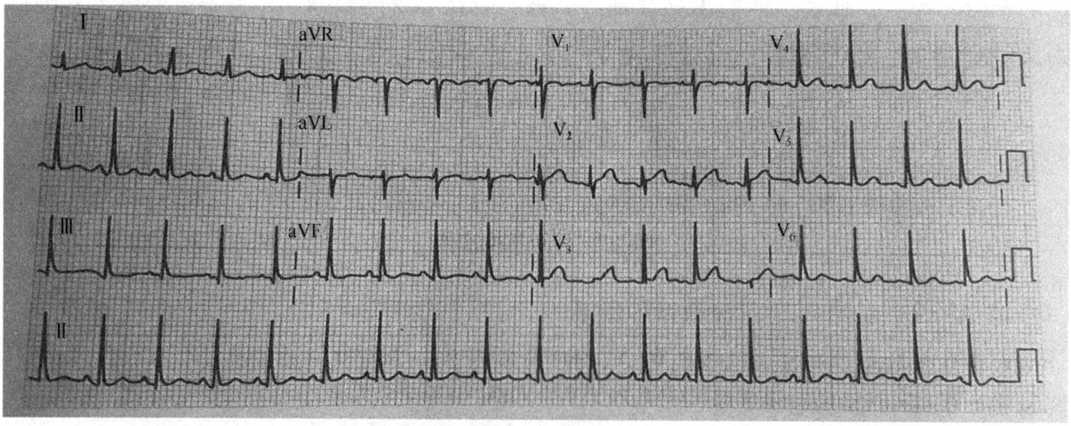
I
aVR
V_1
V_4
II
aVL
V_2
V_5
III
aVF
V_3
V_6
II

图二

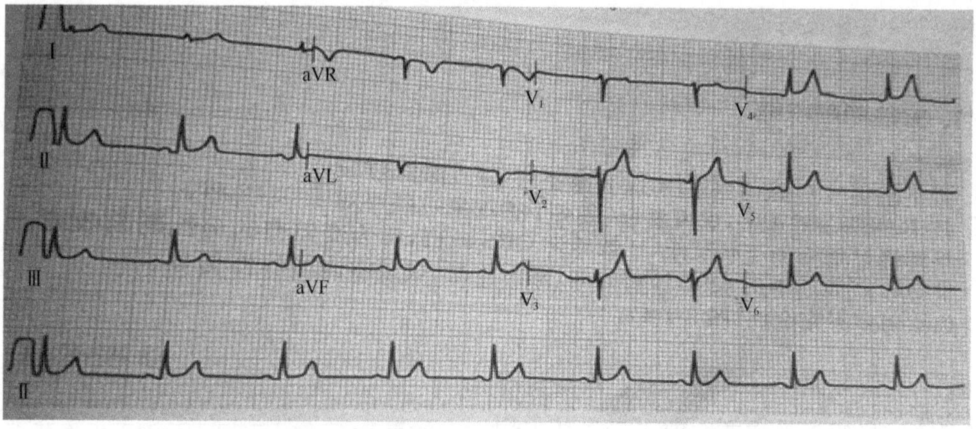
I
aVR
V_1
V_4
II
aVL
V_2
V_5
III
aVF
V_3
V_6
II

图三

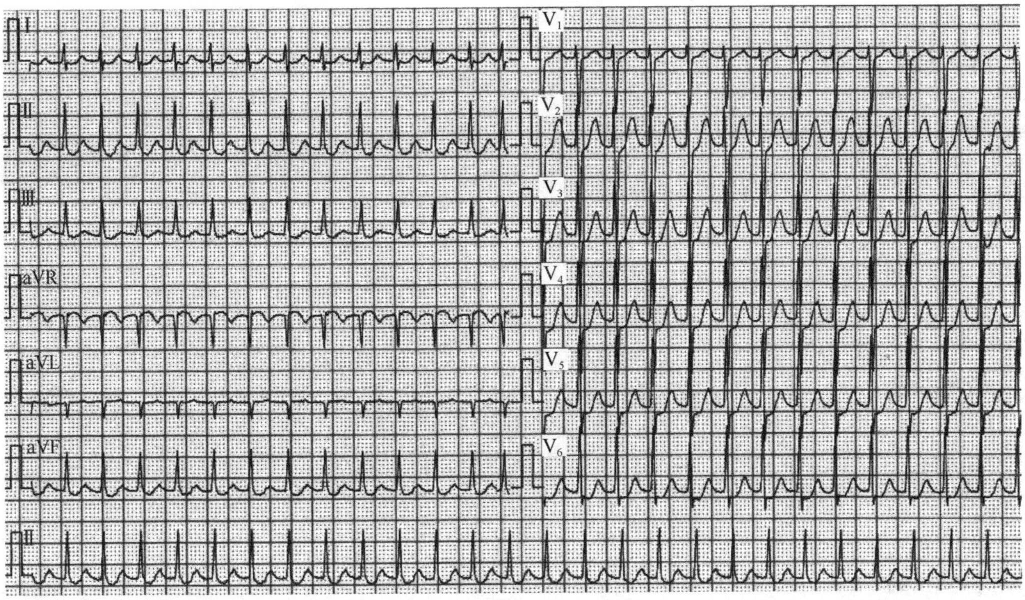

图四

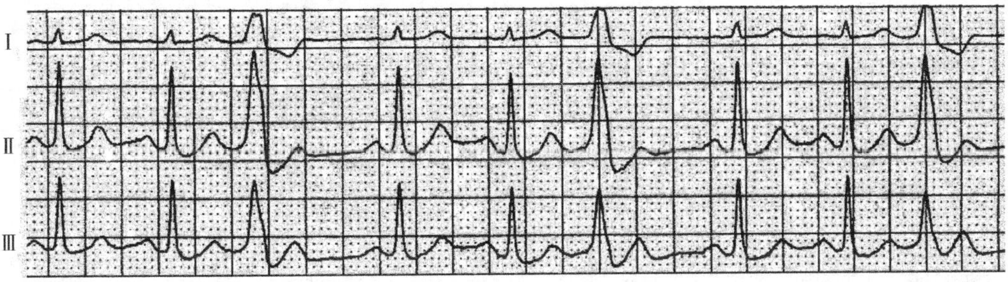

图五

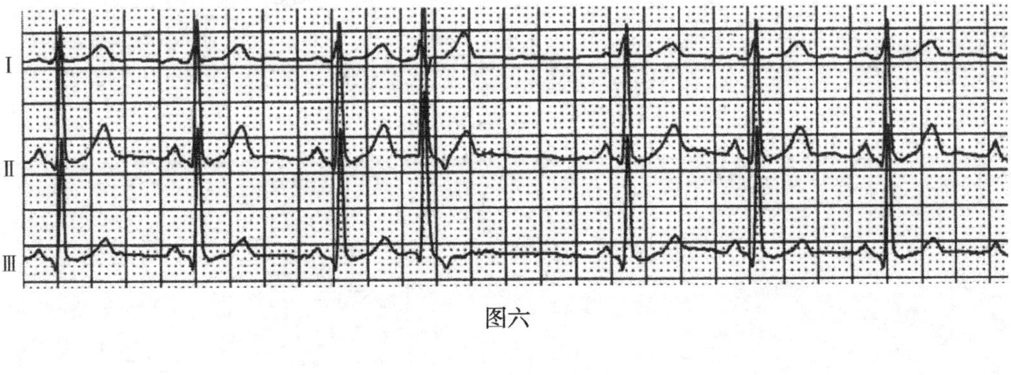

图六

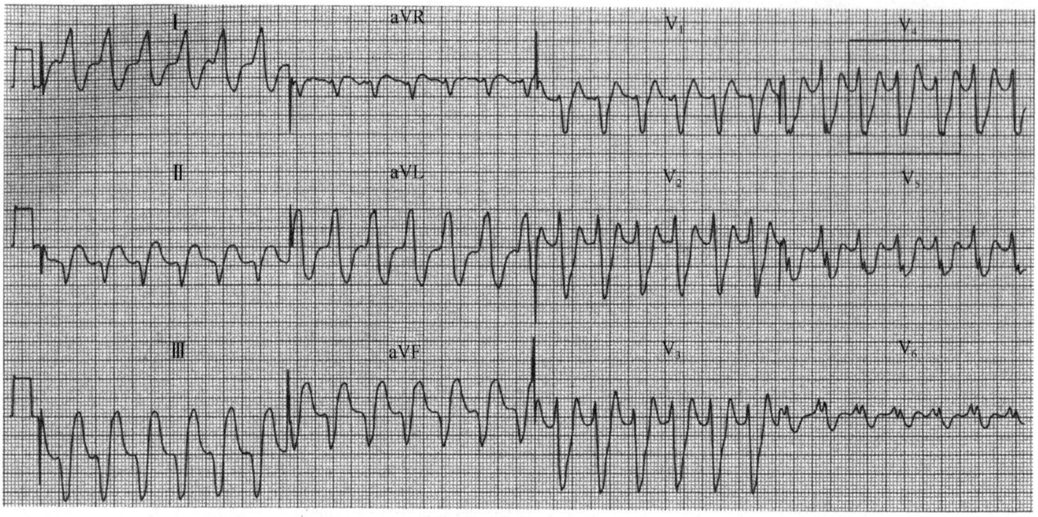
I
aVR
V_1
V_4
II
aVL
V_2
V_5
III
aVF
V_3
V_6

图七

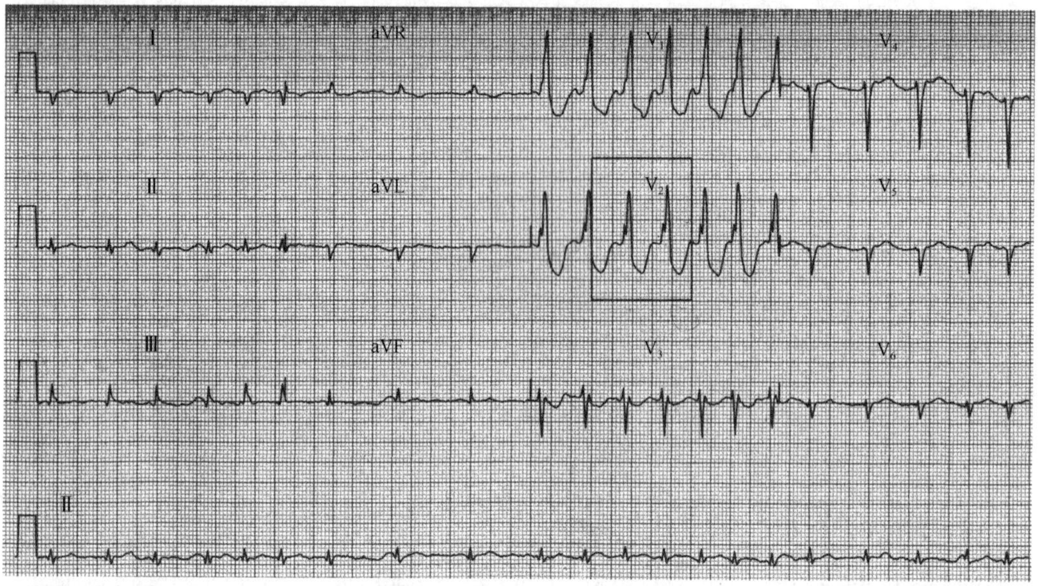
I
aVR
V_1
V_4
II
aVL
V_2
V_5
III
aVF
V_3
V_6
II

图八

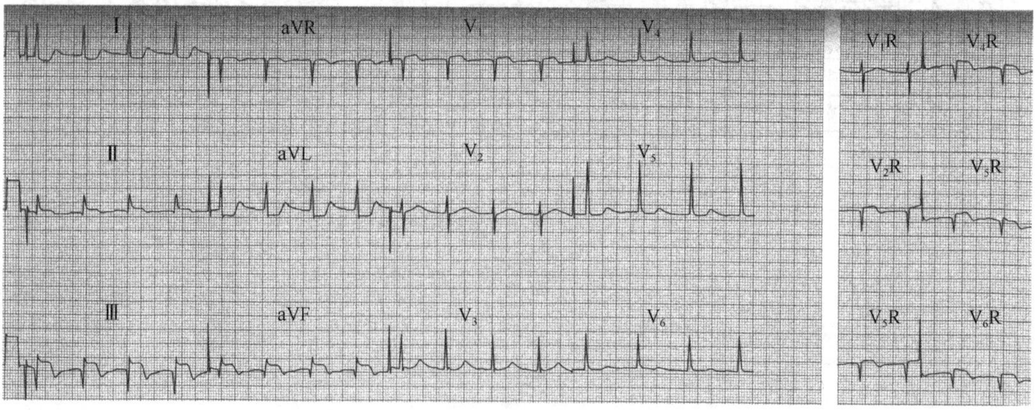
I
aVR
V_1
V_4
II
aVL
V_2
V_5
III
aVF
V_3
V_6
V_1R
V_4R
V_2R
V_3R
V_5R
V_6R

图九

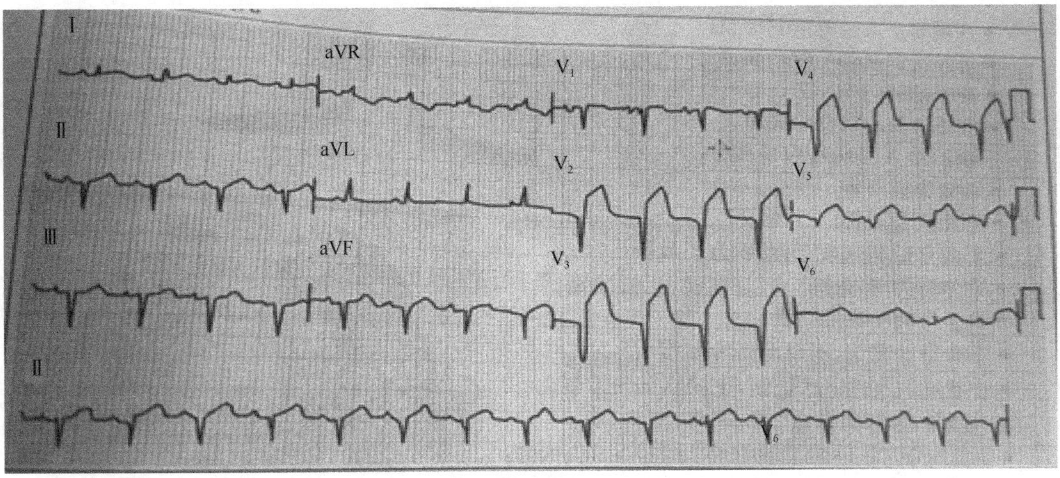
I
aVR
V1
V4
II
aVL
V2
V5
III
aVF
V3
V6
II

图十

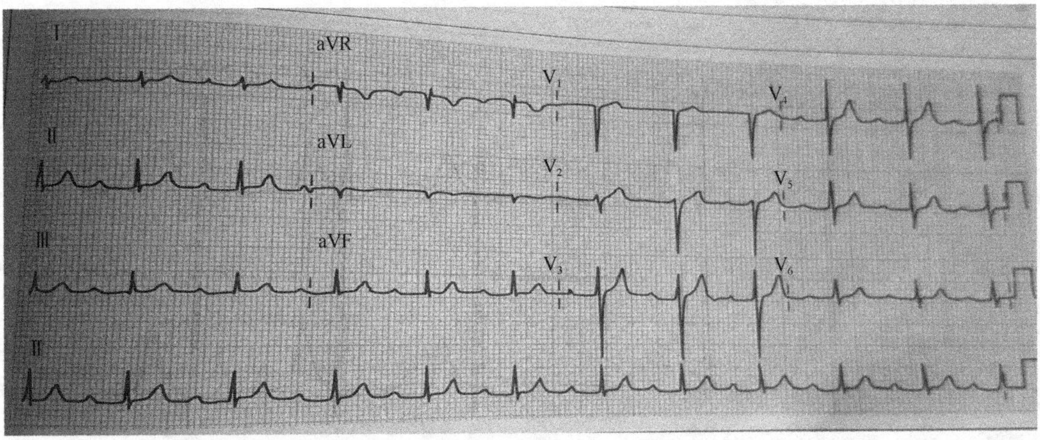
I
aVR
V1
V4
II
aVL
V2
V5
III
aVF
V3
V6
II

图十一

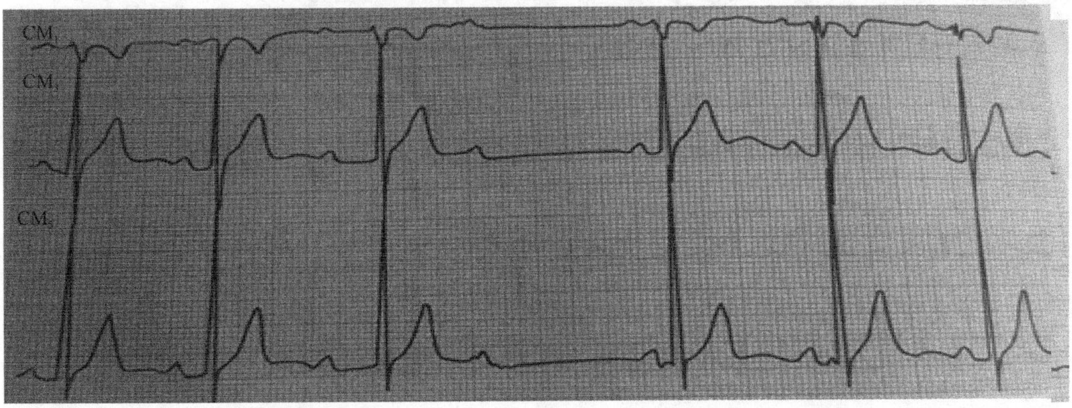
CM1
CM5
CM5

图十二

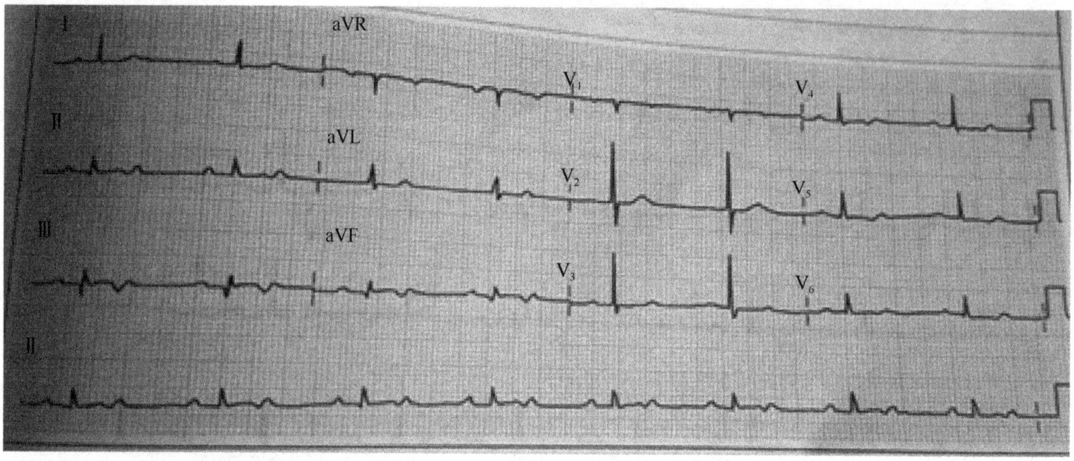
I
aVR
V1
V4
II
aVL
V2
V5
III
aVF
V3
V6
II

图十三

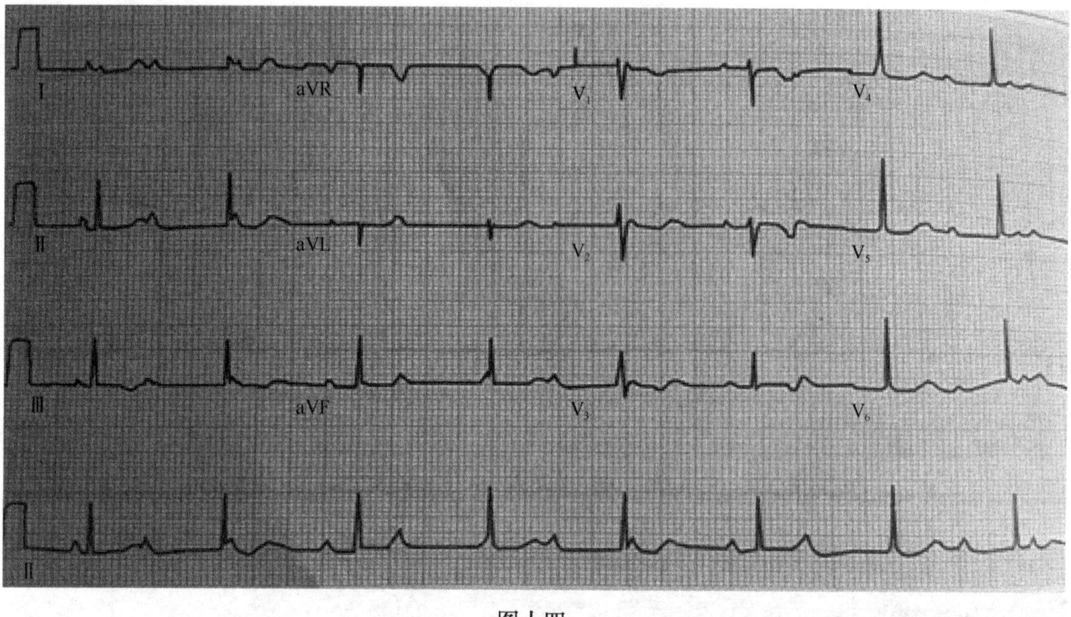
I
aVR
V1
V4
II
aVL
V2
V5
III
aVF
V3
V6
II

图十四

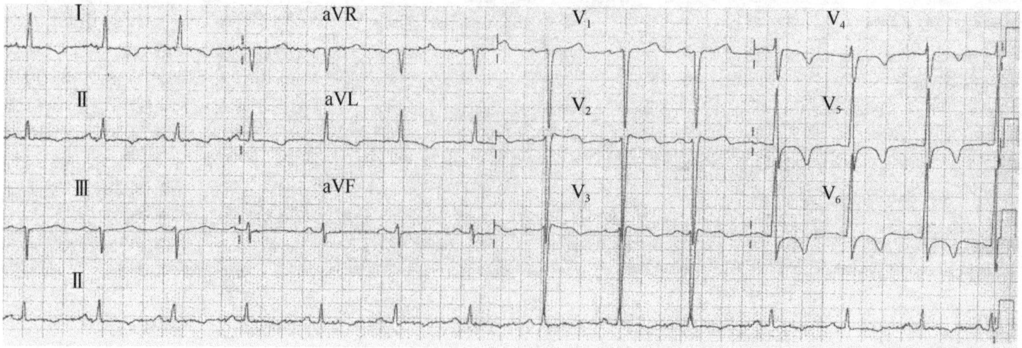
I
aVR
V1
V4
II
aVL
V2
V5
III
aVF
V3
V6
II

图十五

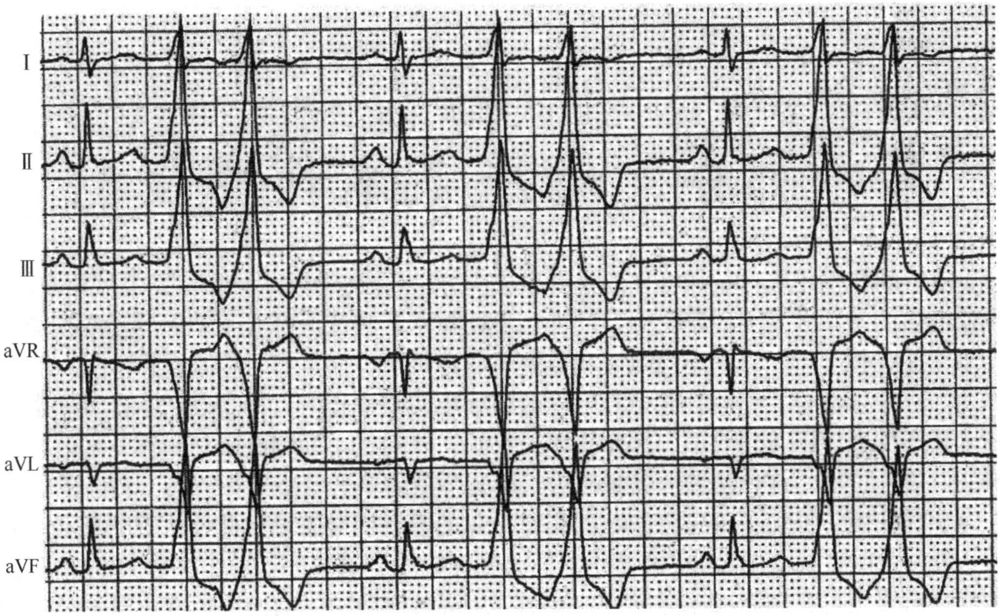

图十六

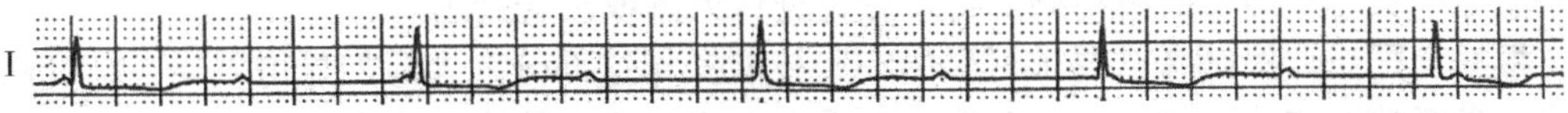

图十七

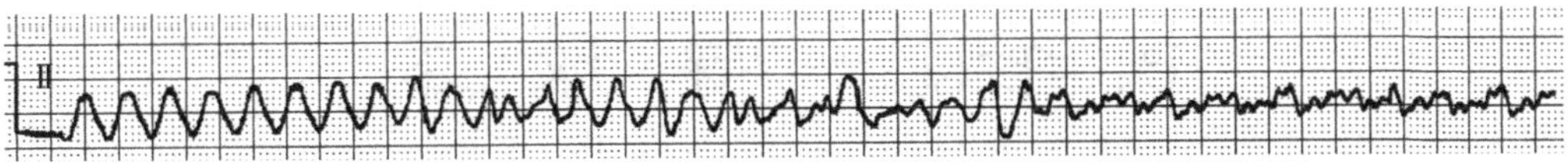

图十八

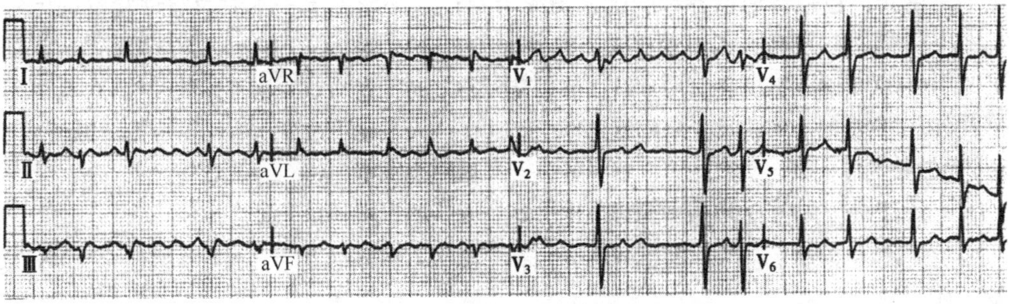

图十九

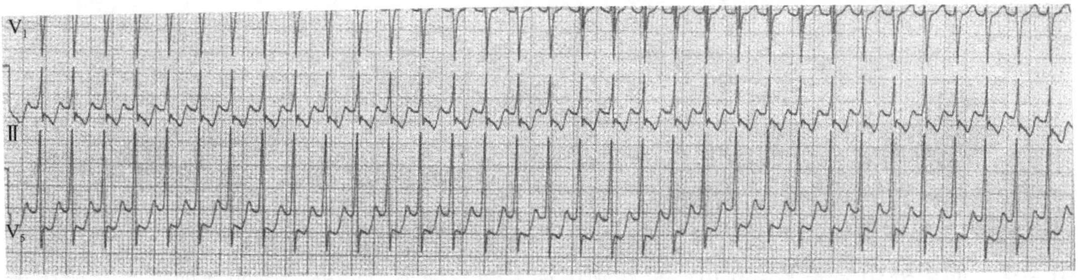

图二十

第四部分　临床基本操作技能

临床诊断技术是临床技能操作的重要组成部分，包括穿刺术、插管术及器械检查术等，也是诊断学的基本和重要内容之一。同样，诊断技术是临床医师必须掌握的基本技能，检查结果往往对临床诊断有决定性意义和重要的参考价值，而且有时检查操作本身，也有积极作用。医学生从学习诊断学开始直至以后的临床实践过程中，都要确切掌握每项常用诊断技术操作的适应证、禁忌证、操作步骤与要领，并通过不断实践提高操作技术的技巧、准确性及熟练程度，这也是做一名合格的临床医师所必备的基本条件。

每次操作前，都应了解患者的基本病情，并向患者或家属说明此项检查的意义、并发症及可能的危险性，取得充分理解与合作。必要时需请家属签字。操作应选在诊疗室进行，如因病情需要也可在病床或床旁进行，周围宜用屏幕遮蔽。术前必须检查所需物品是否齐全，严格遵守无菌操作；术中要注意患者反应；术后对生命征及操作部位进行严格观察，对所取标本及时送检并对被污染的物品分类进行灭菌或焚烧处理。

根据全国执业医师考试要求可看出临床技能操作这部分内容愈加显得重要，结合西北民族大学医学院实验安排和考试要求，现重点介绍以下几种诊断技术。

操作技能一　导　尿　术

导尿术是各科医师都必须掌握的临床技能，其适应证包括：①尿潴留导尿减压；②留尿做细菌培养，包括普通培养和膀胱灭菌尿培养；③泌尿系统手术后及急性肾衰竭记录尿量；④不明原因的少尿、无尿并可疑尿路梗阻者；⑤膀胱病变，如神经源性膀胱，膀胱颈狭窄时用以测定残余尿量及膀胱容量和膀胱压力；⑥膀胱病变诊断不明时，注入造影剂、膀胱冲洗、探测尿道有无狭窄；⑦盆腔器官术前准备等。

【器械检查】

（1）治疗盘，用以盛装导尿器械。

（2）皮肤黏膜消毒液，2%红汞或0.1%苯扎溴铵（新洁尔灭），或1%氯己定（洗必泰）任备一种。

（3）导尿包，内含无菌孔巾，大、中、小三种型号导尿管各1根，润滑油，试管（留标本用），尿液容器。

（4）保留导尿时必须备有输液管夹，胶布，外接盛尿塑料袋。

【方法】

1. 清洁外阴部　患者取仰卧位，两腿屈膝外展，臀下垫油布或塑料布。患者先用肥皂液清洗外阴；男患者翻开包皮清洗。

2. 消毒尿道口　用黏膜消毒液棉球，女性由内向外、自上而下消毒外阴，每个棉球只用一次，而后外阴部盖无菌孔巾。男性则用消毒液自尿道口向外消毒阴茎前部，然后用无菌巾裹住阴茎，露出尿道口。

3. 插入导尿管　术者戴无菌手套站于患者右侧，按下列程序操作：①以左手拇指、示指挟持阴茎，自尿道口向外旋转擦拭消毒数次；用黏膜消毒剂消毒后，女性则分开小阴唇露出尿道口，再次用苯扎溴铵棉球，自上而下消毒尿道口与小阴唇。②将男性阴茎提起使其与腹壁成钝角（图 4-1）。右手将涂有无菌润滑油的导尿管慢慢插入尿道，导尿管外端用止血钳夹闭，将其开口置于消毒弯盘中。男性进入 15～20cm；女性则分开小阴唇后，从尿道口插入 6～8cm，松开止血钳，尿液即可流出（图 4-2）。③需做细菌培养或尿液镜检者，留取中段尿于无菌试管中送检。

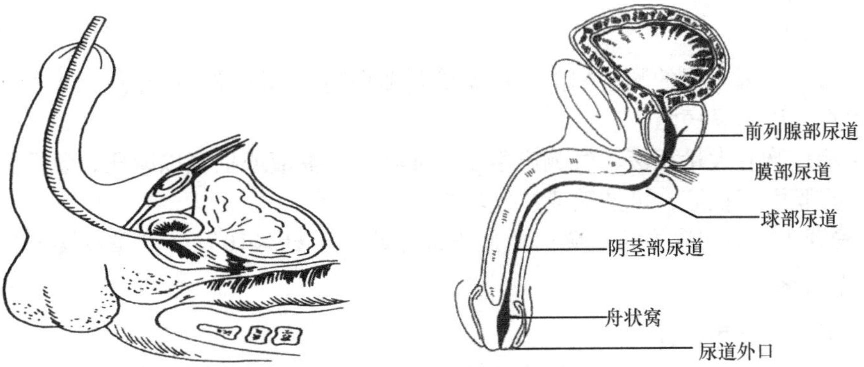

图 4-1　男性患者导尿示意图

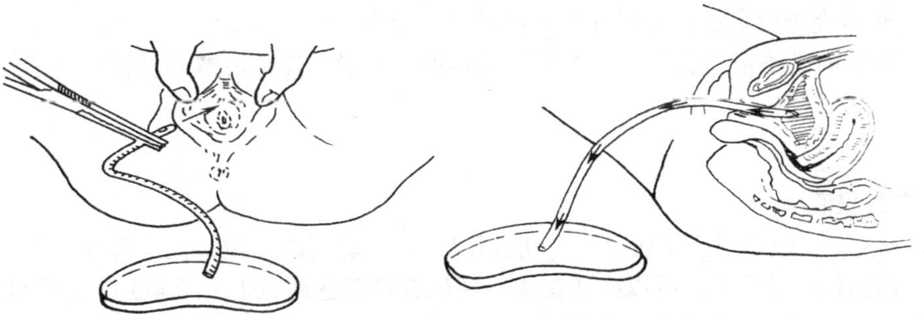

图 4-2　女性患者导尿示意图

4. 拔出导尿管　将导尿管夹闭后再徐徐拔出，以免管内尿液流出污染衣物。如需留置导尿时，则以胶布固定尿管，以防脱出；外端以止血钳夹闭，管口以无菌纱布包好，以防尿液逸出和污染；或接上留尿无菌塑料袋，挂于床侧。

【注意事项】

（1）严格无菌操作，预防尿路感染。

（2）插入导尿管动作要轻柔，以免损伤尿道黏膜，若插入时有阻挡感可稍将导尿管退出后更换方向再插，见有尿液流出时再深入 2cm，勿过深或过浅，尤忌反复大幅度抽动导尿管。

（3）根据不同患者选择不同型号、粗细适宜的导尿管。导尿管的粗细要适宜，对小儿或疑有尿道狭窄者，导尿管宜细。

（4）对膀胱过度充盈者，排尿宜缓慢，以免骤然减压引起出血或晕厥。

（5）测定残余尿时，嘱患者先自行排尿，然后导尿。残余尿量一般为 5～10ml，如超过 100ml，提示有尿潴留。

（6）因病情需要留置导尿时，应经常检查导尿管固定情况，需用生理盐水或含低浓度抗菌药液每天冲洗膀胱一次；再次插入前应让尿道松弛数小时，再重新插入。

（7）长时间留置导尿管时，拔管前三天应定期钳夹导尿管，每 2h 放尿液一次，有利于拔管后膀胱功能的恢复。

操作技能二 胸腔穿刺术

【目的】 用于检查胸腔积液的性质、抽吸减压或给药。

【适应证】

（1）诊断原因未明的胸腔积液，可做诊断性穿刺，做胸腔积液涂片、培养、细胞学和生化学检查，以明确病因。

（2）治疗胸腔大量积液、气胸产生压迫症状，可抽液或抽气以减压；急性脓胸或恶性肿瘤侵及胸膜引起积液，可抽液或注入药物。

【禁忌证】 有出凝血机制障碍，血小板计数少于 60×10^9/L，严重衰竭者禁忌。

【术前准备】

（1）了解、熟悉患者病情。

（2）与患者及家属谈话，交代检查目的、大致过程、可能出现的并发症等并签字。

（3）通过胸部 X 线片确定胸腔积液或气胸的诊断，积液量较少或为包裹性胸腔积液时可通过 B 超检查进行定位，并标注胸腔积液最大厚度。

（4）穿刺前准备包括胸穿包、手套、消毒液、弯盘、局部麻醉药及留取标本的试管或小瓶。

【方法】

1. 胸腔积液

（1）体位：根据患者情况而定，一般情况下，嘱患者取坐位，面向椅背，两前臂置于椅背上，前额伏于前臂上，可以搭放枕头以便患者较舒适地趴坐（图 4-3）。不能起床者可取半坐卧位，患侧前臂上举置于枕部。

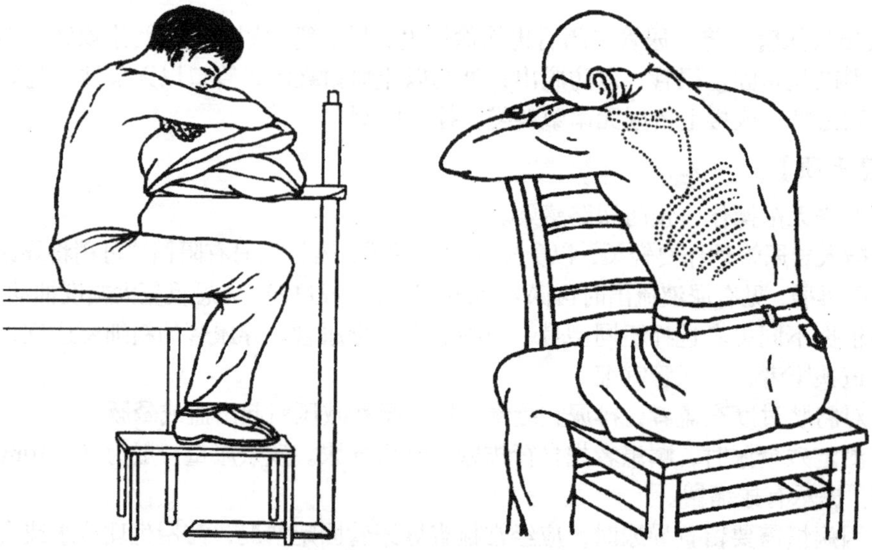

图 4-3 胸腔积液穿刺体位

（2）穿刺定位：充分暴露穿刺部位，再次进行体检（胸部叩诊实音最明显处）即可确定病变部位及穿刺点，并用蘸甲紫（龙胆紫）的棉签在皮肤上标记。中等量或大量积液时，常常选取肩胛下角线第 7～8 肋间隙为穿刺点。穿刺点在穿刺部位下一肋的上缘。病情严重不能坐起者，将穿刺点选在侧胸壁，可选在腋中线第 6～7 肋间隙（图 4-4）。气胸患者选择锁骨中线第 2 肋间隙或腋中线第 4～5 肋间隙。

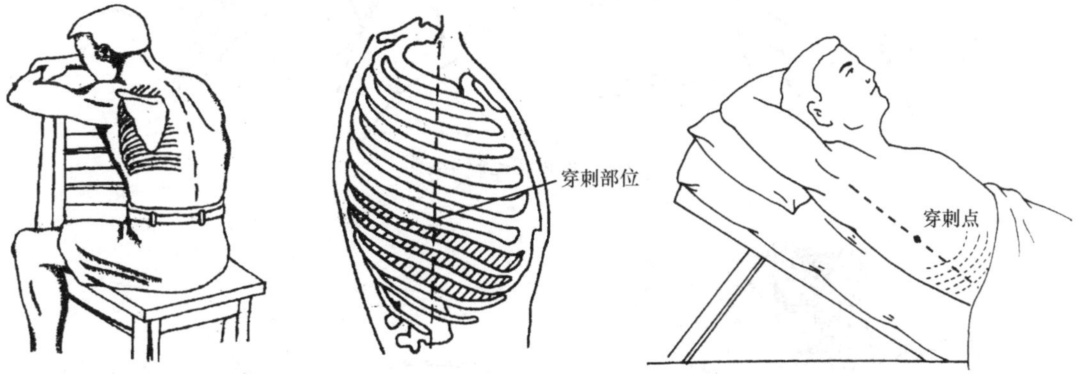

图 4-4　胸腔积液穿刺部位

（3）消毒：常规消毒皮肤，消毒范围，以穿刺点为中心直径 15cm 的圆形区域，解开穿刺包，戴无菌手套，铺孔巾。检查胸穿针及胶皮管是否通畅，用止血钳夹住胶皮管远端备用。

（4）局部麻醉：以 2%利多卡因皮下注射形成小皮丘，然后逐层麻醉至进入胸膜腔，麻醉时应先回抽再注射，防止局部麻醉药进入血管。获得突破感并回抽到胸腔积液后拔出麻醉针。若患者较肥胖，可选用细长的针头进行麻醉并注意进针长度（图 4-5）。

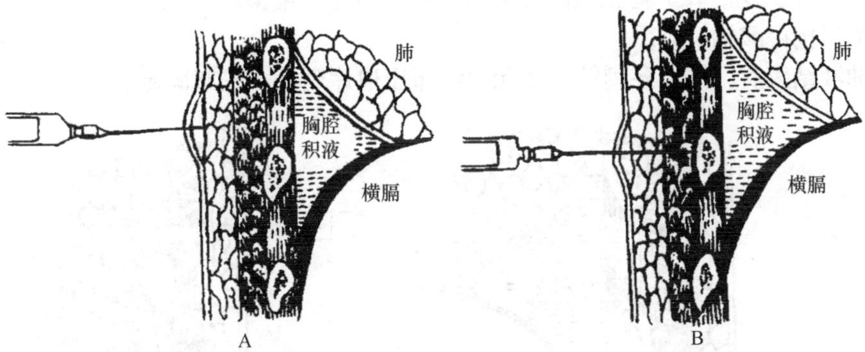

图 4-5　局麻药麻醉浸润

A. 皮肤浸润；B. 骨膜浸润

（5）穿刺：穿刺时术者用左手拇指和示指固定穿刺点皮肤，右手执穿刺针穿刺（图 4-6）。获得突破感并见到胸腔积液后（图 4-7），将注射器与胶皮管接好，打开止血钳，抽取胸腔积液并留取标本（图 4-8）。

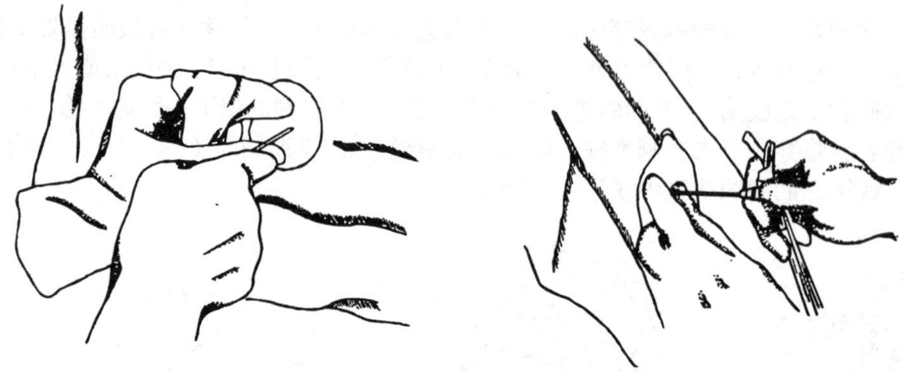

图 4-6　胸膜腔穿刺手法

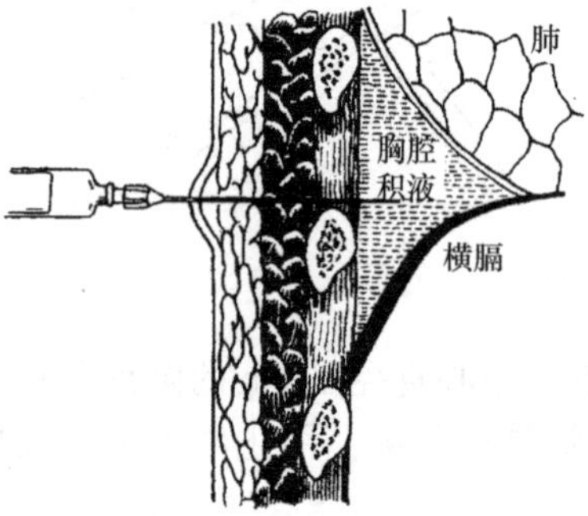

图 4-7　穿刺针进入肋间隙抽出胸腔积液

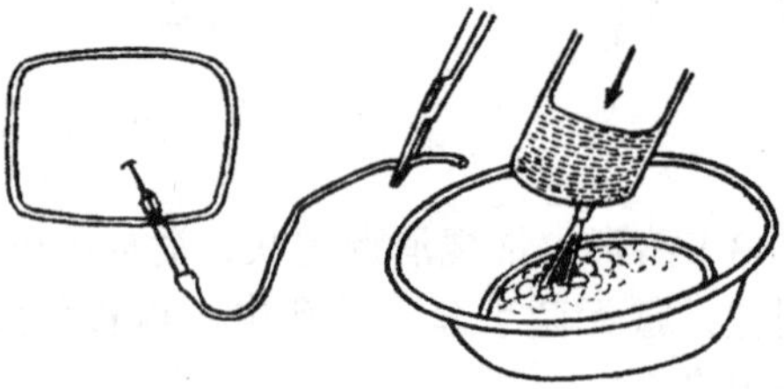

图 4-8　夹住胶管，避免气体进入胸腔

（6）标本处理：如果未穿出积液，需要调整穿刺方向和部位另行进针（图 4-9）。需要大量抽液者，可反复抽取。胸腔积液分别送常规、生化、细菌培养和病理检查。为防止胸液凝集应加用枸橼酸钠抗凝。

（7）抽液结束后，拔出穿刺针，用无菌纱布压迫片刻后，胶布固定。

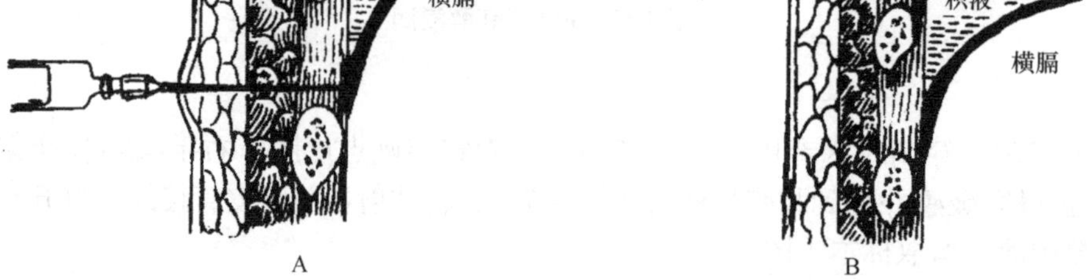

图 4-9　穿刺部位太低（A）、太高（B），都抽不出液体

2. 气胸

（1）患者取坐位，充分暴露前胸部，再次体检确定病变部位。

（2）常常选取锁骨中线第 2 肋间为穿刺点。穿刺点在穿刺部位下一肋的上缘。

（3）穿刺成功后连接气胸箱，在每次抽气后测定胸膜腔压力，至胸膜腔负压在−10～−6cmH_2O 结束抽气，并观察胸膜腔负压的变化。若胸膜腔负压又恢复至 0 上下，则提示患者为交通性气胸，需要闭式引流。

【术后处理】

（1）术后嘱患者卧位或半卧位休息半小时，测血压并观察病情有无变化，注意有无气胸、出血等并发症发生。

（2）根据临床需要填写检验单，分送标本。

（3）清洁器械及操作场所。

（4）做好穿刺记录。

【注意事项】

（1）胸腔穿刺前应向患者说明胸穿的目的，消除顾虑。

（2）操作过程中应密切观察患者的反应，如出现头晕、面色苍白、出汗、心悸、胸闷、晕厥等胸膜变态反应等，或者出现连续咳嗽、气短、咳泡沫样痰等，应立即停止操作，让患者平卧、吸氧，监测血压和心率，皮下注射 0.1%肾上腺素 0.3～0.5ml，并给予其他对症治疗。

（3）抽液不宜过多、过快，诊断性抽液 50～100ml；减压抽液，首次不超过 600ml，避免发生复张性肺水肿。以后每次不超过 1000ml。但脓胸则应尽量抽净。检查瘤细胞时，至少抽取 100ml 并立即送检，以免细胞自溶。

（4）严格无菌操作，胸腔穿刺过程中防止空气进入胸腔，始终保持胸腔负压。

（5）应避免在第 9 肋间以下穿刺，以免穿破膈肌，损伤腹腔脏器。进针部位沿肋骨上缘以免损伤肋间血管。

（6）恶性胸腔积液，可在胸腔穿刺抽液后注入化疗药物或硬化剂诱发化学性胸膜炎，促进脏胸膜与壁胸膜粘连，闭合胸腔。

操作技能三　腹腔穿刺术

【目的】　腹腔穿刺术用于检查腹水的性质、抽吸减压或给药。

【适应证】

（1）诊断未明的腹部损伤、腹水，可做诊断性穿刺。

（2）某些疾病如腹腔感染、肿瘤、结核等可以腹腔给药治疗。

（3）穿刺放液，减轻因大量腹水引起的呼吸困难或腹胀症状。

【禁忌证】

（1）肝性脑病先兆，放腹水可加速肝性脑病发作。

（2）结核性腹膜炎有粘连性包块者。

（3）非腹水患者，包括巨大卵巢囊肿、棘球蚴病性囊性包块。

（4）有出凝血机制障碍，血小板计数少于 60×10^9/L。严重衰竭者禁忌。

【术前准备】

（1）了解、熟悉患者病情。

（2）与患者及家属谈话，交代检查目的、大致过程、可能出现的并发症等并签字。

（3）术前嘱患者排尿，以防穿刺时损伤充盈的膀胱。

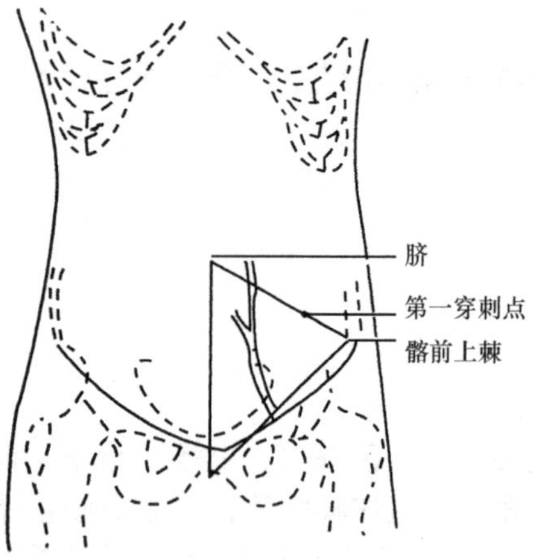

图 4-10　腹腔穿刺术穿刺点定位示意图

（4）患者通常取半卧位或仰卧位，少量腹水可取患侧卧位。

（5）测量腹围、脉搏、血压，检查腹部体征。

（6）器械准备：穿刺前准备腹腔胸穿包、手套、消毒剂、局麻药、纱布及胶布。

【部位选择】

（1）常选左下腹脐与髂前上棘连线中、外 1/3 交点，此处不易损伤腹壁动脉。

（2）脐与耻骨联合连线中点上方 1.0cm、偏左或偏右 1.5cm 处，此处无重要器官，易愈合（图 4-10）。

（3）少量腹水患者取侧卧位，取脐水平线与腋前线交点，此处常用于诊断性穿刺。

（4）包裹性分隔积液需在 B 超指导下定位穿刺。

【操作方法】

（1）消毒麻醉：自穿刺点由内向外常规消毒，戴无菌手套，铺消毒洞巾，以 2%利多卡因自皮肤逐层向下浸润麻醉直到壁腹膜。

（2）穿刺：术者以左手示指与拇指固定穿刺部位皮肤。做诊断性穿刺时，右手持带有适当针头的 20ml 或 50ml 消毒注射器，针头经麻醉处垂直刺入皮肤后以 45°角斜刺入腹肌再垂直刺入腹腔，当针头阻力突然消失时，表示针尖已进入腹腔，即可抽取腹水 20～100ml 送验。当大量腹水需做治疗性放液时，通常用针座接有橡皮管的 8 号或 9 号针头，在麻醉处刺入皮肤，在皮下组织横行 0.5～1.0cm，再垂直刺入腹腔，助手用消毒血管钳固定针头，腹水即沿橡皮管进入容器中，记量。橡皮管上可用输液夹调整腹水流出速度。

（3）术后：放液后拔出穿刺针，覆盖消毒纱布，以手指压迫数分钟，再用胶布固定。大量放液后，需用多头腹带包扎腹部，以防腹压骤降，内脏血管扩张引起血压下降或休克。

（4）测量腹围、脉搏、血压，检查腹部体征。

【术后处理】

（1）术后嘱患者平卧休息 1～2 小时，避免朝穿刺侧卧。测血压并观察病情有无变化。

（2）根据临床需要填写检验单，分送标本。

（3）清洁器械及操作场所。

（4）做好穿刺记录。

【注意事项】

（1）术中密切观察患者，如有头晕、心悸、恶心、气短、脉促、面色苍白等，应立即停止操作，并做适当处理。

（2）放液不宜过快、过多，一次放液通常不超过 3000～4000ml。

（3）若腹水流出不畅，可将穿刺针稍作移动或稍变换体位。

（4）术后嘱患者取仰卧位，使穿刺孔位于上方，可防止腹水渗漏。若大量腹水，腹腔压力太高，术后有腹水漏出，可用消毒火棉胶粘贴穿刺孔，并用蝶形胶布拉紧，再用多头腹带包裹腹部。

（5）放液前后均应测量腹围、脉搏、血压，观察病情变化。

（6）做诊断性穿刺时，应立即送验腹水常规、生化、细菌培养和脱落细胞检查。

操作技能四 腰椎穿刺术

【目的】 检查脑脊液及测定颅内压等。

【适应证】

（1）中枢神经系统感染，如化脓性脑膜炎、结核性脑膜炎、隐球菌性脑膜炎等。

（2）了解有无蛛网膜下腔出血和阻塞。

（3）颅内原发肿瘤及恶性肿瘤的颅内侵犯。

（4）需椎管内注射抗生素和化疗药物，如结核性脑膜炎、隐球菌性脑膜炎和脑膜白血病等。

【禁忌证】

（1）疑有颅内压增高，且眼底检查有明显视盘水肿或有脑疝先兆者。

（2）休克、器官衰竭或濒危状态的患者。

（3）穿刺局部有炎症。

（4）疑有颅后窝占位病变者。

【术前准备】

（1）了解病情，做必要的体格检查，如意识状态、生命征等。

（2）与患者及家属谈话，交代检查目的、检查过程、可能出现的反应及应对措施并签字。

（3）器械准备：穿刺前准备腰椎穿刺包、脑压表、手套、消毒剂、局麻药、无菌棉签、注射器、纱布及胶布。

（4）操作者熟悉操作步骤，戴口罩、帽子。

【部位选择】

双髂嵴最高点连线与脊柱的交会处（双侧髂后上棘连线与后正中线交会处），相当于与第3～4腰椎棘突间隙为腰椎穿刺点（图4-11），有时也可选择在上一或下一腰椎间隙进行。

【操作方法】

（1）体位：患者去枕侧卧于硬板床上，背部与床面垂直，头向前胸屈曲，双手抱膝使其紧贴腹部，躯干呈弓形。若患者不能配合，可由助手在患者前面，一手挽患者头部，另一手挽双下肢腘窝处用力抱紧，使脊柱尽量后凸以增宽椎间隙（图4-12），并确定穿刺点，做好标记。

（2）麻醉：戴无菌手套，常规消毒、铺巾，自皮肤至椎间韧带以2%利多卡因做局部麻醉。

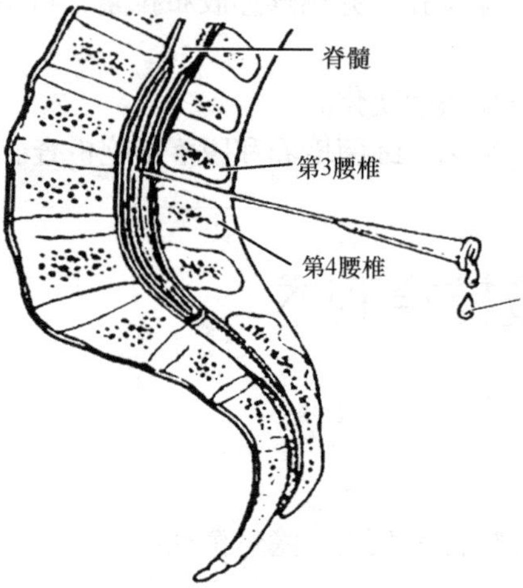

图 4-11 腰椎穿刺点

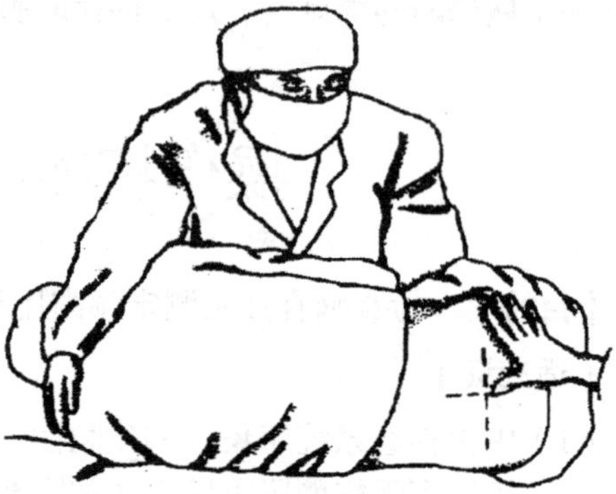

图 4-12 腰椎穿刺体位

（3）穿刺：术者以左手固定穿刺点皮肤，右手持针，针尖稍斜向头部，以垂直于背部的方向缓慢刺入，成人进针深度为 4～6cm，儿童为 2～4cm，当针头穿过韧带与硬脊膜时可有落空感，此时可将针芯慢慢抽出，转动针尾，即可见脑脊液流出。

（4）术中：将测压管与穿刺针连接，让患者双腿略伸，肌肉放松，测量脑脊液压力。正常侧卧位脑脊液压力为 70～180mmH_2O（1mmH_2O=9.8Pa）或 40～50 滴/分。

（5）若想了解蛛网膜下隙有无阻塞，可进一步做 Queckenstedt 试验，即在测初压后，由助手先压迫一侧颈静脉约 10s，再压另一侧，最后同时按压双侧颈静脉。正常时压迫颈静脉后，脑脊液压力立即迅速升高 1 倍左右，解除压迫后 10～20s，迅速降至原来水平，称为梗阻试验阴性，示蛛网膜下隙通畅；若压迫颈静脉后，不能使脑脊液压力升高，则为梗阻试验阳性，示蛛网膜下隙完全阻塞；若施压后压力缓慢上升，放松后又缓慢下降，示有不完全阻塞。但是，颅内压增高者禁做此试验。

（6）标本处理：撤去测压管，收集脑脊液 2～5ml 分送常规、生化及细菌学检查。

（7）术后：将针芯插入针管内拔出穿刺针，覆盖消毒纱布，胶布固定。

【术后处理】

（1）术后嘱患者去枕平卧 4～6 小时，以免引起术后低颅压头痛，测血压并观察病情有无变化。

（2）根据临床需要填写检验单，分送标本。

（3）清洁器械及操作场所。

（4）做好穿刺记录。

【注意事项】

（1）严格掌握禁忌证，凡疑有颅内压增高者必须先做眼底检查，如有明显视盘水肿或有脑疝先兆者，禁忌穿刺。凡患者处于休克、衰竭或濒危状态以及局部皮肤有炎症、颅后窝有占位性病变者均列为禁忌。

（2）术中患者出现呼吸、脉搏及意识改变时，应立即停止操作并做相应处理。

（3）针芯要缓慢抽出，特别是颅内压较高时，以防脑脊液迅速流出造成脑疝。

（4）椎管内注药时，要先放出等量的脑脊液，然后再注入等量的药物，应边推边放，以脑脊液稀释药物，于 5～10 分钟内缓慢注入。

（5）颅内压增高者禁做压颈试验。

操作技能五　骨髓穿刺术

【目的】 诊断血液及骨髓的疾病。

【适应证】

（1）各种血液病的诊断、鉴别诊断及治疗随访。

（2）不明原因的红细胞、白细胞、血小板数量增多或减少及形态学异常。

（3）不明原因发热的诊断与鉴别诊断，可做骨髓培养、骨髓涂片找寄生虫等。

【禁忌证】 血友病。

【术前准备】

（1）了解、熟悉患者病情。

（2）与患者及家属谈话，交代检查目的、检查过程及可能发生的情况并签字。

（3）器械准备：骨髓穿刺包、手套、消毒剂、麻醉剂、无菌棉签、注射器、纱布及胶布。

（4）操作者熟悉操作步骤，戴口罩、帽子。

【操作方法】

1. 穿刺部位选择 ①髂前上棘穿刺点，位于髂前上棘后 1～2cm 处，此处骨面较平，易于固定，操作方便，安全性好；②髂后上棘穿刺点，位于骶椎两侧、臀部上方骨性突出部位，即位于第 5 腰椎和第 1 骶椎水平旁开 3cm 处一圆钝的突起处，骨髓成分优于髂前上棘，为常用穿刺点；③胸骨穿刺点，胸骨柄或胸骨体相当于第 1、2 肋间隙的位置，此处骨髓含量丰富，当其他部位穿刺失败或仍不能明确诊断时，需做胸骨穿刺，但此处骨质较薄（约 1.0cm），其后方有心房及大血管，严防穿透发生危险，较少选用；④腰椎棘突穿刺点，位于腰椎棘突突出处，极少选用（图 4-13）。

2. 定位 若行髂前上棘或胸骨穿刺，患者取仰卧位；行髂后上棘患者则取俯卧位或侧卧位，确定穿刺点并做标记。

3. 消毒麻醉 戴无菌手套，常规消毒，铺巾，自皮肤至骨膜以 2%利多卡因做皮肤、皮下及骨膜麻醉。

4. 穿刺 髂骨穿刺时，将骨髓穿刺针的固定器固定在距针尖约 1.5cm 处（如果是胸骨穿刺约 1.0cm 处）。用左手拇指和示指固定穿刺部位，右手持针，与骨面呈垂直方向刺入（如果是胸骨穿刺，应保持针体与胸骨成 30°～40°角）。当针尖接触骨面时，则以穿刺针为轴心反复旋转缓缓钻刺骨质，有突破感且穿刺针已固定在骨内时，表示已进入骨髓腔（图 4-14）。

5. 术中 拔出针芯，放在无菌盘中，接上 10ml 或 20ml 干燥注射器，用适当力量抽吸骨髓液 0.1～0.2ml 时，即刻停止（注射器针栓部分见到骨髓液即可）。抽吸时患者可感到一种轻微的锐痛（图 4-15）。如未能抽出骨髓液，可重新插上针芯，再旋转钻入少许或退出少许，重新接注射器抽吸，若需做骨髓细菌培养或造血干细胞培养，应在制备骨髓涂片后再抽吸 1～2ml 骨髓液送检。

6. 术后 取下注射器，插入针芯，将抽取的骨髓液迅速滴于载玻片上，由助手快速涂片 6～8 张。

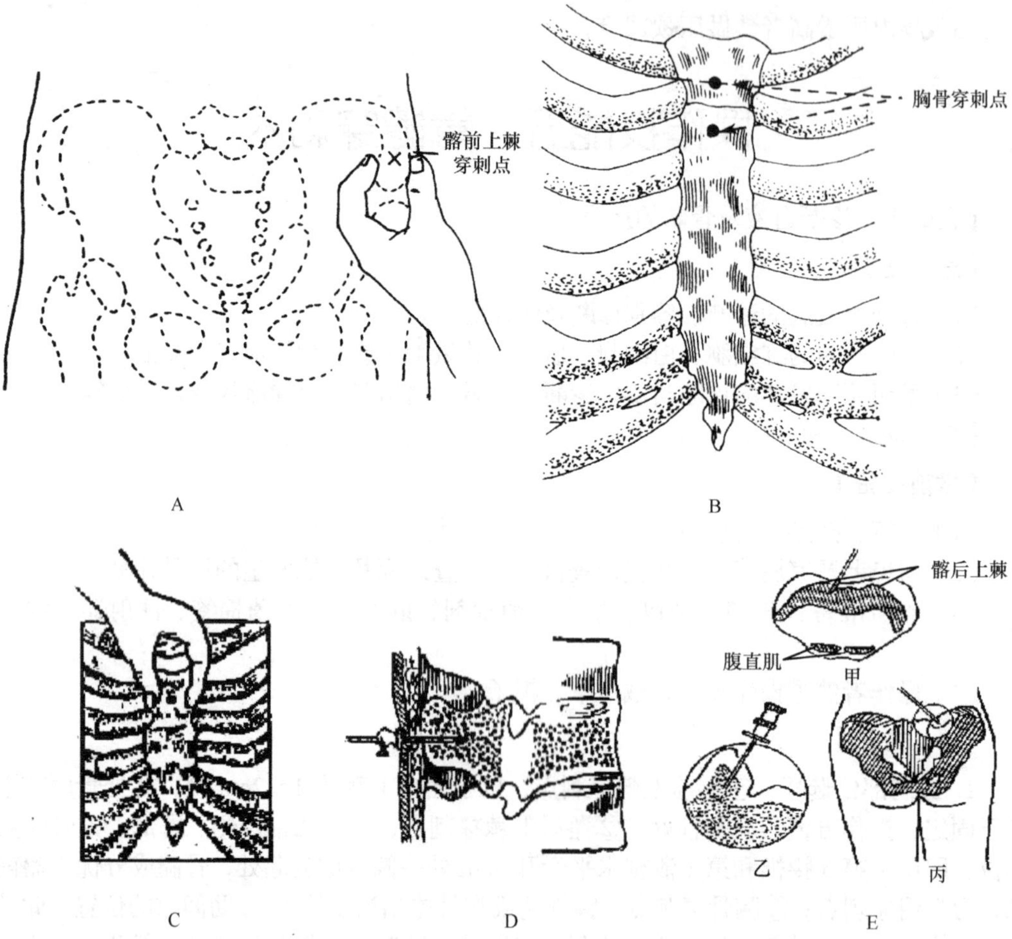

图 4-13　穿刺部位选择

A. 髂前上棘穿刺点；B. 胸骨穿刺点；C. 胸骨穿刺时手固定胸骨的姿势；D. 腰椎棘突穿刺剖面；E. 髂后上棘穿刺术

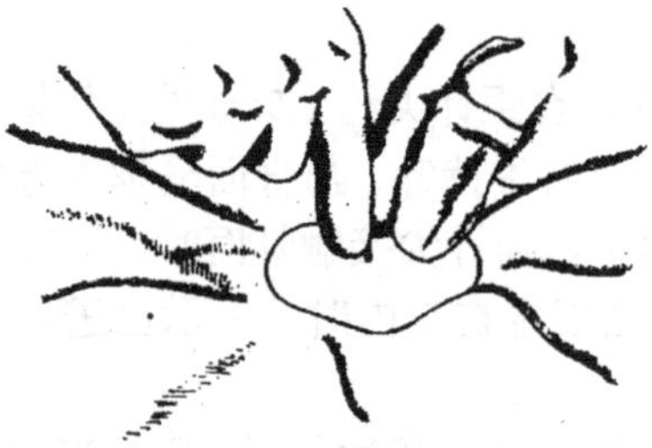

图 4-14　骨髓穿刺手法

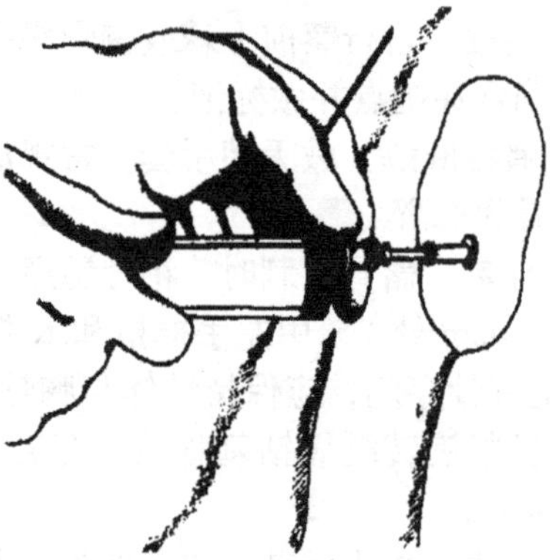

图 4-15　注射器抽吸骨髓液

7. 拔针　抽吸完毕，取无菌纱布放于针孔处，将穿刺针拔出，随即将纱布盖住针孔，按压 1～2 分钟，用胶布固定。

【骨髓穿刺成功的标志】

（1）抽吸时短暂疼痛。

（2）骨髓液中可见淡黄色骨髓小粒。

（3）涂片中可见巨核细胞、网状细胞和浆细胞。

（4）骨髓片中杆状核与分叶核细胞的比例大于血片中杆状核与分叶核细胞的比例。

【术后处理】

（1）术后应嘱患者静卧位休息，同时做好标记并送检骨髓片，清洁穿刺场所，做好穿刺记录。

（2）抽取骨髓和涂片时速度要快，以免凝固。需同时做周围血涂片，以作对照。

【注意事项】

（1）术前应做止血、凝血检查。有出血倾向者，操作者应特别注意。

（2）胸骨穿刺需小心，不应用力过猛、过深（胸骨外板厚仅 1.35mm，髓腔 7.5mm），避免穿透内侧骨板伤及心脏、大血管。

（3）穿刺针进入骨质后避免摆动过大，以防折断。

（4）注射器与穿刺针必须干燥，以免发生溶血，玻片应干燥。

（5）若穿刺过程中，感到骨质坚硬、穿不进髓腔，提示可能是大理石骨病，应做骨骼 X 线检查，不可强行操作，以防断针。

（6）骨髓纤维化或骨髓极度增生的患者可出现“干抽”。

（7）骨髓液取出后应立即涂片，否则会很快发生凝固，致涂片失败。

操作技能六　心 肺 复 苏

心肺复苏（CPR）是通过机械、生理和药理学方法来恢复心搏、呼吸停止患者的生命征的急救医疗措施，是急诊医学最重要的组成部分。由一期复苏即基础生命支持、二期复苏即高级生命支持和三期复苏即复苏后期的生命支持三部分组成。

【目的】

针对各种原因导致的呼吸、心搏骤停，恢复患者的自主循环、自主呼吸和意识。

【操作步骤】

心肺复苏操作顺序的变化：C-A-B，即 C 胸外按压→A 开放气道→B 人工呼吸。

1. 判断患者意识状态　抢救者轻拍并呼叫患者，判断有无意识，如无意识，高声呼救，寻求他人帮助并记录时间。

2. 判断大动脉搏动　触摸颈动脉判断时间大于 5s，小于 10s（图 4-16）。

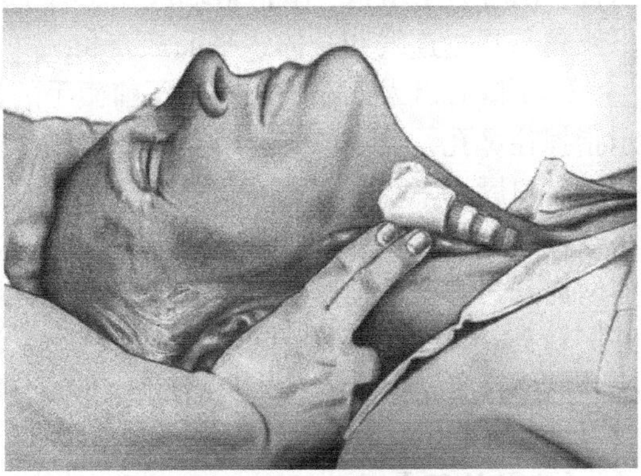

图 4-16　触摸颈动脉示意图

3. 摆放患者体位　仰卧在坚实的平面或硬板上，解开衣领、腰带。

4. 胸外心脏按压

（1）按压位置：胸骨中下 1/3 处，成人为两乳头连线与胸骨交叉中点或示指、中指沿肋缘向上触摸至剑突上两横指处（图 4-17）。

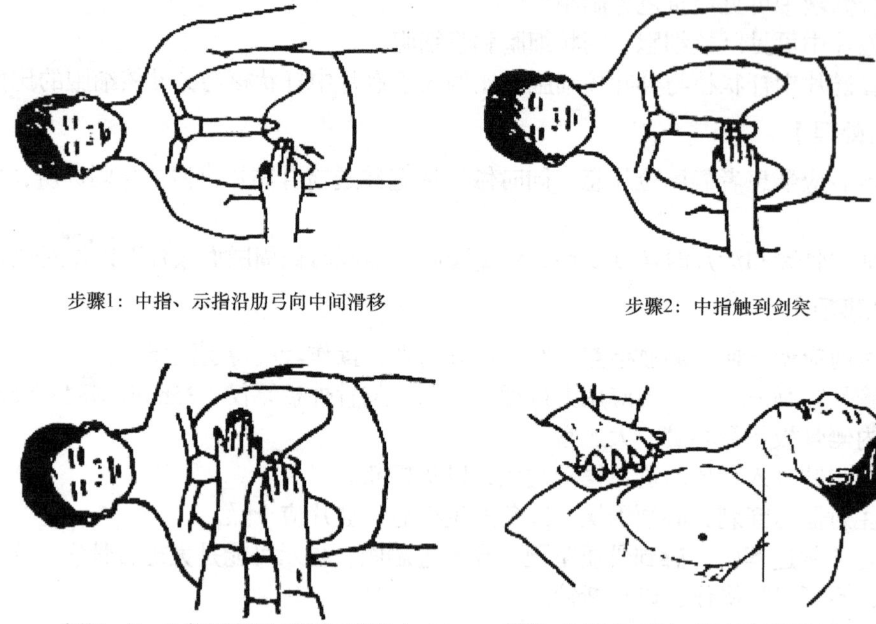

步骤1：中指、示指沿肋弓向中间滑移

步骤2：中指触到剑突

步骤3：另一手掌根部紧贴示指放在胸骨上

步骤4：四指交叉抬起不接触胸壁进行按压

图 4-17　胸外按压步骤

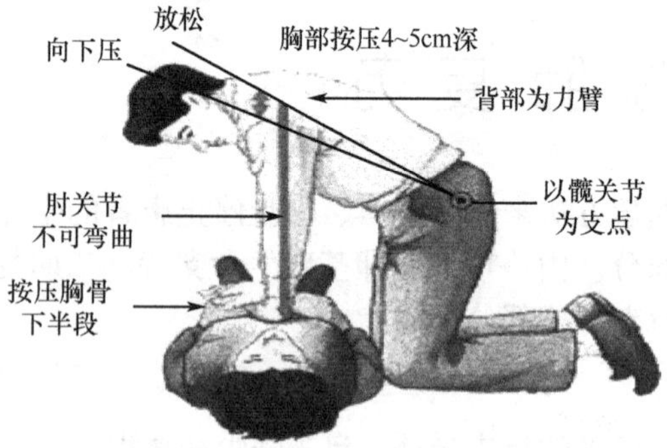

图 4-18　胸外按压姿势要求示意图

（2）按压方法：用左手掌根紧贴患者按压部位，手掌根部长轴与胸骨长轴重合，右手掌根与左手重叠，左手五指翘起，肘关节伸直，肩关节、肘关节、腕关节成一条直线，垂直下压（图 4-18），用上身力量用力按压 30 次（频率至少 100 次/分，深度至少 5cm）。先胸外按压，再人工呼吸，比例为 30∶2。

5. 人工呼吸

（1）清除口腔异物：双手轻转头部，将患者头偏向一侧，检查口腔，去除异物或义齿。

（2）开放气道：采用仰头抬颌法，左手掌外缘置于患者前额，向下方施力，使其头部后仰，同时右手示指、中指指端放在患者下颌骨下方，将颌部向前抬起，使头部充分后仰，下颌角与耳垂连线和身体水平面成直角。

（3）口对口人工呼吸：用按压前额手的拇指和示指捏住鼻孔，吸一口气，用操作者口唇严密地包住患者口唇，平稳吹气，在保持气道通畅操作下，将气体吹入患者口腔到肺部，使胸廓抬起；吹气后，口唇离开，并松开捏紧鼻孔的手指，使气体呼出。并侧转头吸入新鲜空气，同时观察患者胸廓起伏情况，再进行第二次吹气；吹气时间大于 1s，每次吹气量为 500～600ml（图 4-19）。

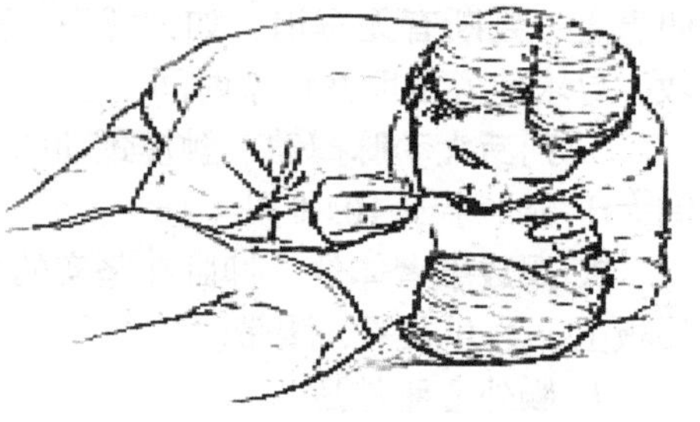

图 4-19　口对口人工呼吸示意图

【有效体征】

（1）观察颈动脉搏动，有效时每次按压后就可触到一次搏动。若停止按压后搏动停止，表明应继续进行按压。如停止按压后搏动继续存在，说明患者自主心搏已恢复，可以停止胸外心脏按压。

（2）若无自主呼吸，人工呼吸应继续进行，或自主呼吸很微弱时仍应坚持人工呼吸。

（3）复苏有效时，可见患者有眼球活动，口唇、甲床转红，甚至脚可动；观察瞳孔时，可由大变小，并有对光反射。

【终止指征】 当有下列情况可考虑终止复苏：

（1）心肺复苏持续 30min 以上，仍无心搏及自主呼吸，现场又无进一步救治和送治条件，可考虑终止复苏。

（2）脑死亡，如深度昏迷，瞳孔固定、角膜反射消失，将患者头向两侧转动，眼球原来位置不变等，如无进一步救治和送治条件，现场可考虑停止复苏。

（3）当现场危险威胁到抢救人员安全（如雪崩、山洪爆发）以及医学专业人员认为患者死亡，无救治指征时。

【注意事项】

（1）口对口吹气量不宜过大，一般不超过 1200ml，胸廓稍起伏即可。吹气时间不宜过长，过长会引起急性胃扩张、胃胀气和呕吐。吹气过程要注意观察患（伤）者气道是否通畅，胸廓是否被吹起。

（2）胸外心脏按压术只能在患（伤）者心脏停止跳动下才能施行。

（3）口对口吹气和胸外心脏按压应同时进行，严格按吹气和按压的比例操作，吹气和按压的次数过多和过少均会影响复苏的成败。

（4）胸外心脏按压的位置必须准确，不准确容易损伤其他脏器。按压的力度要适宜，过大过猛容易使胸骨骨折，引起气胸、血胸；按压的力度过轻，胸腔压力小，不足以推动血液循环。

（5）施行心肺复苏术时应将患（伤）者的衣扣及裤带松解，以免引起内脏损伤。

思 考 题

1. 简述胸腔穿刺术的并发症和处理原则。
2. 胸腔穿刺术的常用穿刺点有哪些？气胸患者的穿刺点选什么部位？
3. 如果膀胱高度充盈，第一次放尿不应超过多少量，为什么？
4. 行腹腔穿刺术时可选用的体位有哪几种？简述腹腔穿刺术的操作要点。
5. 腹腔大量放液时，如何操作才能避免腹水漏出和休克的发生？
6. 肝硬化腹水患者放腹水过程中，患者可能发生哪些变化？
7. 腹腔穿刺前为什么要排空膀胱？
8. 腰椎穿刺术的穿刺部位有哪些？腰椎穿刺的禁忌证有哪些？
9. 骨髓穿刺术最常用的穿刺部位是哪里？
10. 试述经髂骨行骨髓穿刺术的操作要点。
11. 为评价抢救效果，暂停胸外心脏按压不要超过多长时间？
12. 人工呼吸时，吹气量是多少？如何简单判断效果？
13. 心脏按压的有效指标包括哪些？

第五部分　病历书写规范及病例分析

近几年，我国卫生和计划生育委员会已对病历书写做出严格规范与要求，严禁涂改、伪造、隐匿、销毁或抢夺病历资料。患者也有权复印或复制门诊病历、住院病历、体温单、医嘱单、检验报告、医学影像资料、特殊检查同意书、手术同意书、手术及麻醉记录单、病理资料、护理记录等。因此，书写完整而规范的病历是每个医师必须掌握的一项临床基本功。

病历是指医务人员在诊疗工作中形成的文字、符号、图表、影像、切片等资料的总和，包括门（急）诊病历和住院病历。病历是医务人员对通过问诊、查体、实验室及器械检查、诊断与鉴别诊断、治疗、护理等全部医疗活动收集的资料，进行分析、归纳、整理形成的临床医疗工作的全面记录。它反映了疾病发生、发展、转归和诊疗情况的全过程，是临床医师进行正确诊断、抉择治疗和制订预防措施的科学依据。

病历既是确定诊断及制订治疗和预防措施的依据，也是总结医疗经验、充实教学内容和进行科研的重要资料；有时还为政法工作提供真实可靠的素材。完整的病历还可深刻体现出医疗质量和学术水平的高低。因此，为了更好地完成医疗诊断，医学生更应以极端负责的精神和实事求是的科学态度，严肃、认真地学习、书写病历，提高自己病历书写质量。

第一节　病案书写的一般要求及注意点

病案系病历及其他医疗护理文件的总称。病历包括入院记录、入院病历、病程记录、手术记录、转科记录、出院记录和门诊记录等。

（1）新入院患者的入院记录由住院医师认真书写。有实习医师者，除入院记录外，另由实习医师系统书写入院病历。入院病历不可代替入院记录。在病史询问及体格检查时，住院医师应指导实习医师进行。

（2）入院病历及入院记录需在采集病史及体格检查后，经过综合分析、加工整理后书写。所有内容与数字需确实可靠、简明扼要，避免含糊笼统及主观臆断；对阳性发现应详尽描述，有鉴别诊断价值的阴性材料亦应列入。各种症状和体征应用医学术语记录，不得用诊断名词。患者提及以前所患疾病未得到确诊者，其病名应附加引号。对与本病有关的疾病，应注明症状及诊疗经过。所述各类事实，应尽可能明确其发生日期（或年龄）及地点，急性病宜详询发病时刻。

（3）入院病历及入院记录除着重记录与本专科密切有关的病史、体征、检验及其他检查结果外，对于患者所患非本科的伤病情况及诊疗经过也应注意记录。所有未愈伤病，不论病史久暂，均应列入现病史中；已愈或已久不复发者方可列入过去病史。在列述诊断中，也应将当前存在、尚痊愈的伤病名称逐一列举。

属于他院转入或再次入院的患者，均应按新入院患者处理。由他科转入者应写转入。由本科不同病区或病室转入者，只需在病程记录中做必要的记载与补充即可。

（4）入院病历及入院记录尽可能于次晨主治医师巡诊前完成，最迟需在患者入院后24

小时内完成。如因患者病重未能详查而在24小时内不能完成入院病历时，则详细病程记录务必及时完成；入院病历可待情况许可时补足。大批收容时，由主任医师酌情规定完成病历的时间。

（5）除产科及大批同类病患者入院外，不可采用表格代替病历；如需用表格式病历，需经院长批准。

（6）疾病诊断和手术名称及编号，采用国际卫生组织出版的《国际疾病名称分类》（最新版），便于统计和分析。所用译名暂以《英汉医学词汇》为准，疾病名称及个别名词如尚无妥善译名者，可用原文或拉丁文。

（7）任何记录均应注明年、月、日。患者的急诊、抢救、手术等记录，应记明时刻。如1991年7月6日下午9时30分，可写作1991-7-6，21：30。医师书写各项病案记录告一段落时，应签署本人姓名，签名应清晰易辨。住院患者的病历应经各级医师审阅。实习医师所写各项病案记录，应由住院医师以红笔修正及签名。修改病历应在患者入院后48h内完成。修改甚多者应予誊清。

（8）每张用纸均需填写患者姓名、住院号、科别及用纸次序页数。入院记录、入院病历及病程记录应分别编排页码。

（9）根据医院具体情况，必要时书写中西医结合病历，于西医病历中增加中医四诊所得资料及中医辨证分析。西医诊断与中医诊断或辨证分型并列。其他医护记录亦应反映中西医结合情况。

（10）各项记录内容应充实完整，文词简洁确切，通俗易懂。各种记录除另有规定外，一律用蓝黑墨水笔书写。要求字体端正清楚，不可用草书及杜撰怪字，亦不得涂改和挖补。

第二节 病例分析

病例分析覆盖面大，难度很大，搞好病例分析的基础就是要比较熟练地掌握这些疾病的临床知识，包括临床表现、辅助检查、鉴别诊断和治疗，如果不掌握这些内容，也就无从谈起病例分析了。

另外，有关临床诊断知识内容的考核也融入病例分析之中，还要较好掌握重要实验室检查项目的正常值和常用英文缩写词，否则也会直接影响到病例分析。另外，部分病例分析也增加了心电图和影像检查图像的识别，虽然数目不多，但应该也是以后发展的趋势，所以相关知识点都要掌握，不容忽视，才能更好地应对。

一、诊断及诊断依据

（一）诊断

这是最难的一项，也是最关键的第一步。在每份病例摘要中，主要有三个部分：主诉、病史、查体和辅助检查，应循序阅读、分析。

1. 主诉 很简短，往往只有一两句话，但这是病例的主要症状表现，是浓缩的病历。读完主诉后应使医师对本例患者所患疾病有个初步的了解和一个大致的范围。例如，“反复发作性右上腹痛半年”，应联想到引起右上腹痛的各种病变：如消化性溃疡、肝胆系疾病、右半结肠病变和右尿路疾患等；若主诉是“胸痛、咳嗽、咯血2个月”，自然首先考虑是呼吸系统病变；又如主诉是“排便次数增加，大便带血3个月”，就会想到下消化道疾患，注意结肠和直肠的相应表现；有“尿频、尿急、尿痛伴发热1天”主诉的病例，尿路感染的可能性就很大。因此，阅读完主诉后，对本例疾病的可能部位、性质等要有初步的了解。主诉前的性别、年龄也有一定的参考意义。

2. 病史 是对主诉的进一步描述和说明，使可疑诊断范围缩小。例如，右上腹痛病例，半年前初次发作是由一次油腻饮食引起，继而有黄疸、发热，则疑诊的范围集中到胆道系统了。若右上腹痛与季节有关，伴有反酸、胃灼热，夜间或饥饿时明显，则应想到消化性溃疡。在其他医院的检查、治疗情况，也是有助于诊断的。

3. 查体和辅助检查 是诊断的具体客观指标，如便次增加，便中带血病例，查体触及右下腹包块，大便潜血（+），血红蛋白过低，则很可能是结肠肿瘤。有一点应予说明，病例摘要中辅助检查多不全，只能提供旁证。若辅助检查很全面，即可直接明确诊断，就不需要进一步检查了。根据上述三项内容，应试医师应该能够对所分析的病例，做出初步诊断，完成关键的一步。

（二）诊断依据

诊断依据就是把做出诊断的理由和根据，按症状、体征和各项支持初步诊断的辅助检查顺序列出。

二、鉴别诊断

将你在病例分析过程中曾疑及并排除，或还不能完全排除的疾患逐一列出，并简要阐明需要鉴别的原因和可初步排除的理由。例如，溃疡病穿孔病例，应与其他急腹症如急性胆囊炎、急性胰腺炎、肠梗阻或急性阑尾炎等相鉴别。

三、进一步检查

进一步检查是指为了鉴别诊断和明确诊断以及拟订治疗方案所需做的检查。例如，初步诊断是胃癌，但尚需与胃溃疡、胃息肉、胃炎相鉴别，则应进一步做胃镜检查。咳嗽、咯血、发热病例，已摄X线胸片疑为肺癌，尚需与肺结核、肺炎、气管炎或良性肿物鉴别，则需做痰液检查（包括细菌学和细胞学检查）、胸部CT及气管镜检查等。

四、治疗原则

根据诊断及病情，列出药物，手术等内外科治疗原则和简单的方案，如应用抗生素、抗感染治疗；输血、输液、抗休克治疗；开腹探查、阑尾切除和骨折复位、石膏托外固定等，逐一列出。

五、病例分析技巧

1. 诊断 诊断要全，还要注意病因、病理、功能方面的全面诊断，如糖尿病要写分型，慢性心功能不全要注意分级。

2. 诊断依据 摘自病例。

3. 鉴别诊断 只提病名。

4. 进一步检查 具有诊断意义、重要鉴别诊断意义和对观察病情变化的辅助检查项目。

5. 治疗原则 既指出原则，又涉及所用药物或粗略的手术方法。

第三节 病例摘要

病例1： 患者，男性，75岁。间断上腹痛10余年，加重2周，呕血、黑便6小时。

10余年前开始无明显诱因间断上腹胀痛，餐后半小时明显，持续2～3小时，可自行缓解。2周来加重，食欲缺乏，服中药后无效。6小时前突觉上腹胀、恶心、头晕，先后两次解柏油样便，共约700g，并呕吐咖啡样液1次，约200ml，此后心悸、头晕、出冷汗，发病以来无眼黄、尿黄和发热，平素二便正常，睡眠好，自觉近期体重略下降。既往30年前查体时发现肝功能异常，经保肝治疗后恢复正常，无手术、外伤和药物过敏史，无烟酒嗜好。

体格检查：T 36.7℃，P 108次/分，R 22次/分，BP 90/70mmHg，神清，面色稍苍白，四肢湿冷，无出血点和蜘蛛痣，全身浅表淋巴结不大，巩膜无黄染，心肺无异常。腹平软，未见腹壁静脉曲张，上腹中轻压痛，无肌紧张和反跳痛，全腹未触及包块，肝脾未及，腹水征（–），肠鸣音10次/分，双下肢不肿。

实验室检查：Hb 82g/L，WBC 5.5×10^9/L；分类N 69%，L 28%，M 3%，PLT 300×10^9/L，大便潜血强阳性。

［分析］

1. 诊断及诊断依据

（1）诊断

1）胃溃疡，合并出血。

2）失血性贫血，休克早期。

（2）诊断依据

1）周期性、节律性上腹痛。

2）呕血、黑便，大便潜血阳性。

3）查体上腹中压痛，四肢湿冷，脉压变小。

4）Hb 82g/L（＜120g/L）。

2. 鉴别诊断

1）胃癌。

2）肝硬化，食管胃底静脉曲张破裂出血。

3）出血性胃炎。

3. 进一步检查

1）急诊胃镜。

2）X线钡餐检查（出血停止后）。

3）肝肾功能。

4. 治疗原则

1）对症治疗。

2）抗溃疡病药物治疗。

3）内镜止血、手术治疗。

病例2：患者，男性，30岁。低热伴右侧胸痛1周。

患者1周前无明显诱因出现午后低热，T 37.5℃，夜间盗汗，伴右侧胸痛，深呼吸时明显，不放射，与活动无关，未到医院检查，自服止痛药，于3天前胸痛减轻，但胸闷加重伴气短，故来医院检查，发病来进食无变化，二便正常，睡眠稍差，体重无明显变化。既往体健，否认有结核病密切接触史，吸烟10年。

体格检查：T 37.4℃，P 84次/分，R 20次/分，BP 120/80mmHg，一般情况可，无皮疹，全身浅表淋巴结未触及，巩膜不黄，咽（–），颈软，气管稍左偏，颈静脉无怒张，甲状腺（–），右侧胸廓稍膨隆，右下肺语颤减弱，右下肺叩诊浊音，呼吸音减弱至消失，心界向左移位，心右界叩不清，心率84次/分，律齐，无杂音，腹平软，无压痛，肝脾未及，下肢不肿。

［分析］

1. 诊断及诊断依据

（1）诊断：右侧胸腔积液，结核性胸膜炎可能性大。

（2）诊断依据

1）低热、盗汗，由开始胸痛明显（干性胸膜炎）到有积液后的胸痛减轻，心率快。

2）右侧胸腔积液征：气管、心脏左移，右下肺语颤减弱，叩诊浊音，呼吸减低至消失。

2. 鉴别诊断

（1）肿瘤性胸腔积液。

（2）心力衰竭致胸腔积液。

（3）低蛋白血症致胸腔积液。

（4）其他疾病（如 SLE）致胸腔积液。

3. 进一步检查

（1）胸部 X 线检查。

（2）胸部 B 超胸腔积液定位。

（3）胸腔穿刺，胸腔积液常规、生化和细菌、病理学检查。

（4）PPD 或血清结核抗体测定。

（5）肝肾功能检查，包括血浆蛋白。

4. 治疗原则

（1）病因治疗：抗结核药。

（2）胸腔穿刺放胸腔积液，合理应用糖皮质激素。

病例分析思考题：

病例摘要一：患者，女性，26 岁，已婚。腹痛、腹泻、发热、呕吐 20 小时。

于 2001 年 3 月 12 日入院，患者入院前 24 小时，在路边餐馆吃饭，半天后，出现腹部不适，呈阵发性并伴有恶心，自服 654-2 等对症治疗，未见好转，并出现呕吐胃内容物、发热及腹泻数次，为稀便，无脓血，体温 37～38.5℃，来我院急诊，查便常规阴性，按“急性胃肠炎”予颠茄、黄连素等治疗，晚间腹痛加重，伴发热，T 38.6℃，腹痛由胃部移至右下腹部，仍有腹泻，夜里再来就诊，查血常规 WBC 21×10^9/L，急收入院。

既往体健，无肝肾病史，无结核及疫水接触史，无药物过敏史。月经史 13[1/（27～28）]，末次月经 2001.2.25。

体格检查：T 38.7℃，P 120 次/分，BP 100/70mmHg，发育正常，营养中等，全身皮肤无黄染，无出血点及皮疹，浅表淋巴结不大，眼睑无水肿，结膜无苍白，巩膜无黄染，颈软，甲状腺不大，心界大小正常，心率 120 次/分，律齐，未闻及杂音，双肺清，未闻及干、湿啰音，腹平，肝脾未及，无包块，全腹压痛以右下腹麦克伯尼点周围为著，无明显肌紧张，肠鸣音 10～15 次/分。

辅助检查：Hb 162g/L，WBC 24.6×10^9/L，中性分叶粒细胞 86%，杆状粒细胞 8%；尿常规（–），便常规示稀水样便，WBC 3～5/HP；RBC 0～2/HP；肝功能正常。

病例摘要二：患者，男性，63 岁，工人。发热、咳嗽 5 天。

患者 5 天前洗澡受凉后，出现寒战，体温高达 40℃，伴咳嗽、咳痰，痰量不多，为白色黏痰。无胸痛，无痰中带血，无咽痛及关节痛。门诊给予双黄连及退热止咳药后，体温仍高，为 38～40℃。病后食欲缺乏，睡眠差，大小便正常，体重无变化。既往体健，个人史、家族史无特殊。

体格检查：T 38.5℃，P 100 次/分，R 20 次/分，BP 120/80mmHg。发育正常，营养中等，神清，无皮疹，浅表淋巴结不大，头部器官大致正常，咽无充血，扁桃体不大，颈静脉无怒张，气管居中，胸廓无畸形，呼吸平稳，左上肺叩诊浊音，语颤增强，可闻湿啰音，心界不大，心率 100 次/分，律齐，无杂音，腹软，肝脾未触及。

实验室检查：Hb 130g/L，WBC 11.7×10^9/L，分叶粒细胞 79%，嗜酸粒细胞 1%，淋巴细胞 20%，PLT 210×10^9/L；尿常规（–）；便常规（–）。

第六部分　体格检查考核及常见错误

【教学目的和要求】

为加强同学体格检查的基本功训练，全面复习并熟练掌握规范的体格检查方法，更好地适应国家执业医师资格技能的考试形式，为以后的临床工作打下坚实基础，特此举行全身体格检查技能考核。

【考核方法】

体格检查考核形式可有三种，一是进行全身体格检查，临床专业同学原则上必须掌握完整的体格检查内容，不可遗漏；二是由同学随机抽签确定考核内容，边操作边回答老师2～3个提问；三是在课堂由老师随机出题进行考核，同时结合实验报告、考勤成绩进行成绩汇总。具体考核可根据专业不同有所调整，按照老师或标准化患者（SP）记录打分，占总成绩的30%～50%，并纳入临床诊断学总成绩中。

采集病史、病例分析、心电图、心肺听诊、基本临床技能操作五部分内容，初步设定各项目分占总成绩的比例为5%～10%，进行不同形式的考核，待条件成熟会逐一添加，最后并入总成绩中。

【教学内容】

本指导涉及的内容均是考核内容，主要将头部、颈部、胸部（胸、肺、心脏和血管）、腹部、脊柱和四肢、神经反射等体格检查作为考察重点，紧贴执业医师实践技能考核大纲。

一、体格检查试题及评分标准

（一）一般检查

试题编号1：鼻的检查（6分）

操作要点

（1）鼻前庭观察法（1分）：被检查者取坐位，面对自然光，头稍后仰，检查者位于其前方，左手按住被检查者的额部，右手拇指将其鼻尖向后上方掀起，再左右推动，即可见鼻前庭，并观察鼻前庭有无充血、出血、肿物、分泌物等情况。

（2）准确回答出四组鼻窦的名称（2分）：四组鼻窦的名称为上颌窦、额窦、筛窦、蝶窦。

（3）就其中三组鼻窦的压痛做出正确的检查（3分）：①上颌窦检查。检查者双手拇指分别置于被检查者左右颧部，其余各指固定在两侧耳后，双手拇指先后按压左右颧部，并问被检查者有无痛感。②额窦检查。检查者左手扶持被检查者枕部或头顶部，右手分别按压眉弓根部，并问被检查者有无痛感。③筛窦检查。检查者左手扶持被检查者枕部或头顶部，右手拇指指腹分别按压两侧鼻根部与眼内眦之间的部位，并问被检查者有无痛感。

试题编号2：咽与扁桃体的检查（6分）

操作要点

（1）准确、熟练的操作手法（1分）：被检查者取坐位，面对自然光，头稍后仰，检查者位于其前方，观察口唇，嘱其张口发“啊…”此时医师用压舌板放在其舌前2/3与后1/3交界处，迅速下压，此时软腭上抬，并需照明配合。

（2）准确回答出一般情况下咽部所见的名称（2 分）：可见软腭、腭垂、软腭弓、扁桃体、咽后壁。如要取咽部分泌物，应以左手持棉签擦拭咽部。

（3）能准确表述扁桃体肿大的分度（3 分）：扁桃体肿大分为三度，不超过咽腭弓者为Ⅰ度，超过咽腭弓者为Ⅱ度，达到或超过咽后壁中线者为Ⅲ度。

试题编号 3：眼的检查（8 分）

操作要点

（1）眼球运动检查方法正确（2 分）：被检查者取坐位，检查者站于被检查前面，检查者伸出右手示指或执目标物（如棉签或笔尖），距受检者左眼前 30～40cm。嘱被检查者头不要转动，眼球随手指或目标物方向移动。示指按水平向外→外上→外下→水平向内→内上→内下共六个方向进行，也可采用呈“H”形的动作。检查每个方向时均从中位开始，观察有无眼球运动障碍和眼球震颤。同法检查右侧眼球运动。

（2）瞳孔对光反射（直接、间接）检查方法正确（2 分）：包括直接对光反射和间接对光反射两种，传入神经为视神经，传出神经为动眼神经。

被检查者取仰卧位或端坐位，检查者取手电筒、聚光圈后检查对光反射。

直接对光反射：嘱被检查者向前看，检查者将手电筒光线自侧方迅速照射被检查者的瞳孔，先查左瞳孔，手电光由外向内移动，直接照射瞳孔，并观察左瞳孔是否缩小。

间接对光反射：让被检查者用一只手竖放在鼻梁上，遮挡光线。用手电光直接照射左眼，观察右侧瞳孔有无缩小。用同样的方法检查右侧瞳孔的直接对光反射和间接对光反射。

（3）调节反射和辐辏反射检查方法正确（2 分）：嘱被检查者注视 1m 以外的示指，然后将示指较快地向鼻梁方向移动至距眼球 5～10cm 处，观察两侧瞳孔是否缩小，即调节反射。再将 1m 外的示指缓慢移动，观察两侧眼球是否内聚，称为辐辏反射。

（4）眼球震颤检查方法正确（2 分）：告之被检查者头部不动，眼球随医师手指所示方向垂直、水平运动数次，观察眼球是否出现一系列有规律的快速往返运动。

试题编号 4：浅表淋巴结（12 分）

操作要点

（1）检查部位能涉及四个主要部位，每部位 2 分（颈部、腋窝、锁骨上、滑车上或腹股沟）（8 分），检查手法正确、熟练（2 分）。

颈部淋巴结检查：被检查者头稍低或偏向检查侧，放松肌肉，有利触诊。检查者首先搓热双手，然后将手指紧贴检查部位，由浅及深进行滑动触诊。用双手指滑动触诊耳前→耳后→乳突区→枕骨下区→颌下→颏下→颈前三角→颈后三角→锁骨上窝。请被检查者将头偏向右侧，用右手指触诊枕骨下区的枕后淋巴结。然后让被检查者头稍低偏向左侧，检查者左手扶住头部，右手指尖分别触摸颌下淋巴结和颏下淋巴结。同法触摸右侧颌下淋巴结。头部还原，检查者用双手指在前三角区，先沿胸锁乳突肌前缘触诊。颈后三角沿斜方肌前缘和胸锁乳突肌后缘触诊。

锁骨上淋巴结检查：被检查者取坐位或仰卧位，头部稍向前屈。检查者左手触患者右侧，右手触患者左侧，由浅部逐渐触摸至锁骨后深部。

腋窝淋巴结检查：检查者左手扶被检查者左前臂，屈肘外展抬高约 45°，右手指并拢，掌面贴近胸壁向上直达腋窝顶部，手臂放下靠拢身体，由浅入深滑动触诊。然后依次触诊腋窝尖群→中央群→胸肌群→肩胛下群→外侧群，触诊腋窝前壁时，注意拇指和四指的配合，再翻掌向外，触诊腋窝外侧群。同法检查右侧腋窝淋巴结。

腹股沟淋巴结检查：被检查者取平卧位，检查者站在被检查者右侧。右手四指并拢，以指腹触及腹股沟，由浅及深滑动触诊，先触摸腹股沟韧带下方水平组淋巴结，再触摸腹股沟大隐静脉处和垂直组淋巴结。左、右腹股沟对比检查。

滑车上淋巴结检查：左臂滑车上淋巴结检查方法正确，检查者左手握住被检查者左腕，用右手四指从其上臂外侧伸至肱二头肌内侧，于肱骨内上髁上 3～4cm 上下滑动触摸滑车上淋巴结。右臂滑车上淋巴结检查方法正确：检查者右手握住被检查者右腕，用左手四指从其上臂外侧伸至肱二头肌内侧，于肱骨内上髁上 3～4cm 上下滑动触摸滑车上淋巴结。

（2）若触及淋巴结时如何表述（能讲出大小、数量、活动度、有无触痛）（2 分）。

如触摸到淋巴结时，应注意部位、大小、数目、硬度、压痛、活动度、有无粘连，局部皮肤有无红肿、瘢痕、瘘管等。

试题编号 5：血压的测量（10 分）

操作要点

（1）检查血压计、血压计放置位置正确（2 分）：被检查者取仰卧位或端坐位，检查者打开血压计开关，检查水银柱液面是否与“0”点平齐，肘部置于心脏同一水平。

（2）血压带绑扎部位正确、松紧度适宜（3 分）：使患者右上肢裸露，伸直并外展 45°，袖带气囊胶管避开肱动脉，袖带紧贴皮肤缚于上臂，下缘距肘弯横纹上 2～3cm；袖带不宜过紧或过松，一般以能伸进一指为宜。

（3）听诊器体件放置部位正确（1 分）：在肘窝肱二头肌肌腱内侧触及肱动脉，将听诊器胸件置于肱动脉搏动处（不能塞在气袖下），并使测量点与腋中线处于同一水平。

（4）全部测量过程流畅、准确（3 分）：右手以均匀节奏向气袖内注气，待肱动脉搏动消失，再升高 20～30mmHg（2.6～4.0kPa）。然后缓缓放气，使水银柱缓慢下降，以每秒 2mm 速度下降为宜。两眼平视水银柱平面，听到的第一个搏动声为收缩压，水银柱继续下降至声音突然变低沉直至消失，此时所示压力值为舒张压。同样的方法测定两次，间歇 1 分钟左右，取平均值为血压值。解下袖带，整理好后放入血压计内。倾斜血压计约 45°，使水银柱内水银进入水银槽内后关闭开关。

（5）读数正确（1 分）：测量完毕，报告血压读数，了解测定血压读数是否正确（如读数不正确酌情扣分）。

试题编号 6：颈部（甲状腺、气管）的检查（10 分）

操作要点

（1）甲状腺触诊手法正确，并能正确表达其大小及性质（7 分）

1）甲状腺峡部触诊：检查者站于受检查者前面，用拇指（或站于受检者后面用示指）从胸骨上切迹向上触摸，可触到气管前软组织，判断有无增厚，此时请受检者做吞咽动作，可感到此软组织在手指下滑动，判断有无增大和肿块（1 分）。

2）甲状腺侧叶触诊

A. 前面触诊：一手拇指施压于一叶甲状软骨，将气管推向对侧，另一手示者、中指在对侧胸锁乳突肌后缘向前推挤甲状腺侧叶，拇指在胸锁乳突肌前缘触诊，受检者配合吞咽动作，重复检查，可触及被推挤的甲状腺。用同样方法检查另一叶甲状腺。注意在前位检查时，检查者拇指应交叉检查对侧，即右手拇指检查左侧，左手拇指检查右侧（2 分）。

B. 后面触诊：被检查者取坐位，检查者站在被检查者后面，一手示指、中指施压于一叶甲状软骨，将气管推向对侧，另一手拇指在对侧胸锁乳突肌后缘向前推挤甲状腺，示指、中指在其前缘触诊甲状腺。再配合吞咽动作，重复检查。用同样方法检查另一侧甲状腺（3 分）（在检查过程中，如果没有令被检查做吞咽动作的，应扣 1 分）。

能表述甲状腺肿大程度、对称性、硬度、表面光滑或有无结节、压痛感等（1 分）。

（2）检查气管方法、三手指放置部位正确并能表达气管正中或偏移（3 分）：检查时让受检查者取舒适坐位或仰卧位，使颈部处于自然正中位置，检查者将示指与环指分别置于两侧胸锁关节上，然后将中指置于气管之上，观察中指是否在示指与环指中间，或以中指置于气管与两侧胸锁乳突肌之间的间隙，据两侧间隙是否等宽来判断气管有无偏移。

试题编号 7：外周血管检查（8 分）

操作要点

（1）颈动脉搏动触诊（2 分）：检查者以拇指置颈动脉搏动处（在甲状软骨水平胸锁乳突肌内侧）触之并比较两侧颈动脉搏动。

（2）毛细血管搏动征检查方法正确（2 分）：检查者用手指轻压被检查者指甲末端或以玻片轻压被检查者口唇黏膜，可使局部发白，发生有规律的红、白交替改变即为毛细血管搏动征。其常见于主动脉瓣关闭不全、甲状腺功能亢进及重症贫血等。

（3）水冲脉检查方法正确（2 分）：检查者右手握紧被检查者手腕掌面，示指、中指、环指指腹触于桡动脉上，遂将其前臂高举超过头部，有水冲脉者可使检查者明显感知急促而有力的冲击搏动犹如水冲的脉搏。临床意义同毛细血管搏动征。

（4）枪击音检查，操作正确（2 分）：枪击音是指在外周较大动脉表面（常选择肱动脉或股动脉），轻放听诊器胸件可闻及与心跳一致短促如射枪的声音，主要见于主动脉瓣关闭不全、甲状腺功能亢进。

（二）胸部检查

试题编号 8：胸部视诊（10 分）

操作要点

（1）能指出胸部体表主要骨骼标志、主要垂直线标志及主要自然陷窝（4 分）。

1）胸部的骨骼标志：胸骨、胸骨柄、胸骨上切迹、胸锁关节、胸骨角（Louis 角）、胸骨剑突、肋弓、脊椎棘突（第 7 颈椎棘突）、肋骨、肩胛骨、肩胛下角、肋间隙。

2）胸部体表标志线：前正中线、锁骨中线、腋前线、腋后线、腋中线、肩胛下角线、后正中线。

3）胸部的自然陷窝：肋间隙、腋窝、胸骨上窝、锁骨上窝、锁骨下窝。

（2）在视诊内容方面，能准确提到观察胸廓形状（桶状胸、扁平胸、肋间隙是否饱满，乳房是否对称）（4 分）。

被检查者充分暴露前胸部，检查者观察呼吸运动是否均衡、节律是否规整，计数呼吸频率，两侧是否对称；肋间隙是否增宽，胸壁静脉有无曲张。蹲下观察并比较胸廓的前后径与左右径，注意胸廓外形的异常改变，如桶状胸、佝偻病胸或局部隆起，观察胸廓是否有畸形（通过观察胸椎）。视诊两侧乳房对称性和乳房皮肤有无异常，乳头的位置、大小和对称性，男性有无乳房发育。

（3）能答出视诊可观察呼吸运动、呼吸频率、呼吸节律（2 分）。

试题编号 9：胸部触诊（8 分）

操作要点

（1）胸部（廓）扩张度双手触诊方法、姿势正确并熟练（3 分）：被检查者取仰卧位，检查者双手按压被检查者胸廓两侧，检查胸廓的弹性。用拇指按压胸骨柄及胸骨体的中、下部，询问被检查者有无压痛。

检查胸廓扩张度时，检查者两手掌及伸展的手指置于被检查者胸廓前下部的对称位置，左右拇指分别沿两侧肋缘指向剑突，两拇指间距 1～2cm。然后嘱被检查者做深呼吸动作，比较两手的动度是否一致（或也可取后胸廓扩张度的测定，则将两手平置于被检查者背部，约于第 10 肋骨水平，拇指与中线平行，并将两侧皮肤向中线轻推）。

（2）双手语颤触诊方法正确并熟练（3 分）：检查者将双手掌置于被检查者胸部的对称位置，嘱其以同等强度重复发“yi”长音，左右手置于对称部位、交换左右手检查同一部位，以排除两手感觉的误差。一般先查胸廓上部，再查中部、下部及双腋部。然后嘱被检查者背对检查者，低头、上身略向前倾、交叉抱肘以显露肩胛骨掩盖的区域。先查肩胛间区，再查肩胛下区。比较两侧相应部位语音震颤的异同，注意有无增强或减弱。

（3）能提到胸部可触及胸膜摩擦感（与心包摩擦感相鉴别），并能进行熟练正确（注意位置）的操作（2 分）。

检查者双手掌置于被检查者胸廓下前侧部，当被检查者吸气和呼气时均可触及胸膜摩擦感。

试题编号 10：胸部叩诊（12 分）

操作要点

（1）间接叩诊时手指动作、方法、全面、顺序熟练并正确（6 分）

肺部间接叩诊：

A. 以左手中指的第一、二节作为叩诊板指，平紧贴于叩击部位表面，右手中指以右腕关节和指掌关节活动叩击左手中指第二指骨的前端或末端的指关节。

B. 顺序正确：首先检查前胸，由锁骨上窝开始，自第一肋间隙从上至下逐一肋间隙两侧对比进行叩诊，其次检查侧胸壁，嘱被检查者举起上臂置于头部，自腋窝开始向下叩诊至肋缘。最后叩诊背部，告之被检查者向前稍低头，双手交叉抱肘，自上至下进行叩诊，比较叩诊音的变化（无对比叩诊应酌情扣分）。

C. 被检查者因病情不能坐起时，可在卧位进行叩诊，检查者立于被检查者右侧。先叩前胸及两腋区，手法与前同。再嘱被检查者取侧卧位。侧卧位时脊柱向卧侧稍凸，上侧肋骨收拢使叩诊音较浊。为避免此种影响，被检查者可取去枕侧卧位，位于上侧的手臂上抬、手掌置于枕骨后。只叩上侧背部及腋部。然后嘱被检查者取另一侧的去枕侧卧位，以同样方法叩诊对侧。注意对比先后叩诊的结果。

（2）直接叩诊手指方法正确（1 分）

直接叩诊：被检查者的体位及检查者的位置与间接叩诊相同。检查者用右手中间三个手指的掌面直接拍击被检查部位。根据叩击的音响及指下的震动感判断。正常人的胸部可叩出清音、浊音、实音和鼓音。

（3）肺下界的叩诊（3 分）及肺下界移动范围（2 分）

A. 在平静呼吸时分别在锁骨中线、腋中线、肩胛下角线自上而下叩诊，当清音变为浊音时即为肺下界，正常人分别位于第 6、第 8、第 10 肋间隙。

B. 患者在平静呼吸时，检查者先于被检查者肩胛线叩出肺下界的位置。

C. 然后告之被检查者做深吸气后并屏住呼吸的同时，沿该线继续向下叩诊，当由清音变为浊音时，即为肩胛线上肺下界的最低点。

D. 当患者恢复平静呼吸时，再告之做深呼气并屏住呼吸，然后由上向下叩诊，直至清音变为浊音，即为肩胛线上肺下界的最高点，由此测量出最高点与最低点之间距离即为肺下界移动度。正常人为 6～8cm。

试题编号 11：胸部听诊（14 分）

操作要点

（1）听诊方法、部位、顺序熟练并正确（6 分）

1）胸前部（肺部）听诊：检查者在被检查者胸部按锁骨中线、腋前线和腋中线三条线，上、中、下部左右对称部位（共18个听诊部位）进行听诊。

2）胸后部听诊：肩胛间区脊柱两侧上下共四个部位，左右腋后线、肩胛线上下共四点。

（2）能表述听诊（肺部听诊）四种主要内容（正常呼吸音、异常呼吸音、啰音、胸膜摩擦音）（每个2分，共8分）。

能讲出听诊的主要内容：支气管呼吸音及其主要部位（喉部，胸骨上窝，背部第6、7颈椎，第1、2胸椎），支气管肺泡呼吸音及其主要部位（胸骨角，肩胛间区第3、4胸椎），肺泡呼吸音及其主要部位（在正常人除支气管呼吸音及支气管肺泡呼吸音以外的区域），异常呼吸音（异常支气管呼吸音、异常肺泡呼吸音、异常支气管肺泡呼吸音），啰音（包括干啰音、湿啰音）及胸膜摩擦音（包括听诊特点、部位及如何与心包摩擦音相鉴别）；听诊上述内容时比较两侧的呼吸音有无异常变化，必要时嘱被检查者做深吸气动作或咳嗽数声。

试题编号12：心脏视诊（8分）

操作要点

（1）心脏视诊方法熟练并正确（2分）：被检查者取仰卧位（或卧位），正确暴露胸部；检查者站在被检查者右侧，其视线自上向下，必要时与胸部同水平视诊。

（2）叙述心脏视诊主要内容（2分）：观察心前区有无异常隆起（凹陷）和饱满；观察心尖冲动范围；观察心前区有无异常搏动；负性心尖冲动；脊柱畸形。

（3）正确叙述被检查者心尖冲动范围（1分）：能够正确指出心尖冲动在第几肋间；能够正确指出被检查者心尖冲动范围正常或弥散。

（4）口述心前区异常搏动三个主要搏动名称并能指出其部位（3分）：胸骨左缘第3～4肋间搏动；剑突下搏动；心底部异常搏动。

试题编号13：心脏触诊（8分）

操作要点

（1）触诊手法正确和顺序正确（2分）：被检查者取卧位，检查者在其右侧，先用右手掌自心尖部开始检查，触诊压力适当。从心尖部开始，逐渐触诊肺动脉瓣区、主动脉瓣区、第二主动脉瓣区及三尖瓣区。

（2）能在心尖冲动区及心前区正确熟练地进行触诊（2分）：先确定能否触到心尖冲动或其他搏动，并判断其范围和位置。心尖冲动由于心室收缩时心脏摆动，心尖向前冲击前胸壁相应部位而形成。注意有无震颤及其出现的时期。为了更精确地判定心尖冲动、震颤的位置及范围，可用手掌尺侧缘及指尖进行触诊。用指腹进行触诊时，先用右手第2～4指腹并成一排进行触诊。再用中指指尖垂直地在心尖部触诊，可以准确定位。用手掌尺侧缘触诊时，其触诊面可与肋间隙紧贴。

能够正确指出心尖冲动最强点在第几肋间。能够正确指出在锁骨中线内、外。

（3）能提到触诊可触及震颤（并简述其意义及与杂音的关系）、心包摩擦感并简述与胸膜摩擦感的鉴别（4分）。

1）震颤：用手掌或手掌尺侧小鱼际肌平贴于心前区各个部位，以触知有无微细的震动感震颤（有震颤就一定可听见杂音，且在一定条件下杂音越响，震颤越强，但听到杂音却不一定能触及震颤）。

2）心包摩擦感：用上述触诊手法在心前区以胸骨左缘第3～4肋间触诊。或说出如何能使触诊满意的条件（前倾位、收缩期、呼气末），屏住呼吸（胸膜摩擦感在屏气时消失，而心包摩擦感与心跳一致，屏气时更清楚）。

试题编号 14：心脏叩诊（12 分）

操作要点

（1）叩诊手法、姿势、力量正确并熟练（4 分）：以左手中指为叩诊板指，平置于心前区拟叩诊的部位。或被检查者取坐位时，板指与肋间垂直（消瘦者例外），当被检查者平卧时，板指与肋间平行。

（2）会叩心浊音界，能回答并叩出主考医师提出的某肋间心浊音界（8 分）。

1）先叩左界，后叩右界，由下而上，由外向内。左侧在心尖冲动外 2～3cm 处开始叩诊，逐个肋间向上，直至第 2 肋间。

2）右界叩诊，先叩出肝上界，然后于其上一肋间由外向内，逐一肋间向上叩诊，直至第 2 肋间。

（3）叩出实际心浊音界，并能在胸廓体表量出心浊音界。

叩诊手法同前，自左侧心尖冲动外 2～3cm 处开始叩诊，由外向内闻及由清变浊时做出标记，并测量其与胸骨中线的垂直距离，再逐一肋间向上叩诊直至第 2 肋间，将其标记点画成连线。右侧方法同上，将心浊音界标记点画成连线。

试题编号 15：心脏听诊（方法、内容，并在人体上指出相应部位）（10 分）

操作要点

（1）检查者能正确指出传统的五个听诊区位置（5 分）。

1）二尖瓣区：位于心尖冲动最强点，又称为心尖区。

2）肺动脉瓣区：在胸骨左缘第 2 肋间。

3）主动脉瓣区：在胸骨右缘第 2 肋间。

4）主动脉瓣第二听诊区：在胸骨左缘第 3 肋间。

5）三尖瓣区：在胸骨下端左缘，即胸骨左缘第 4、5 肋间。

（2）听诊顺序正确（1 分）：从二尖瓣区开始，肺动脉区、主动脉区、主动脉第二听诊区、三尖瓣区，沿逆时针方向或呈倒八字。

（3）能表达心脏听诊主要内容（4 分）：心率、心律、正常心音、心音改变（正常、异常）、心脏杂音（正常、异常）、心包摩擦音等。

（三）腹部检查

试题编号 16：腹部视诊（10 分）

操作要点

（1）腹部的体表标志及分区表述正确并能在腹部指点正确（5 分）。

体表标志及腹部分区：

1）骨标志：胸骨体下缘（剑突基底部）、剑突、髂前上棘、耻骨联合、腰椎棘突、肋弓缘、第 12 肋骨。

2）软组织标志：脐、腹直肌、腹白线、腹股沟韧带、腰方肌外缘、腹上窝。

3）标志线：前正中线、腋前线、腋后线、髂前上棘连线。

4）标志点：季肋点-第 10 肋骨前缘、肋脊点-脊柱与第 12 肋骨交角处。

5）九区分法：用两条水平线和两条垂直线将腹部分为九个区。上水平线为肋弓线，即横贯两侧肋弓下缘的连线；下水平线为髂前上棘线，即横贯两侧髂前上棘的连线；左、右垂直线是在髂前上棘至正中线的水平线的中点所作的垂直线。九区分法分为左季肋部、左侧腹部、左髂窝部、右季肋部、右侧腹部、右髂窝部、上腹部、中腹部和下腹部。四区分法：通过脐划一条水平线和一条垂直线，将腹部分为四个区。四区分法分为右上腹部、左上腹部、右下腹部、左下腹部。

（2）视诊方法正确（2 分）：被检查者取仰卧位，正确暴露腹部，双腿屈曲，告之被检查者放松腹肌，检查者在其右侧，自上而下视诊全腹；检查者视线与被检查者腹平面处于同一水平，自侧面切线方向观察。

（3）能表述视诊主要内容（3 分）：如腹部外形、呼吸运动、腹壁静脉、胃肠型、蠕动波及皮疹、瘢痕、疝等。

试题编号 17：腹部触诊 1（10 分）

操作要点

（1）触诊手法熟练、顺序正确（2 分）。

触诊方法：被检查者取仰卧位，头垫低枕，两上肢放在躯干两侧，两腿屈曲并稍分开，肌肉放松，张口缓缓做腹式呼吸运动，可使腹肌松弛。检查者立于其右侧，面对被检查者，一般采用单手触诊。先做浅部触诊：检查者应用右手掌面触压，不要使用手指尖。右前臂及手掌最好与腹壁位于同一水平，或稍低于腹壁平面。触压时，应由指关节或腕关节开始，缓缓用力进行滑动触摸，不能用肘关节或肩关节施强力触压。逐渐加强对腹壁的压力，可使被检查者腹壁逐渐适应，不致引起肌肉紧张。切勿迅速猛压造成腹肌的防御性强直。粗暴用力则造成被检查者痛苦甚至损伤。如腹肌难以松弛，可在进行触诊时与被检查者谈话以分散其注意力。腹部触诊前先让被检查者指出腹痛的具体位置，则在触诊时可先检查无疼痛的部位，最后检查疼痛部位。

浅部触诊后再做深部触诊。可用单手触诊，亦可用双手触诊。单手触诊时，检查者的手及前臂的位置、用力方法均与浅触诊相同。用力时应由浅入深逐渐加压，以手掌面感触腹部深层病变及脏器。用双手时，右手掌面贴于被检查者腹壁，前臂与其腹壁在同一水平面，再以左手压右手手背使之向下进行触诊。深部触诊顺序与浅部触诊相同。

（2）触诊主要内容有：肝脏触诊、肝-颈静脉回流征（3 分）、脾脏触诊（2 分）、压痛及反跳痛触诊（1 分）、脾脏测量（表述和示范准确，2 分）的方法正确熟练。

1）肝脏双手触诊法：嘱被检查者张口，检查者用左手拇指置于右季肋部，其余四指置于背部，以限制右下胸扩张，增加膈肌下移幅度。右手并拢，掌指关节伸直，与肋缘大致平行地放在右下腹部，沿右锁骨中线，被检查者呼气时手指压向腹深部，吸气时手指向前迎触肝缘。如此反复进行中，手指逐渐向肋缘滑行移动，直至触及肝缘或肋缘。注意吸气时手指上抬的速度要落后于腹壁的抬起。如果肋下触及肝脏，要在右锁骨中线上测量肝脏的上下径。然后在前正中线触诊肝脏，一般从脐部开始，自下向上滑行移动，与呼吸运动配合，测量肝缘与剑突根部间的距离。触及肝脏除测量肝脏的大小外，还应注意质地、表面、边缘、压痛、搏动感等。肝脏肿大者做肝颈静脉回流征检查，即用手掌压迫右上腹，观察颈静脉，如出现颈静脉怒张更加明显，则为肝颈静脉回流征阳性。

2）脾脏双手触诊法：检查者左手掌置于被检查者左腰部第 9～11 肋处，试从后向前托起脾脏，右手掌平放于腹壁，与肋弓大致呈垂直方向。一般从脐部开始，两手配合，随呼吸运动深部滑行向肋弓方向触诊脾脏，直至触及脾缘或左肋缘。触诊不满意时，可嘱被检查者取右侧卧位，双下肢屈曲使腹部松弛。如脾脏肿大，则测量甲乙线、甲丙线和丁戊线（表述和示范准确）；除触诊大小外，还应注意脾脏的质地、表面情况、有无压痛及摩擦感等。

3）腹部压痛和反跳痛触诊：先根据病史估计可能出现压痛的部位，被检查者自述的腹痛部位多为可能出现压痛的部位。检查时最后触压此部位。一般以阑尾点或消化性溃疡的压痛点作为示例，让同学们操作，按压时，以 2～5 指掌面施力，由浅入深，逐渐用力，如患者述疼痛或有疼痛表情为压痛征阳性，检查者的手指在压痛部位稍停片刻，然后迅速将手抬起，如患者疼痛加重则为反跳痛征阳性。区别压痛来自腹壁或腹腔内的方法，嘱被检查者伸直下肢，做屈颈抬肩动作使腹肌紧张，再做压痛检查，如压痛来自腹壁者压痛依旧或出现自发痛；压痛来自腹腔者，因收缩的腹肌将病变与触诊的手隔开，压痛减轻或消失。

试题编号 18：腹部触诊 2（10 分）

操作要点

（1）触诊手法熟练、顺序正确（2 分）：同腹部触诊 1 内容。

（2）触诊主要内容有：胆囊触诊及墨菲征检查方法正确（2 分）、双肾触诊（1 分）、肾区及尿路压痛点（2 分）、肿块触诊（2 分）方法正确。

1）墨菲征检查：被检查者仍取仰卧位，两腿屈起稍分开。Murphy 征检查以左手掌平放于被检查者右季肋区下部，以拇指的指腹勾压腹直肌外缘与肋弓交界处，其余四指与肋骨交叉。然后嘱被检查者做深吸气，同时注意被检查者的面部表情，询问有无疼痛。因疼痛而突然终止吸气动作，为墨菲征阳性。

2）双肾触诊：被检查者仍取仰卧位，两腿屈起稍分开，检查者立于其右侧用左手托住其右后腰部，右手掌平放在同侧季肋部，手指方向大致平行于右肋缘，随着腹式呼吸将右手逐渐压向深处，在呼气末，右手即向下深压，直抵后腹壁，同时将后腰推向前与左手接近，两手相互配合，易于触及肾脏。正常人的肾脏一般不易触及，当触及肾脏时，可有类似恶心感。如触及应描述大小、形状、硬度、表面、敏感度、移动度。

3）肾区压痛：被检查者取右侧卧位，双下肢伸展，检查者立于其右侧，以 2～5 指掌面施力，由浅入深，逐渐用力按压左肋脊点（左侧第 12 肋骨与脊柱夹角的顶点）、肋腰点（左侧第 12 肋骨与腰大肌外缘夹角的顶点）；被检查者取坐位，腰微前屈，双手置于膝部，检查者立于其后部，以上述手法检查肋脊点、肋腰点的压痛。同法检查对侧。

4）尿路压痛：被检查者取平卧位，检查者立于其右侧，右手示指、中指并拢以指端分别置于左右两侧的季肋点、上输尿管点、中输尿管点，并观察有无压痛和反跳痛。

5）腹部肿块触诊：被检查者取仰卧位，充分显露整个上腹部，光线来自左侧，检查者立或坐于其右侧，先观察全腹部再自被检查者左下腹部开始，依次触诊腹部各个部位，如视诊发现异常，应最后检查异常部位。触诊时应由浅入深仔细触摸，反复上下及左右对比触摸，除了正常可触及的器官外，凡触到结节状、团块状或囊包状等肿物均为腹部包块。

（3）提问如触及包块应如何描述（1 分）？

发现腹部包块后，应先明确其部位和所在层次（腹壁上、腹腔内或腹膜后）。再查明肿块的大小、形状和表面状态、质地和硬度、活动度、搏动度、与邻近器官的关系、与腹壁的关系、有无腹膜刺激征等。发现下腹部包块者，应常规进行直肠指诊或盆腔检查。

判断腹部肿块所在层次时要做挺腹试验：被检查者取仰卧位，双下肢伸直，双手置于头的枕部，检查者立于其右侧，嘱其屏住呼吸，保持双下肢伸直，用力抬起头颈（即屈颈抬肩动作），与此同时，进行腹部肿块触诊；注意在试验中被检查者双肘不得支撑床面，双下肢不得屈曲；或被检查者双下肢伸直，检查者立于其右侧，嘱其屏住呼吸（如被检查者屏气有困难，可不屏住呼吸），努力屈髋抬起伸直的双下肢，与此同时，检查者进行腹部肿块触诊。腹部肿块更突出、轮廓更清晰为挺腹试验阳性；反之为阴性。试验阳性，提示肿块位于腹壁上；试验阴性，则提示肿块位于腹肌之后，可能在腹膜外脂肪层、壁腹膜、腹膜腔内或腹膜后间隙。

试题编号 19：腹部叩诊（12 分）

操作要点

（1）叩诊手法、动作、力量、顺序正确（2 分）：腹部叩诊检查，从左下腹开始，以逆时针方向叩诊，以发现有无异常的浊音或实音。

（2）移动性浊音叩诊方法正确（2 分）：被检查者取仰卧位，两下肢平伸，两上肢自然平放于躯干两侧，放松肌肉。先从脐部开始，沿脐水平向左侧方向移动，当叩诊音由鼓音变为浊音时，板指位置固定，嘱被检查者取右侧卧位，稍停片刻，重新叩诊该处，听取音调是否变为鼓音。然后向右侧移动叩诊，移动不便时可改变指尖方向，继续叩诊直达浊音区。叩诊板指固定位置，嘱被检查者向左侧翻身 180°，呈左侧卧位，停留片刻后再次叩诊，听取叩诊音的变化。如出现浊音区随体位移动而变动的现象，为移动性浊音阳性。

（3）胃泡鼓音区叩诊方法正确（2 分）：胃泡鼓音区叩诊也称为 Traube 区，被检查者取仰卧位，该区位于左前胸下部肋缘以上，呈半圆形，上界为横膈和肺下缘，下界为肋弓，左界为脾脏，右界为肝左缘，检查时沿左锁骨中线，自上而下做间接叩诊，由肺区清音变为鼓音，即为胃泡鼓音区的上界，再沿水平方向叩诊鼓音区大小。正常情况下胃泡鼓音区存在（除非饱餐后），其大小受胃内含气量和周围组织器官的影响。

（4）肝浊音界的叩诊方法正确（2 分）：肝上界叩诊时，被检查者取仰卧位，检查者立其右侧，在其右锁骨中线（或右腋中线）上，自上而下轻叩，清音转为浊音时为肝上界。再轻叩浊音转为实音时为肺下界。肝下界的叩诊时，被检查者取仰卧位，检查者在其右锁骨中线（或右腋中线）上，自上而下叩出肺下界后，继续向下轻叩，当实音转为浊音时为肝下界。也可在腹部的鼓音区沿右锁骨中线，自下向上轻叩，当鼓音转为浊音时为肝下界。

（5）肾区叩击痛的叩诊方法正确（2 分）：肾区叩诊，被检查者取右侧卧位，右下肢伸展，左下肢屈曲，检查者立于其左侧，检查者以左手平伸，置于被检查者左肋脊角处，右手握空心拳，以尺侧轻叩数次，询问被检查者有无疼痛，即肾区叩击痛，然后被检查者换为左侧卧位，以同样的方法检查右肾区、右肋脊点、右肋腰点。

（6）膀胱的叩诊方法正确（2 分）：被检查者取仰卧位，在耻骨联合上进行叩诊。膀胱空虚时，因耻骨上方有肠管存在，叩诊呈鼓音，叩不出膀胱的轮廓。当膀胱内有尿液充盈时，耻骨上方叩诊呈圆弧形浊音区，浊音弧形凸向脐部。

试题编号 20：腹部听诊（8 分）

操作要点

（1）听诊方法正确（2 分）：被检查者取仰卧位，在右下腹听诊肠鸣音，至少听 1min。在脐部和脐上两侧听诊有无血管杂音。

（2）能表述何谓肠鸣音正常、亢进、消失（2 分）：正常情况下，肠鸣音每分钟 4～5 次，其声响和音调变化较大。肠鸣音每分钟 10 次以上，但音调不特别高亢，称为肠鸣音活跃；如肠鸣音响亮、高亢，称为肠鸣音亢进；持续 3～5min 以上才听到一次肠鸣音或听不到者，称为肠鸣音减弱或消失。

（3）血管杂音（动脉性和静脉性）听诊部位正确（4 分）。

1）动脉杂音　动脉性杂音常在腹中部或腹部一侧。

腹中部的主动脉收缩期杂音（喷射性杂音）常提示腹主动脉瘤或腹主动脉狭窄。

A. 腹主动脉狭窄，除杂音外搏动减弱，还有下肢血压低于上肢血压（正常者的下肢血压高于上肢血压 20～40mmHg），严重者足背动脉消失。

B. 腹主动脉瘤，除杂音外还可触及一搏动性包块。

腹部一侧收缩期血管杂音：

如收缩期血管杂音在腹部两侧，常提示肾动脉狭窄，可见于年轻的高血压患者。

如收缩期血管杂音在下腹部两侧，应考虑髂动脉狭窄。

C. 肾动脉狭窄，为收缩期吹风样高调杂音，强弱不等，有时较粗糙，杂音范围较局限，位于脐周及脐左右上方，相当于脊柱右缘或肾动脉左缘，亦可能在背部的肋脊角处听到，伴有高血压。

D. 左叶肝癌压迫肝动脉或腹主动脉时，也可在包块部位听到吹风样杂音或在肿瘤部位听见轻微的连续性杂音。

2）静脉杂音为连续的“嗡鸣”音。无收缩期与舒张期性质，常出现于上腹部或脐周，与腹壁静脉曲张处可闻及，常见肝硬化伴有门脉高压时的侧支循环形成。

（四）脊柱四肢

试题编号 21：脊柱检查（8 分）

操作要点

（1）脊柱弯曲度（3 分）：正常人正常直立时，脊柱有四个生理性弯曲，即颈椎稍向前凸，胸椎稍向后凸，腰椎明显前凸，骶椎有明显后凸。

患者体位：脊柱检查可采取立位、坐位或卧位。检查时应肌肉放松，上肢自然下垂。若俯卧检查则头部不放枕头。注意防止因姿势不当造成的误差。

检查方法：主要是视诊，从后方、侧方视诊，辅以触诊。

检查者用示指和中指沿脊椎棘突，以适当压力由上向下划压，进行滑动触诊。划压后皮肤上出现一条轻度充血线，观察此线是否正直，以此判断脊柱有无侧弯。正常人脊柱无侧弯。

（2）脊柱的活动度（2 分）：被检查者站立，检查者在被检查者后方取坐位（或蹲下），用双手固定被检查髋部，嘱被检查者做前屈、后仰、侧弯、旋转四组动作。

正常腰椎活动度前屈 75°～90°，后仰 30°。颈椎活动前屈后仰最大角度 35°～45°。

（3）压痛和叩击痛（3 分）

1）压痛方法：患者取站立位或坐位，检查者在被检查者后方嘱被检查者稍低头，以第 7 颈椎棘突骨性标识计数病变椎体位置，检查者以右手拇指自上而下逐个按压脊椎棘突椎旁肌肉直至第 5 腰椎。正常应不出现压痛，脊椎出现压痛提示病变存在。

2）叩击方法

A. 直接叩击法：检查者以屈曲的右手中指指端或叩诊锤，自上而下直接叩击各椎体的棘突，常见于胸椎、腰椎病变的检查。

B. 间接叩击法：患者取端坐位，颈部伸直。检查者左手掌面放在患者头顶，右手半握拳，以小鱼际肌部叩击左手，观察患者有无叩击痛。正常脊椎无叩击痛，被检查者脊椎有病变，在病变部位出现疼痛，称为叩击痛阳性。其多见于脊椎结核、脊椎骨折及椎间盘突出。叩击痛的部位多为病变部位。

试题编号 22：四肢检查（6 分）

操作要点

（1）四肢（4 分）：有无苍白，发绀，匙状甲，杵状指（趾），肢端肥大症，足内，外翻，“O”形腿，“X”形腿，爪形手，骨折与关节脱位，肌肉萎缩，下肢静脉曲张，水肿，双侧肢体的长短、粗细，关节有无红肿、变形及运动障碍等（2 分）；回答老师提问（2 分）。

（2）浮髌试验检查方法（2 分）：被检查者取平卧位，下肢伸直，肌肉放松，检查者一手向远端按压髌上囊部，将可能存在的积液挤向髌骨下方，另一手示指轻压髌骨，髌骨有被积液浮起的感觉称为浮髌试验阳性，提示有中等量以上关节积液。

（五）神经系统

试题编号 23：深反射、浅反射检查（10 分）

操作要点

（1）肱二头肌反射（2 分）：被检查者前臂屈曲 90°，检查者以左手拇指置于被检查者肘部肱二头肌肌腱上，然后右手持叩诊锤叩左手拇指指甲，可使肱二头肌收缩，引出屈肘动作。该反射中枢在颈髓第 5～6 节。

（2）膝腱反射（2 分）：坐位检查时，被检查者小腿完全松弛下垂（仰卧位检查时，被检查者取仰卧位，检查者以左手托起其膝关节使之屈曲约 120°），右手持叩诊锤叩膝盖髌骨下方股四头肌肌腱，可引出小腿伸展。该反射中枢在腰髓第 2～4 节。

（3）跟腱反射（踝反射）（2 分）：被检查者仰卧，髋关节及膝关节稍屈曲，下肢取外旋外展位。检查者左手将被检查者足部背屈成直角，以叩诊锤叩击跟腱，反应为腓肠肌收缩，足向跖面屈曲，反射中枢在骶髓第 1～2 节。

（4）桡骨骨膜反射（2 分）：检查者左手轻托腕部，并使腕关节自然下垂，然后以叩诊锤轻叩桡骨茎突，正常反应为前臂旋前、屈肘。该反射中枢在颈髓第 5～8 节。

（5）腹壁反射（2 分）：被检查者取仰卧位，下肢稍屈曲，使腹壁松弛，然而用钝头竹签分别沿肋缘下，脐平及腹股沟上的平行方向，由外向内轻划腹壁皮肤。正常反应是局部腹肌收缩。反射中枢：上腹壁反射在胸髓第 7～8 节，中腹壁反射在胸髓第 9～10 节，下腹壁反射在胸髓第 11～12 节。

试题编号 24：脑膜刺激征（8 分）

操作要点

（1）颈强直测试操作正确（2 分）：被检查者取仰卧位，去掉枕头。颈部放松，检查者左手托被检查者枕部，右手置于前胸上部，以左手力量托起枕部做屈颈动作检查，使颏部接近胸部。如被动屈颈时抵抗力增强，即为颈部阻力增强或颈强直。

（2）凯尔尼格征测试操作正确（3 分）：被检查者取仰卧位，检查者抬起被检查者一侧下肢，使髋关节屈曲成直角后，当膝关节也在近乎直角状态时，检查者左手按住其膝关节，右手将被检查者小腿屈伸活动数次后，抬高小腿。正常人膝关节可伸达 135° 以上，若伸膝受阻，屈肌痉挛或疼痛为阳性。

（3）布鲁津斯基征测试操作正确（3 分）：被检查者取仰卧位，双下肢伸直，检查者在右侧，右手按于被检查者胸前，左手托起其枕部，做头部前屈动作时，观察双膝关节是否自动屈曲。当头部前屈时，双髋关节与膝关节同时屈曲为阳性。

试题编号 25：锥体束病理反射（10 分）

操作要点

正确测试（操作）巴宾斯基征、奥本海姆征、查多克征、戈登征，并能描述何为阳性和阴性（每项 2.5 分）。

（1）巴宾斯基征：被检查者取仰卧位，两肢伸直，放松肌肉，各趾平伸。用竹签沿患者足底外侧缘，由后向前至小趾跟部并转向内侧。阳性反应为踇趾背伸，余趾呈扇形展开。

（2）奥本海姆征：被检查者取仰卧位，下肢自然伸直，放松肌肉。检查者用拇指及示指沿被检查者胫骨前缘用力由上向下滑压，可滑推数次。其阳性表现与巴宾斯基征阳性相同。以同样方法检查对侧。

（3）查多克征：被检查者取仰卧位，下肢自然伸直，放松肌肉。检查者以较尖的钝物（如竹签）在其外踝下方由后向前划至趾掌关节处，可划数次。阳性表现与 Babinski 征的阳性表现相同。以同样方法检查对侧。

（4）戈登征：被检查者取仰卧位，下肢自然伸直，放松肌肉。检查时用手以一定力量捏压被检查者腓肠肌中部，然后以适度的力量捏压。阳性表现与 Babinski 征的阳性表现相同。以同样方法检查对侧。

二、学生常见错误

本部分旨在提高学生的综合查体能力，要求学生掌握查体内容要全面，检查手法要规范，检查结果要准确，以及掌握体格检查的有关正常值和病态体征的临床意义等。

结合教学中发现，在体格检查考核中，学生爱伤意识训练不够，主要失分除了由于理论知识不扎实无法完整回答考官提出的问题外，查体过程很多错误也都是由于疏忽、遗漏造成的。鉴于此目的结合近几年执业医师实践技能考试、本校诊断学技能考试及毕业 OSCE 考试就查体常出现错误问题汇总如下：

（一）一般头颈部检查

（1）检查前后未体现爱伤观念。

（2）血压测量

1）患者平卧位时，仍然站立操作，使两眼视线不能与水银柱平视，致使读数错误。

2）血压计水银柱未归 0，气袖放置位置不正确，松紧度不适宜。

3）将听诊器胸件塞在气袖下。

没有仔细听清收缩压或舒张压的数值，反复多次充气、放气。

（3）眼睛检查

1）检查直接对光反射时，不是将手电筒光线从侧方迅速移向被检查者瞳孔，而是直接照射。

2）检查眼球运动时，方向顺序错误，不知道检查眼球运动的意义。

3）检查集合反射时，不知道观察的内容；不能清楚回答瞳孔的变化和异常。

（4）淋巴结检查：检查手法及顺序错误，毫无章法地乱触；无法说出临床意义。

（5）做鼻的检查时常常忘掉鼻窦的检查。

（6）不知道扁桃体肿大的分度。

（7）解剖部位不清楚，检查咽部时，不知道哪里是咽腭弓和舌腭弓。

（8）检查时常遗漏甲状腺视诊，视诊、触诊时忘记嘱被检查者做吞咽动作。

（二）胸部检查

1. 视诊

（1）不能答全骨骼标准、主要垂直线及自然陷窝。

（2）遗漏胸廓外形和呼吸运动检查内容。

2. 触诊

（1）检查顺序不对：前胸部未从肺尖开始，自上至下，从内到外，两手交叉对比触诊。

（2）检查手法不对：没有用手掌的尺侧缘或掌面进行检查。

3. 叩诊

（1）叩诊时，左手板指第二指节未紧贴于叩诊部位，且右手中指并未垂直进行叩诊，不是使用手腕关节活动的力量进行。

（2）不能识别叩诊音，所以也不能分辨清音变浊音、浊音变实音等变化。

（3）叩诊没有进行左右点对比叩诊，且在前胸及侧胸叩诊时，没有避开心脏和肝脏；

在背部叩诊时，没有避开两侧的肩胛骨。

（4）遗漏侧胸部叩诊。

（5）不清楚什么是肺前界，不知道左侧的肺前界就是心脏的绝对浊音界。

4. 听诊

（1）不能指出和回答病理性支气管呼吸音和病理性支气管肺泡呼吸音所在的部位。

（2）听诊时没有认真执行左右对比、上下对比。

（3）只在前胸进行听诊，忘掉了侧胸和后胸的听诊。

（三）心脏检查

1. 视诊

（1）进行心前区有无隆起视诊，不是蹲位视诊。

（2）不能全面回答异常心尖冲动的位置和临床意义。

（3）视诊前不能充分暴露心前区（上至颈以下，下至中上腹，两侧至腋中线）。

（4）视诊完成后，忘记爱伤观念的表达，未告知患者恢复体位，帮助患者穿衣等。

2. 叩诊

（1）叩诊顺序不正确：叩诊不是按照先左后右、由外向内、自下而上顺序进行。

（2）叩诊板指每次移动距离过大，正常应不超过 1cm。

（3）不能记住叩诊开始的标志：心脏左界叩诊为心尖冲动点，右界叩诊为肝上界的位置。

（4）忘记测量左锁骨中线至胸骨中线的距离：正常为 8～10cm。

3. 触诊 检查手法混乱，内容不清楚，无法在体表指出正常心尖冲动和心前区常见异常搏动。

4. 听诊

（1）听诊位置或顺序不正确或听诊部位指认错误。

（2）在心尖部听诊时间少于 1 分钟。

（3）心脏听诊完成后不能说出心率、心律、有无其他异常情况等。

（四）腹部检查

1. 视诊

（1）视诊时，俯视全腹不能明确表达从上至下进行的视诊。

（2）不能回答腹壁静脉曲张的临床意义。

2. 触诊

（1）腹部触诊前，未能正确摆放被检查者，尤其是两腿屈曲。

（2）肝脏触诊时，没有注意需在右锁骨中线和前正中线两条线上进行触诊。

（3）触诊移动时手指离开腹壁：正确方法是不应离开腹壁，逐渐向肝缘方向滑动。

（4）触诊时，没有密切与被检查者腹式呼吸运动配合。

（5）触诊手法过于僵硬，使被检查者产生痛苦。

（6）不知道胆囊触诊检查步骤分为两步：第一步触诊胆囊有无肿大；第二步检查墨菲征。

（7）在腹部包块触诊时，常常遗漏双手触诊法；不能回答正常人可能触及的包块有哪些。

（8）不知道腹部触诊的原则，所以在做腹部触诊时，仍然按照逆时针、“S”形路线。

（9）脾脏触诊时只做左侧卧位触诊，忘记了右侧卧位的触诊；直接在左肋缘触诊，而不是开始于脐部。

3. 叩诊

（1）液波震颤检查时，不是用指端叩击一侧腹壁，而是拍击；忘记请被检查者或者助手用手掌尺侧缘压于腹中线上协助检查。

（2）叩诊移动性浊音时，体位错误，正确体位为“先平卧，再右侧卧位，最后左侧卧位”；需要变动被检查者体位时，而将板指离开腹壁。

4. 听诊

（1）肠鸣音听诊部位错误，现已改成右下腹部作为肠鸣音的听诊点，而不是脐周。

（2）不能明确指出血管杂音出现的部位及其临床意义。

（五）脊柱、四肢关节检查

1. 脊柱检查

（1）进行脊柱压痛和叩击痛检查时心中无数，当老师突然呼停并问检查到什么位置时，不能回答检查到第几胸椎或第几腰椎。

（2）检查中经常漏检，脊柱检查应包括四个项目（弯曲度、活动度、压痛、叩击痛）。

（3）检查弯曲度时，只从正后方进行视诊检查，没有从侧面进行视诊。只进行了视诊检查，没有进行划线检查。

（4）压痛、叩击痛检查时没有从第 7 颈椎棘突开始，自上而下进行检查；检查脊柱压痛时，只压棘突，没有进行椎旁肌肉的压痛检查。

2. 四肢关节检查

（1）四肢关节最常见错误是遗漏项目：记住视诊、触诊、关节活动三步。

（2）摆放被检查者肢体时忘记应处于功能位或手的体息位。

（3）被检查者体位错误，没有按照规定的体位进行检查。

（4）检查下肢时，先检查脚（脚掌），然后向上进行检查。下肢检查应先近端，后远端。

（六）神经反射检查

（1）叩诊锤的使用方法

1）拿叩诊锤的方法不对，不是持叩诊锤的尾部，而是中部靠前。

2）叩诊的方法不对，很多考生叩击后，锤头没有迅速离开叩诊部位，而是停留在叩诊部位。

3）叩击部位不准确，致使反射效应不能引出。

4）每个部位叩击次数应是 2～3 次。

（2）腹壁反射：做此检查时，没有让被检查者双下肢稍屈曲；竹签轻划的部位和方向错误。

（3）做神经反射检查时均应两侧对比检查，不能回答相应问题，尤其是各反射弧中枢所在部位。

（4）脑膜刺激征

1）颈强直：做此检查时没有去枕；右手未置于胸前。

2）凯尔尼格征：做此检查时，被检查者下肢髋关节未摆成直角；检查一侧动作正确，但却漏掉了另一侧检查。

3）布鲁津斯基征：两眼视线没有注视双下肢的变化。

4）操作完成后，不能回答其阳性表现及临床意义。

参考文献

陈垦，汤之明，钟夏冰. 2005. 诊断学基本技能训练指导. 北京：北京大学医学出版社.
冯连文，张增学，田莉媛，等. 2004. 诊断学基本技能训练. 北京：人民军医出版社.
郭晓蕙. 2014. 2015 临床执业医师实践技能考试站站通. 北京：北京大学医学出版社.
姜海行. 2014. 诊断学体格检查精要. 2 版. 北京：中国科学技术出版社.
李殊响. 2005. 诊断学歌诀. 北京：科学出版社.
李晓丹. 2013. 临床诊断学实践教程. 北京：人民军医出版社.
骆益民，蒋犁. 2004. 临床查体手册. 南京：江苏科学技术出版社.
马明信，孙靖中. 2016. 2017 国家医师资格考试临床执业医师实践技能指导用书. 北京：人民卫生出版社.
欧阳钦. 2013. 临床诊断学. 2 版. 北京：人民卫生出版社.
万学红，卢雪峰. 2013. 诊断学. 8 版. 北京：人民卫生出版社.
寻玉凤. 2004. 物理诊断与心电图检查实验指导. 济南：山东大学出版社.
叶波，陈冰雪. 2016. 2017 国家医师资格考试实践技能考试实战 5 项临床执业医师. 北京：人民卫生出版社.

附　　录

附录一：国家医师资格考试实践技能考试（临床类别）考试项目、分值、考试时间一览表

<table>
<tr><th>考站</th><th colspan="2">考试项目</th><th colspan="2">分值（分）</th><th colspan="2">考试时间（min）</th></tr>
<tr><td rowspan="2">第一站</td><td colspan="2">病史采集</td><td>15</td><td rowspan="2">37</td><td>11</td><td rowspan="2">26</td></tr>
<tr><td colspan="2">病例分析</td><td>22</td><td>15</td></tr>
<tr><td rowspan="2">第二站</td><td colspan="2">体格检查</td><td>20</td><td rowspan="2">40</td><td>13</td><td rowspan="2">24</td></tr>
<tr><td colspan="2">基本操作技能</td><td>20</td><td>11</td></tr>
<tr><td rowspan="8">第三站</td><td rowspan="2">心肺听诊</td><td>试题 1</td><td>4</td><td rowspan="8">23</td><td rowspan="8" colspan="2">15</td></tr>
<tr><td>试题 2</td><td>4</td></tr>
<tr><td rowspan="3">影像（X 线、CT）</td><td>试题 1</td><td>2</td></tr>
<tr><td>试题 2</td><td>2</td></tr>
<tr><td>试题 3</td><td>2</td></tr>
<tr><td rowspan="2">心电图</td><td>试题 1</td><td>3</td></tr>
<tr><td>试题 2</td><td>4</td></tr>
<tr><td colspan="2">医德医分</td><td>2</td></tr>
<tr><td>合计</td><td colspan="2"></td><td colspan="2">100</td><td colspan="2">65</td></tr>
</table>

附录二：临床执业医师实践技能考试大纲

一、职 业 素 质

（一）医德医风　（二）沟通能力　（三）人文关怀

二、病 史 采 集

（一）发热　（二）皮肤黏膜出血　（三）疼痛（头痛、胸痛、腹痛、关节痛、腰背痛）
（四）咳嗽与咳痰　（五）咯血　（六）呼吸困难　（七）心悸　（八）水肿
（九）恶心与呕吐　（十）呕血与便血　（十一）腹泻与便秘　（十二）黄疸
（十三）消瘦　（十四）无尿、少尿与多尿　（十五）尿频、尿急与尿痛
（十六）血尿　（十七）抽搐与惊厥　（十八）眩晕　（十九）意识障碍

三、体 格 检 查

（一）一般检查

1. 全身状况：生命征（体温、脉搏、呼吸、血压）、发育（包括身高、体重、头围）、体型、营养状态、意识状态、面容、体位、姿势、步态。

2. 皮肤

3. 淋巴结

（二）头颈部

1. 眼 外眼检查（包括眼睑、巩膜、结膜、眼球运动）、瞳孔的大小与形状、对光反射（直接、间接）、集合反射。

2. 口 咽部、扁桃体。

3. 颈部 甲状腺、气管、血管。

（三）胸部

1. 胸部视诊

（1）胸部的体表标志：包括骨骼标志、垂直线标志、自然陷窝、肺和胸膜的界线。

（2）胸壁、胸廓、胸围。

（3）呼吸运动、呼吸频率、呼吸节律。

2. 胸部触诊 胸廓扩张度、语音震颤、胸膜摩擦感。

3. 胸部叩诊 叩诊方法、肺界叩诊、肺下界移动度。

4. 胸部听诊 听诊方法、正常呼吸音、异常呼吸音、啰音、胸膜摩擦音。

5. 乳房检查（视诊、触诊）

6. 心脏视诊 心前区隆起与凹陷、心尖冲动、心前区异常搏动。

7. 心脏触诊 心尖冲动及心前区异常搏动、震颤、心包摩擦感。

8. 心脏叩诊 心界叩诊及左锁骨中线距前正中线距离的测量。

9. 心脏听诊 心脏瓣膜听诊区、听诊顺序、听诊内容（心率、心律、心音、心音改变、额外心音、心脏杂音、心包摩擦音）。

10. 外周血管检查 ①脉搏：脉率、脉律；②血管杂音：静脉杂音、动脉杂音；③周围血管征。

（四）腹部

1. 腹部视诊 ①腹部的体表标志及分区。②腹部外形、腹围。③呼吸运动。④腹壁静脉。⑤胃肠型和蠕动波。

2. 腹部触诊 ①腹壁紧张度。②压痛及反跳痛。③肝脾触诊及测量方法。④腹部包块。⑤液波震颤。⑥振水音。

3. 腹部叩诊 ①腹部叩诊音。②肝浊音界。③移动性浊音。④肋脊角叩击痛。⑤膀胱叩诊。

4. 腹部听诊 ①肠鸣音。②血管杂音。

（五）脊柱、四肢、肛门

1. 脊柱检查：①脊柱弯曲度。②脊柱活动度。③脊柱压痛与叩击痛。

2. 四肢、关节检查

3. 直肠指诊

（六）神经

1. 神经反射

（1）深反射：跟腱反射、肱二头肌反射、膝反射。

（2）浅反射（腹壁反射）。

2. 脑膜刺激征 颈强直、凯尔尼格征、布鲁津斯基征。

3. 病理反射（巴宾斯基征）

四、基本操作——共24项，在此仅列出诊断学中涉及的6项

（一）导尿术　（二）胸腔穿刺术　（三）腹腔穿刺术
（四）腰椎穿刺术　（五）骨髓穿刺术　（六）心肺复苏

五、辅助检查——共6项，其他简单列出

（1）心电图：①正常心电图；②窦性心动过速；③窦性心动过缓；④房性期前收缩；⑤心房颤动；⑥阵发性室上性心动过速；⑦室性期前收缩；⑧室性心动过速；⑨心室颤动；⑩房室传导阻滞；⑪左、右束支传导阻滞；⑫左、右心室肥厚；⑬急性心肌梗死。

（2）X线平片影像诊断。

（3）超声诊断。

（4）X线胃肠道造影影像诊断。

（5）CT影像诊断。

（6）实验室检查结果判读。

六、病 例 分 析

（一）呼吸系统

①慢性阻塞性肺疾病；②支气管哮喘；③支气管扩张；④肺炎；⑤肺结核；⑥肺癌；⑦呼吸衰竭；⑧血胸和气胸；⑨肋骨骨折。

（二）心血管系统

①心力衰竭；②心律失常；③冠心病；④高血压；⑤心脏瓣膜病；⑥结核性心包炎。

（三）消化系统

①胃食管反流病；②食管癌；③胃炎；④消化性溃疡；⑤消化道穿孔；⑥胃癌；⑦肝硬化；⑧肝癌；⑨胆石病、胆道感染；⑩急性胰腺炎；⑪溃疡性结肠炎；⑫肠梗阻；⑬结肠癌、直肠癌；⑭肠结核；⑮结核性腹膜炎；⑯急性阑尾炎；⑰肛管、直肠良性病变；⑱腹外疝；⑲腹部闭合性损伤，肝、脾、肠、肾损伤。

（四）泌尿系统（含男性生殖系统）

①急性肾小球肾炎；②慢性肾小球肾炎；③尿路感染；④尿路结石；⑤前列腺增生；⑥慢性肾脏病（慢性肾衰竭）。

（五）女性生殖系统

①异位妊娠；②急性盆腔炎；③宫颈癌；④子宫肌瘤；⑤卵巢癌；⑥卵巢囊肿蒂扭转或破裂。

（六）血液系统

①缺铁性贫血；②再生障碍性贫血；③急性白血病；④淋巴瘤；⑤特发性血小板减少性紫癜。

（七）内分泌系统

①甲状腺功能亢进症；②单纯性甲状腺肿；③糖尿病。

（八）神经系统

①脑出血；②脑梗死；③蛛网膜下腔出血；④急性硬膜外血肿。

（九）运动系统

①四肢长管状骨骨折；②大关节脱位。

（十）风湿免疫性疾病

①系统性红斑狼疮；②类风湿关节炎。

（十一）儿科疾病

①肺炎；②腹泻；③维生素 D 缺乏性佝偻病；④小儿常见发疹性疾病，麻疹、风疹、幼儿急疹、水痘、手足口病、猩红热。

（十二）传染病

①病毒性肝炎；②细菌性痢疾；③流行性脑脊髓膜炎；④艾滋病。

（十三）其他

①软组织急性化脓性感染；②急性乳腺炎；③乳腺癌；④一氧化碳中毒；⑤急性有机磷农药中毒。

七、心 肺 听 诊

1. 肺脏听诊 ①肺部听诊方法；②正常呼吸音；③异常呼吸音；④啰音；⑤胸膜摩擦音。

2. 心脏听诊 ①心脏瓣膜听诊区；②心脏听诊顺序；③心脏听诊内容（心率、心律、心音与附加音、杂音、心包摩擦音）。

附录三：病史采集模拟考题

病史采集是平时接诊时问诊的内容，是为明确诊断而进行临床评估最重要的部分，采用填写答题的方式，考 19 个症状（详见考纲）。病史采集：答题时间 11min，分值 15 分，答题方式为笔答。

发热症状为例的模拟考题

答题内容：

基础知识	发热的病因通常分为感染性和非感染性两大类，而以感染性更常见。分为四度，自发病起可分为前驱期、体温上升期、高热期和体温下降期		
病史采集要点	现病史	针对发热本身问诊	询问诱因、起病的缓急、病程的长短、加重或缓解的因素、热度和发热的特点
		相关鉴别问诊	有无寒战、出血现象、头痛、胸痛、腹痛、尿痛、尿频、尿急、肌肉痛、皮疹、黄疸
		诊疗经过问诊	患病以来是否曾到医院就诊，做过哪些检查；治疗和用药情况，疗效如何
		患病以来一般情况	饮食、睡眠、大小便和体重变化情况
	其他相关病史		有无结核病、肝炎、结缔组织病、糖尿病和肿瘤等疾病史；有无传染病接触史；有无药物和食物过敏史；有无外伤、手术史；有无长期疫区居住史；有无烟酒嗜好、性病和冶游史；爱人健康状况，女性月经、婚孕情况；有无相关遗传性疾病家族史

简单病史：患者，男性，26岁。发热、腹泻、下腹痛2天

初步诊断（仅供参考，不计分）：炎症性肠病

现病史（10分）	根据主诉及相关鉴别问诊（8分） ①发病诱因及时间：有无不洁饮食，近期有无旅游史。起病急缓 ②发热——热型，特点，加重及特点，加重及缓解因素 腹泻——次数，大便的性质、量、气味，有无里急后重 腹痛——部位、性质、程度、持续时间，有无发热，加重及缓解因素 ③伴随症状——有无头痛、鼻塞、寒战、恶心、呕吐、口干 ④饮食、睡眠、小便、体重变化、精神状态等 诊疗经过（2分） ①是否到其他医院就诊做过检查：血常规、尿常规、便常规、大便细菌培养 ②用药情况，疗效如何（具体治疗“药物”、方法、用量、“疗效”）
相关病史（3分）	①有无药物过敏史 ②相关病史：有无类似发作史，有无慢性消化系统疾病史，有无疫区水接触史
问诊技巧（2分）	①条理性强、能抓住重点（0.5分）　②围绕病情询问（0.5分） ③问诊语言恰当（0.5分）　④无暗示性问诊（0.5分）

注：遇到发热的考题时，一定要首先考虑是否为感染所引起的，而且还会涉及其他相关病史的问诊内容。

附录四：病例分析模拟考题

呼吸系统疾病——慢性阻塞性肺疾病

基本知识	基本概念	慢性阻塞性肺疾病（COPD）是一种可以预防、可以治疗的疾病，其特征为持续性气流受限，气流受限呈进行性发展，与肺脏对有毒物质或气体的异常炎症反应有关
	诊断要点	患者多有吸烟史，出现典型的临床症状、体征时应考虑COPD的诊断。肺功能检查对诊断COPD具有重要价值。对少数无典型咳嗽、咳痰症状的患者，如果肺功能在吸入支气管舒张剂后，$FEV_1/FVC\%$（用力呼吸一秒率）<70%，可诊为COPD
	治疗原则	COPD管理方案包括评估和检测疾病、减少危险因素、稳定期COPD的管理、急性加重的处理
考试技巧	诊断公式	COPD=老年人+咳、痰、喘、桶状胸+PEV_1/FVC<70%+PV/TLC>40%
	注意事项	诊断COPD后就不要再次诊断慢性支气管炎和肺气肿，注意不要遗漏诊断，是否合并慢性肺源性心脏病、心力衰竭、呼吸衰竭等
实战例题	患者，男性，59岁。间断咳嗽、咳痰15年，加重伴呼吸困难、消肿1周。15年前始出现咳嗽、咳痰，多于秋冬季节发作，食用抗生素及止咳化痰药物治疗有效。近2年来出现活动时气短，有时伴双下肢水肿。平时不规律口服氨茶碱和利尿药治疗。1周前受凉后出现咳嗽、咳痰加重，为脓性痰，伴呼吸困难及下肢水肿，呼吸困难以夜间为著。吸烟30余年，平均每天1包，已戒烟5年 查体：T 36.8℃，P 90次/分，R 23次/分，BP 110/80mmHg，意识清楚，半坐位，口唇发绀，颈静脉怒张。双肺叩诊呈清音，可闻及较多哮鸣音，双下肺可闻及湿啰音。剑突下搏动增强，HR 90次/分，律齐，$P_2>A_2$，胸骨左缘第4肋间可闻及2/6级收缩期杂音。肝肋下3cm轻压痛，肝-颈静脉回流征阳性，脾肋下未触及。双下肢可凹性水肿，无杵状指 辅助检查：血常规示WBC 9.1×10^9/L，N 85.1%，Hb 145g/L，PLT 239×10^9/L	
参考答案	初步诊断（4分）　慢性阻塞性肺疾病（COPD）急性发作；慢性肺源性心脏病；右心衰竭	

续表

参考答案	诊断依据（5分）	1. 慢性阻塞性肺疾病急性加重：①老年男性，慢性病程，急性加重；②间断咳嗽、咳痰多年，后出现呼吸困难，本次症状加重后出现脓性痰、呼吸困难加重；③体检示双肺可闻及干湿啰音；④血常规示中性粒细胞比例升高 2. 慢性肺源性心脏病：①基础疾病为 COPD；②肺动脉高压及右心扩大体征为 $P_2>A_2$、剑突下搏动增强 3. 右心衰竭：①颈静脉怒张；②肝大、肝-颈静脉回流征阳性；③双下肢可凹性水肿
	鉴别诊断（3分）	①支气管哮喘；②支气管扩张；③慢性充血性心力衰竭
	进一步检查（5分）	①胸部X线片；②痰涂片革兰染色，痰培养+药敏；③ECG、UCG；④血气分析；⑤肝肾功能、电解质；⑥病情缓解后可行肺功能检查
	治疗原则（5分）	①休息、持续低流量吸氧；②联合使用抗菌药物；③静脉使用糖皮质激素；④联合使用支气管舒张剂治疗；⑤纠正水、电解质和酸碱紊乱；⑥必要时考虑机械通气治疗

附录五：常见疾病的症状和体征

一、呼吸系统

肺与胸膜常见疾病的体征

疾病	视诊		触诊		叩诊		听诊	
	胸廓	呼吸动度	气管位置	语颤	音响	呼吸音	啰音	语音共振
大叶性肺炎	对称	患侧减弱	正中	患侧增强	浊音	支气管呼吸音	湿啰音	患侧增强
肺气肿	桶状	双侧减弱	正中	双侧减弱	过清音	减弱	多无	减弱
哮喘	对称	双侧减弱	正中	双侧增强	过清音	减弱	干啰音	减弱
肺水肿	对称	双侧减弱	正中	正常或减弱	正常或浊音	减弱	湿啰音	正常或减弱
肺不张	患侧平坦	患侧减弱	移向患侧	减弱或消失	浊音	减弱或消失	无	减弱或消失
胸腔积液	患侧饱满	患侧减弱	移向健侧	减弱或消失	实音	减弱或消失	无	减弱
气胸	患侧饱满	患侧减弱或消失	移向健侧	减弱或消失	鼓音	减弱或消失	无	减弱或消失

二、循环系统

心瓣膜病体格检查结果一览表

疾病	视诊	触诊	叩诊	听诊
二尖瓣狭窄	二尖瓣面容，口唇发绀，心尖冲动向左移位，儿童期可有心前区隆起	心尖冲动向左移，心尖部可触及舒张期震颤，胸骨左缘或剑突下抬举样搏动	心浊音界向左扩大，心腰部膨出，心浊音界呈梨形	心尖部可闻及低调隆隆样舒张中晚期递增型杂音，可伴有开瓣音。心尖区 S_1 亢进，P_2 亢进、分裂
二尖瓣关闭不全	心尖冲动向左下移位	心尖冲动向左下移位，可呈抬举性，中毒患者可触及震颤	心浊音界向左下扩大，后期向两侧扩大	心尖部可闻及响亮粗糙的 3/6 级以上全收缩期吹风样杂音，向左腋下和左肩胛下区传导，S_1 减弱，P_2 可亢进、分裂
主动脉瓣狭窄	心搏冲动增强，可向左下移位	心搏冲动向左下移位，搏动有力，呈抬举性，胸骨右缘第2肋间可触及收缩震颤	心浊音界正常或向左下扩大	主动脉瓣区可闻及 3/6 级以上收缩期粗糙喷射性杂音，递增递减型，向颈部传导。心尖部 S_1 减弱，主动脉瓣区 S_2 减弱或逆分裂

续表

疾病	视诊	触诊	叩诊	听诊
主动脉瓣关闭不全	心尖冲动向左下移位，重度者颈动脉明显，可有随心搏出现的点头运动	心尖冲动向左下移位，呈抬举样，有水冲脉和毛细血管搏动	心浊音界向左下扩大，心腰凹陷，心浊音界呈靴形	主动脉瓣第二听诊区可闻及叹气样递减型舒张期杂音，向胸骨左下方和心尖区传导。合并相对性二尖瓣狭窄时心尖部可有柔和低调递减型舒张中晚期隆隆样杂音（Austin-Flint 杂音）。可有枪击音、杜氏双重杂音

附录六：病史采集常见症状的问诊内容与技巧

一、发　热

问诊要点：

（1）发病时间、季节。发病情况（缓急）、病程、程度（热度高低）、频度（间歇或持续）、诱因等。

（2）有无畏寒、大汗或盗汗。

（3）询问多系统症状：是否伴有咳嗽、咳痰、咯血、胸痛；腹痛、呕吐、黄疸；尿频、尿急、尿痛；皮疹、出血、头痛、肌肉痛，关节痛；昏迷等。

（4）患病以来的精神状态、食欲、体重改变、睡眠及大小便情况。

（5）治疗经过（药物、剂量、病程）。特别要对抗生素、退热药、糖皮质激素、强心苷进行合理评估。

（6）传染病接触史、疫水水源地居住及接触史、手术史、流产或分娩史、职业特点等。

二、咳嗽、咳痰

问诊要点：

（1）疾病的发生时间、年龄、性别。

（2）咳嗽的程度与音色。

（3）咳痰的性质与痰液的量。

（4）伴随症状：是否伴有发热、胸痛、呼吸困难、咳大量脓臭痰、咯血及进行性体重下降等。

三、水　肿

问诊要点：

（1）水肿出现的时间、急缓、部位（开始部位及蔓延情况），是全身性或局限性，是否为对称性、凹陷性，与体位变化及活动的关系。

（2）询问有无心、肝、肾、内分泌及过敏性疾病史及相关症状，如心悸、气短、咳嗽、咳痰、咯血；头痛、头晕、胸痛；腹胀、腹痛、畏食、消瘦及尿量变化等。

（3）询问水肿与药物、饮食、月经及妊娠等有无关系。

四、咯　血

问诊要点：

（1）询问出血有无明显病因及前驱症状，出血的颜色及量、其血中有无混合物以区分是咯血还是呕血。

（2）仔细询问发病年龄及咯血性状，以分析咯血的病因。

（3）询问伴随症状，是进行鉴别诊断的重要步骤。如伴有发热、胸痛、咳嗽、咳痰首先考虑肺炎、肺结核、肺脓肿等；如伴有刺激性干咳或呛咳、杵状指需考虑支气管肺癌。

（4）需问清有无结核病接触史、吸烟史、职业性粉尘接触史、生食海鲜史（肺寄生虫病）及月经史（子宫内膜异位症所致的咯血）等。

五、胸　痛

问诊要点：

（1）询问发病年龄，发病急缓、诱因、加重与缓解的方式。

（2）询问胸痛的发生部位、性质、程度、持续时间及其有无放射痛。

（3）胸痛伴随症状。询问是否伴有咳嗽、咳痰、发热（见于气管、支气管和肺部疾病），伴呼吸困难（提示病变范围较大，如大叶性肺炎、自发性气胸、肺栓塞等），伴咯血（见于肺栓塞、支气管肺癌），伴面色苍白、冷汗、血压下降或休克（见于心肌梗死、夹层动脉瘤等），伴吞咽困难多为食管疾病（反流性食管炎等）。

六、呼吸困难

问诊要点：

（1）呼吸困难发生的诱因，包括引起呼吸困难的基础病因和直接诱因，如心、肺疾病，肾病、代谢性疾病病史和有无药物、毒物摄入史及头痛、意识障碍、颅脑外伤史。

（2）询问呼吸困难发生的快与慢，是突然发生还是缓慢发生，是渐进发生还是有明显的时间性。

（3）询问呼吸困难与活动、体位的关系（如左心衰竭引起的呼吸困难，表现为活动或劳累后加重，休息减轻，卧位时加重，坐位时减轻）。

（4）呼吸困难伴随症状，如发热、咳嗽、咳痰、咯血、胸痛等（发作性呼吸困难伴哮鸣音，多见于支气管哮喘、心源性哮喘；突发性呼吸困难多见于急性喉头水肿、气管异物、自发性气胸、大面积肺栓塞；伴发热多见于肺炎、肺脓肿、肺结核、胸膜炎及急性心包炎；伴一侧胸痛见于大叶性肺炎、渗出性胸膜炎、自发性气胸、急性心肌梗死；伴咳嗽、咳痰见于慢性支气管炎、肺气肿并发肺部感染、肺脓肿；伴咳大量泡沫痰可见于有机磷杀虫药中毒；伴咳粉红色泡沫痰见于急性左心衰竭；伴意识障碍见于脑出血、脑膜炎、糖尿病酮症酸中毒、肺性脑病、休克型肺炎等）。

七、心　悸

问诊要点：

（1）询问心悸发作的诱因、时间、频率、病程长短。

（2）询问有无心前区疼痛、发热、头晕、头痛、晕厥、抽搐，有无呼吸困难、消瘦、多汗、失眠等相关症状。

（3）询问有无心脏病、内分泌性疾病、贫血性疾病等。

（4）了解有无嗜好浓茶、烟酒、咖啡情况，有无精神刺激史。

八、腹　痛

问诊要点：

（1）腹痛与年龄、性别、职业的关系，如幼儿腹痛的原因有先天性畸形、肠套叠、蛔虫病；青壮年腹痛以急性阑尾炎、胰腺炎、消化性溃疡多见；中老年腹痛以胆囊炎、胆结石、恶性肿瘤、心血管疾病多见；育龄妇女腹痛应考虑异位妊娠、卵巢囊肿蒂扭转；有长期铅接触史者腹痛，应考虑铅中毒。

（2）腹痛起病急、缓及诱发因素。询问起病前有无饮食、外科手术等诱因，加重和缓解的因素；是否有进食油腻食物（诱发胆囊炎、胆石症发作）史、暴饮暴食史（常诱发急性胰腺炎）。

（3）询问腹痛的部位，腹痛的部位常代表疾病部位，对于腹部牵涉痛的准确判断更有助于了解疾病的部位和性质。

（4）询问腹痛的性质和严重程度。腹痛的性质（和病变性质密切相关），是否为烧灼样痛（多与化学性刺激有关）、绞痛（多为空腔脏器痉挛、扩张或梗阻引起）、持续性钝痛（多为实质脏器牵拉或腹膜外刺激引起）、剧烈刀割样疼痛（多为脏器穿孔或严重炎症所致）。

（5）腹痛的时间：特别是与进食、活动、体位的密切关系。

（6）腹痛的伴随症状：询问是否伴有发热、寒战（多为感染性炎症）、黄疸、休克、呕吐及反酸、腹泻（食管、胃肠病变），是否伴血尿（尿路结石）。

（7）询问有无相关疾病史。

九、呕　血

问诊要点：

（1）询问既往有无上腹不适、反酸、嗳气及消化不良史，有无肝病和长期药物摄入史（特别是非甾体抗炎药），要问清剂量及反应。

（2）通过询问以排除口腔、鼻咽部出血及咯血，确定为出血。

（3）询问呕血的诱因，呕血前有无饮食不洁、大量饮酒、接触毒物或服用特殊药物史。

（4）询问呕血的颜色、量，可以帮助推测出血的部位和速度（鲜红、暗红、咖啡样及血中混有食物）。

（5）伴随症状并确定病因。例如，有无寒战、发热、腹痛、黄疸、皮肤黏膜出血、少尿等。

（6）询问患者的一般情况。有无口渴、头晕、心悸、出汗等症状，询问卧位变坐、立位时有无心悸、有无晕厥或昏迷，能提示血容量是否补足，也能提示有无活动性出血。

十、便　血

问诊要点：

（1）询问便血的病因和诱因：病程中有无饮食不洁，进食生冷、辛辣刺激性食物史，有无服药（特别是非甾体抗炎药）史，是否集体发病；便血的颜色、便血与排便的关系（可推测出血的部位、速度和出血的病因）。

（2）询问便血量：与估计呕血量一样，估计便血量要注意粪便量的影响，并需结合患者的全身反应才能较准确估计失血量。

（3）伴随症状：如伴腹痛、里急后重（提示肠道炎症），伴腹部包块、梗阻（腹部肿瘤），伴全身出血（凝血机制障碍）。

（4）询问患者的一般情况变化：详见“呕血”的相关内容，可帮助判断有效循环血容量丢失情况。

（5）询问过去有无腹痛、腹泻、痔疮、肛裂病史，有无胃肠道手术史、有无服用抗凝药物史。

十一、黄　　疸

问诊要点：

（1）询问确定是否是黄疸（真性黄疸还是假性黄疸），特别应与皮肤苍黄、球结膜下脂肪及高胡萝卜素血症相鉴别，详细询问患者尿色的变化（溶血性黄疸时尿色呈酱油或茶色，肝细胞性黄疸尿色呈黄色，阻塞性黄疸尿色呈深黄色）及便色的变化。

（2）询问黄疸是急起还是缓起，有无群集发病，有无外出旅游史、服用某些药物史，有无长期酗酒或肝病史。

（3）询问黄疸出现的时间与波动情况（以区别肝细胞性与阻塞性黄疸），询问黄疸对全身的影响（肝细胞性黄疸的深度与肝功能损害程度成正比，先天性胆红素代谢障碍全身状况较好）。

（4）黄疸的伴随症状，询问有无胃肠道症状，有无发热、腹痛及黄疸与发热、腹痛的关系。

（5）询问外科治疗情况，某些特殊检查结果，肝功能改变，过去有无黄疸史，肝、胆、胰疾病史，寄生虫感染史。

十二、意 识 障 碍

问诊要点：

（1）询问起病时间，是急起还是缓起，发病前后情况，发病的诱因，病程长短，疾病程度的轻重；询问意识障碍的进程。

（2）询问发病前后有无发热、头痛、呕吐、腹泻，皮肤黏膜有无出血点及瘀斑，有无运动障碍。

（3）询问发病前后有无急性感染、高血压、动脉硬化、肺心病、糖尿病、肝肾疾病、癫痫、肿瘤，特别要询问有无颅脑外伤史。

（4）要向家人或知情者询问环境和现场特点，发病季节、时间和地点，有无服用药物及毒物接触史。

（5）询问伴随症状，是否伴有发热以及意识障碍与发热的前后关系，是否伴有瞳孔大小的改变、皮肤瘀斑及紫癜，是否伴有口唇樱桃红色（一氧化碳中毒）。

十三、腹　　泻

问诊要点：

（1）腹泻起病急或缓，有无聚餐、旅行及不洁饮食史；是否与高脂厚味摄入有关；是否与紧张、焦虑有关。有无同食者群集发生情况，如区域及家族中发病情况、流行病史。

（2）腹泻次数及大便量，有助于判断腹泻类型及病变部位。

（3）大便的性状及臭味，对判定腹泻类型有帮助。

（4）询问腹泻加重、缓解的因素。

（5）腹泻与进食、油腻食物的关系，以及禁食、抗生素治疗反应等。

（6）腹泻伴随症状，如有无发热、腹痛、里急后重、贫血、水肿及营养不良等。

十四、尿频、尿急、尿痛

问诊要点：

（1）询问尿频、尿急及尿痛发生的时间。

（2）询问排尿的频度，夜尿的次数，每次排尿量多少等。

（3）尿痛的部位、性质、持续时间和有无放射及放射部位。

（4）近期是否接受过导尿、尿路器械检查或有无人工流产史。

（5）是否新婚、蜜月期。

（6）既往有无结核病、泌尿系统感染、泌尿系统结石、盆腔疾病及手术史；有无中枢神经系统受损和精神病史。

（7）对疑有性传播疾病所致下尿路感染者，应进一步询问患者或其配偶有无不洁性交史。

（8）询问有无伴随症状，如发热、腰痛、血尿、脓尿、排尿困难和尿道口分泌物等。

十五、少尿、多尿

问诊要点：24 小时尿量少于 400ml 或每小时尿量少于 17ml 称为少尿；24 小时尿量少于 100ml 或 12 小时完全无尿称为无尿；24 小时尿量超过 2500 ml 称为多尿。

（一）少尿

（1）问清少尿出现的时间，是急是缓。

（2）询问少尿的程度即具体的尿量是多少（24 小时尿量和 1 小时尿量）。

（3）询问引起少尿的原因：如有无重度失水、大出血、休克；各种原因所致的心功能不全，严重的心律失常；有无药物、生物毒性、金属中毒史；有无泌尿系统疾病及急、慢性肾小球肾炎史，有无各种原因如结石、肿瘤、坏死组织、血块等引起的尿路梗阻。

（4）问清少尿有哪些伴随症状，如少尿伴肾绞痛，少尿伴大量蛋白尿、水肿、低蛋白血症，少尿伴心悸、气短、不能平卧，少尿伴蛋白尿、高血压、水肿、血尿，少尿伴尿不尽、尿急、排尿困难。

（二）多尿

（1）询问多尿出现的时间，24 小时的总尿量是多少。

（2）多尿是否伴有烦渴、多饮、尿比重低，多尿是否伴有高血压、低血钾和周围关节性麻痹，多尿是否伴有多饮、多食、消瘦；要问清 24 小时的摄入量。

（3）询问是否服用过利尿药及高渗饮料。

（4）问清有无慢性病史及长期服用某些药物史。

十六、血　　尿

问诊要点：

（1）询问尿的颜色改变。尿呈淡红色，像洗肉水样称为肉眼血尿；若出血严重时尿色可呈血状；若肾脏出血时，尿与血混合均匀，尿色呈暗红色；若膀胱或前列腺出血尿色多呈鲜红，时有血凝块。若尿呈暗红色或酱油色，不混浊、无沉淀。镜检无或仅有少量红细胞，多见于血红蛋白尿；若尿呈棕红色或葡萄酒色，不混浊。镜检无红细胞见于卟啉尿；若服用某些药物如大黄、氨基匹林，或进食某些红色蔬菜也可排红色尿，但镜检尿无红细胞。女性患者尚需询问是否为月经期，以排除假性血尿。

（2）需询问血尿出现在尿过程的哪一段，是否为全程血尿，有无血块。起始血尿提示病变在尿道；终末血尿提示病变在膀胱颈部、三角区或后尿道的前列腺和精囊；全程呈红色，提示血尿来源于肾脏或输尿管。

（3）询问血尿是否伴有全身或泌尿系统症状，如伴有肾区钝痛或绞痛提示病变在肾脏；若伴有尿频、尿急和排尿困难，病变常在膀胱和尿道。

(4) 问清新近有无腰腹部外伤和泌尿道器械检查史。
(5) 询问过去有无水肿、高血压、蛋白尿病史。
(6) 年轻人要注意询问家族中有无耳聋和肾炎病史。

十七、发　绀

问诊要点：

(1) 发病年龄、起病时间、是先天就有还是最近出现，发绀出现的急缓。

(2) 发绀分布与范围，是全身性的还是局部性的。

如为周身性发绀，应进一步询问有无心悸、气急、胸痛、咳嗽、晕厥、尿少、水肿等心、肺疾病的症状。

如为周围性发绀，应注意其分布是上半身，还是某个肢体或肢端，并了解局部有无肿胀、疼痛、肢体发凉等血运障碍情况。

(3) 如患者无心肺疾病表现，发病又较急时应询问有无摄取相关药物、化学物品、变质蔬菜等；询问是否在长期便秘的情况下，有进食蛋类及硫化物（含硫氨基酸）史。

(4) 询问伴随症状：若伴有呼吸困难，常见于重症心肺疾病和急性呼吸道阻塞、气胸等；若呼吸困难不明显，应考虑先天性高铁血红蛋白血症和硫化血红蛋白血症等；伴有指（趾）畸形——杵状指的指端发绀，一般病程长，主要见于先天性心脏病及肺部慢性疾病；若起病急骤，伴意识障碍，见于某些药物或化学物质的急性中毒；若在严重创伤或疾病基础上，伴有血压下降，应考虑休克性发绀。

十八、头　痛

问诊要点：

(1) 询问起病时间是急是缓，头痛部位与范围、性质（持续性、间歇性；裂痛、胀痛）、频度、诱发因素和缓解因素。

(2) 询问头痛时有无失眠、焦虑，是否伴有剧烈呕吐（是否为喷射状）、头晕、眩晕、抽搐，有无视力障碍、感觉异常、精神异常、嗜睡及意识障碍。

(3) 询问既往和近期有无感染、高血压、动脉硬化、颅脑外伤、肿瘤、脑膜炎、癫痫等，还应询问有无眼、耳、鼻、齿等部位疾病史。

(4) 询问患者的职业特点，有无毒物接触史。

(5) 患病后诊治经过及对药物的治疗反应。

十九、关 节 痛

问诊要点：

(1) 起病急、缓，加重及缓解的因素。活动后疼痛加重还是减轻。
(2) 关节疼痛的部位：是大关节、小关节还是大小关节同时受累。
(3) 关节疼痛累及的数量：是单关节、少关节，还是对称性多关节。
(4) 病变关节有无肿胀，活动时其内有无声响。
(5) 关节疼痛的程度：有无规律性，是持续性疼痛还是间断性疼痛，还是游走性疼痛。
(6) 病变关节是否伴有红、肿、热，有无“晨僵”和关节变形。
(7) 关节痛是否伴有发热、乏力、消瘦、皮疹等全身症状。
(8) 关节痛有无家族史，与职业、居住环境是否有关。
(9) 关节痛的同时，是否患有其他重症疾病。

二十、恶心、呕吐

问诊要点：

（1）询问恶心、呕吐起病急缓，诱发和加重因素。既往有无腹部手术史，女性患者要问月经史。问清恶心、呕吐的时间在晨起还是在夜间，是间歇还是持续。晨起呕吐多见于育龄期妇女、早期妊娠，也可见于尿毒症、慢性酒精中毒等。鼻窦炎患者因起床后脓液经鼻后孔刺激咽部，可引起晨起恶心、干呕。晚上或夜间呕吐多见于幽门梗阻。

（2）详细问清呕吐的特点：需问清呕吐与饮食的关系，呕吐物特征、性质及气味。呕吐发生在进食过程中或餐后即刻、餐后较久或数餐后呕吐；呕吐前是否恶心；呕吐重呈喷射状呕吐；呕吐物带×××酸臭味提示胃潴留，带粪臭味提示低位小肠梗阻，含有大量酸性液体多为溃疡；呕吐物呈咖啡样提示有上消化道出血。

（3）问清恶心、呕吐发作的诱因：如体位、进食、咽喉部刺激等。

（4）询问恶心、呕吐的伴随症状，加重或缓解因素。

（5）了解既往诊治和检查情况。

二十一、抽搐与惊厥

两者均属于不随意运动。抽搐指全身或群骨骼肌非自主的抽动或强烈收缩，常引起关节运动强直。当肌群收缩表现为强直性和阵挛时，称为惊厥。惊厥表现的抽搐一般为全身性、对称性，伴或不伴意识丧失。

问诊要点：

（1）询问抽搐和惊厥发生的年龄及病程。小儿高热惊厥发病急、病程短，主要由急性感染所致；某些中毒性疾病如有机磷杀虫药中毒、酒精中毒病程短、发病急；某些代谢性疾病病程长，如低血糖、低血钙。

（2）询问抽搐发作的诱发因素，发作的持续时间，是否是妊娠妇女。

（3）询问抽搐的部位：呈全身性还是局限性，抽搐的性质是持续性、强直性，还是间歇性、阵挛性。

（4）询问抽搐与惊厥发作时，意识状态如何，有无大小便失禁，有无舌咬伤及肌肉痛。

（5）尚需问清抽搐前有无脑部疾病（感染、外伤、肿瘤、脑血管病等）、全身性疾病（感染、中毒、心血管病、风湿病等），有无毒物的接触史，有无外伤史等。

（6）若是患儿需要问清分娩史，生长发育有无异常史。

附录七：临床医师技能考试心脏听诊口诀

（配合心脏听诊软件一起使用效果更好）

正常心音：

第一心音低而长，心尖部位最响亮。一二之间间隔短，心尖冲动同时相。

第二心音高而短，心底部位最响亮。二一之间间隔长，心尖冲动反时相。

窦性心动过速：贫血甲亢和发热，心炎心衰和休克。情绪激动和运动，肾上腺素心率过。

窦性心动过缓：颅内高压阻黄疸，甲低冠心心肌炎。药物影响心得安，体质强壮心率缓。

两心音同时增强：常人运动或激动，两个心音同时增。高血压病贫血症，甲亢发热亦相同。

第一心音增强：室大未衰热甲亢，早搏“用药”一音强。二尖瓣窄“拍击性”，房室阻滞“大炮样”。

第二心音增强：P_2 增强二尖瓣窄，肺气肿和左心衰。左右分流先心病，肺动脉压高起来，动脉硬化亦常在。

第一心音减弱：二主瓣膜不全闭，心衰炎梗一音低。

第二心音减弱：动脉瓣漏或狭窄，动脉压低二音衰。

钟摆律：钟摆胎心律严重，心肌炎梗心肌病。

第一心音分裂：一音分裂心尖清，电延右束阻滞症。肺动高压右心衰，机械延迟而形成。

第二心音分裂：通常分裂有特点，最长见于青少年。呼气消失吸明显。

窦性心律不齐：窦性心律稍不齐，心音正常成周期。吸气加快呼气慢，健康儿童非疾病。

早搏：期前收缩称早搏，室性早搏为最多。房性交界共三种，心电图上易分说。

心房颤动：房颤特点三不一，快慢不一律不齐。强弱不等无规律，脉率定比心率低。

生理性杂音：生理杂音级别小，柔和吹风不传导。时间较短无震颤，儿童多见要牢记。

二尖瓣关闭不全：二尖瓣漏有特点，粗糙吹风呈递减。三级以上缩期占，左腋传导左卧清，吸气减弱呼明显。

二尖瓣狭窄：二尖瓣窄杂音断，舒张隆隆低局限。一音亢进 P_2 强，开瓣音响伴震颤。

主动脉狭窄：主动脉窄有特点，粗糙缩鸣拉锯般。递增递减颈部传，A_2 减弱伴震颤。

主动脉瓣关闭不全：主瓣不全有特点，舒张叹气呈递减。胸骨下左心尖传，二区较清前倾声，呼末屏气易听见。

肺动脉瓣狭窄：肺瓣狭窄有特点，粗糙缩鸣属先天。杂音递增又递减，P_2 减弱伴震颤。

肺动脉瓣相对性关闭不全：肺瓣舒杂有特点，杂音多为相对性。柔和吹风卧吸清，二尖瓣窄常合并。

三尖瓣相对性关闭不全：三尖瓣区有缩鸣，杂音性质似吹风。多数相对关不全，极少数为器质性。

房间隔缺损：房缺杂音有特点，胸骨左缘二肋间。缩期杂音吹风般，P_2 分裂多无颤。

室间隔缺损：室缺杂音有特点，胸骨左缘三四间。响亮粗糙缩鸣音，常伴收缩期震颤。

动脉导管未闭：连续杂音有特征，粗糙类似机器声。动脉导管未闭时，胸左二肋附近听。

心包摩擦音：连续杂音有特征，注意鉴别胸摩擦。前倾屏气易听见，心梗包炎尿毒加。